刘延庆

治疗肿瘤经验辑要

主 审 刘延庆

主 编 戴小军

副主编 侯 超 陆清昀

上海交通大学出版社
SHANGHAI JIAO TONG UNIVERSITY PRESS

内容提要

　　刘延庆教授是国家中医药管理局重点研究室(肿瘤)主任,国家临床重点专科——扬州大学临床中医学院中医肿瘤科学术带头人及第六、第七批全国老中医药专家学术经验继承工作指导老师,江苏省名中医。

　　本书精心辑录了刘延庆教授应用中医药防治肿瘤的临床经验。全书共三章,分为中医肿瘤临证新悟、常见肿瘤论治、肿瘤常见症状的中医论治。书中不仅有对传统中医药治疗肿瘤理念的新认识和新运用,还有刘延庆教授在长期临床实践中积淀的对常见恶性肿瘤中医病因病机、理法方药的新看法和新经验,是对中医肿瘤学科的拓展应用,能很好地启迪读者的临证思路。

　　本书可供中医肿瘤专科医师、中西医结合肿瘤专科医师及其他学科中医师学习参考。

图书在版编目(CIP)数据

　　刘延庆治疗肿瘤经验辑要/戴小军主编.—上海:
上海交通大学出版社,2024.5
　　ISBN 978 - 7 - 313 - 30500 - 8

　　Ⅰ.①刘…　Ⅱ.①戴…　Ⅲ.①肿瘤-中医治疗法
Ⅳ.①R273

　　中国国家版本馆 CIP 数据核字(2024)第 062776 号

刘延庆治疗肿瘤经验辑要
LIUYANQING ZHILIAO ZHONGLIU JINGYAN JIYAO

主　　编:戴小军		
出版发行:上海交通大学出版社	地　　址:上海市番禺路 951 号
邮政编码:200030	电　　话:021 - 64071208
印　　制:上海颛辉印刷厂有限公司	经　　销:全国新华书店
开　　本:710mm×1000mm　1/16	印　　张:15
字　　数:249 千字	
版　　次:2024 年 5 月第 1 版	印　　次:2024 年 5 月第 1 次印刷
书　　号:ISBN 978 - 7 - 313 - 30500 - 8	
定　　价:158.00 元	

刘延庆简介

刘延庆，医学博士，二级教授，主任中医师，博士研究生导师。先后毕业于南京中医学院、上海交通大学、日本昭和大学。

江苏省名中医，第六、第七批全国老中医药专家学术经验继承工作指导老师。曾两次赴日本留学，现为日本昭和大学客座教授。

从事中医内科学临床、科研和教学工作 40 余年，具有丰富的临床经验，擅长恶性肿瘤、风湿免疫性疾病等疑难病的中西医结合诊治。

现任江苏省中西医结合学会副会长、世界中医药学会联合会肿瘤精准治疗专业委员会副主任委员、世界中医药学会联合会癌症姑息治疗研究专业委员会副主任委员、扬州大学扬州市肿瘤研究所所长。曾任中华中医药学会肿瘤分会副主任委员、江苏省中医药学会肿瘤专业委员会主任委员。

主持国家自然科学基金项目 6 项，省部级科研项目 10 余项，在国内外学术期刊上发表研究论文 200 余篇，其中 SCI 收录论文 100 余篇。曾获得中国商业联合会科学技术一等奖、中国中西医结合学会科学技术奖二等奖、江苏省科学技术三等奖、江苏省中医药科学技术奖一等奖、江苏省高等教育优秀教学成果二等奖等奖励多项。获得国家发明专利授权 2 项。

编 委 会

序

  2021 年全球癌症统计数据表明,癌症发病率及死亡率在全球范围内快速增加。在中国,恶性肿瘤位居城乡居民死亡原因首位,超过心脏病和脑血管疾病。从古至今中医药在国民医疗保健中一直发挥着不可替代的作用,譬如针对 2019 年年底出现,继而反复变异并流行的新冠病毒的防治,中医药就体现了"整体观""辨证论治"的个体化治疗特色,通过"扶正气""排疫毒"等方法充分发挥了降低轻型和普通型病例转为重症,缩短病毒清除时间,改善轻型和普通型新冠肺炎患者的临床预后的疗效优势。中医药防治肿瘤历史悠久,早在殷商时期的甲骨文中就出现了"瘤"的病名。大量基础研究和临床实证表明中医药确有治疗癌前病变,抑制肿瘤转移,降低死亡风险,配合放化疗、靶向治疗、免疫治疗增效减毒及改善患者生活质量、延长生存期等治疗优势。

  历代医家对肿瘤相关文献及癌瘤治验的整理促进了中医肿瘤学科的形成与发展。中医肿瘤学的学术精华不仅见于历代医籍文献中,也存在于当代诸多名老中医学术思想之中,他们的中医药理论基础扎实,临床经验丰富,学术见地独到,故有必要将其临床经验及学术思想,作为中医肿瘤学不断创新和发展的源泉加以继承和发扬,从而促进中医药成为全球范围内肿瘤综合治疗领域的重要组成部分。

  刘延庆教授作为国家中医药管理局重点专科及国家临床重点专科——扬州大学临床中医学院中医肿瘤科学术带头人

及第六、第七批全国老中医药专家学术经验继承工作指导老师、江苏省名中医、国家中医药管理局胃癌毒邪论治重点研究室主任,从事中医药防治恶性肿瘤的临床、教学及科研工作 40 余年,积累了丰富的临床经验,具有深厚的学术造诣。这部由戴小军等撰写的《刘延庆治疗肿瘤经验辑要》,紧密结合临床,以面向临床实践为宗旨,精心辑录了刘延庆教授应用中医药防治肿瘤的临证心悟,并分章节阐述了刘延庆教授对常见肿瘤疾病及其伴随症状的治疗经验和心得体会,不仅有对传统中医药治疗肿瘤理念的新认识和新运用,还有刘延庆教授在长期临床实践中积淀的对常见恶性肿瘤中医病因病机、理法方药的新看法和新经验,是对中医肿瘤学科的拓展应用,颇多独到发挥,能很好地启迪读者的临证思路。本书内容丰富,实用性强,适合中医肿瘤专科医生、中西医结合肿瘤专科医师及其他学科中医师查阅与学习。相信本书对广大中医肿瘤同道应用中医药辨治肿瘤拓宽视野、启发思路能够提供一定的指导及帮助。

岐黄学者

中华中医药学会肿瘤分会名誉主任委员 花宝金

2023 年 5 月 16 日

前言

　　恶性肿瘤是几乎能够发生在全身任何部位的两百多种疾病的总称,已成为目前危害人类健康最严重的一类疾病。尽管恶性肿瘤的现代医学治疗方法日新月异,除了传统的对抗疗法如手术、化疗、放疗、热疗之外,分子靶向治疗、诱导分化治疗及免疫治疗等精准疗法亦应运而生,但是目前恶性肿瘤整体疗效仍差强人意,其高发病率和高死亡率,给家庭和社会带来了沉重的负担和无法估计的人力、物力、财力的巨大损失。

　　在我国,中医药在防治恶性肿瘤过程中积累了丰富的实践经验并取得了确切的临床疗效,其"调节肿瘤微环境""改善肿瘤体质"的"改造"理念,不同于现代医学对抗疗法的"消灭"理念。中医药诊治疾病是经由司外揣内,透过现象看本质,通过调整人与自然、人体内生理与心理、脏腑经络之间的关系,以期达到"阴平阳秘",通过"辨证"着眼于治"患病的人";而现代医学则重视局部病位、病理、仪器化验等,强调对抗疗法,直达病所、直击病原、直除病灶,着眼于治"人得的病"。目前任何一种治疗方法都不能全面解决肿瘤难题,中西医结合治疗肿瘤可发挥取长补短、事半功倍的疗效。樊代明院士指出,过度关注微观领域,并非医学和生命的本质,整合医学,是从人的整体出发,将医学相关领域最先进的知识理论和临床各专科最有效的实践经验分别加以有机整合,并根据社会、环境、心理的现实进行修正、调整,使之成为更加符合、更加适合人体健康和疾病诊疗的新的医学体系;整合医学倡导心身一体、多学科整合、中西医互补、多维度思维等理念。

　　本书由刘延庆全国老中医药专家学术经验继承工作室的成员,亦是长期坚守中医肿瘤临床、科研与教学一线的医师,通过总结刘延庆教授40余年肿瘤临证心得及学术经验,基于最新国内外肿瘤临床诊疗与研究进展,结合自身多年临床实践经验编撰而成。全书共分三大章节,分别是中医肿瘤临证心悟、常见肿瘤论治及肿瘤常见症状论治。"临证心悟"部分重点阐述了刘教授对肿瘤病因病机的新看法,重新思考了中医肿瘤临床辨治模式,系统阐释了毒邪理论治疗肿瘤源流及辨治要法,并论述了以《伤寒论》为代表的经方在肿瘤治疗中的具体应用,此外,刘教授对于肿瘤饮食疗法及康复治疗的独到见地也在第一章节有所发挥。在"常见肿瘤论治"及"肿瘤常见症状论治"的章节部分,编者较为系统地介绍了刘教授对17种常见恶性肿瘤及23种肿瘤常见症状的病因病机的新理解,重点论述了刘教授临证辨治特点及用药特点,并附以临床验案加以阐释,具有较强的临床实用性和可操作性,以供同道参考。

编　者

2023 年 12 月

目录

中医肿瘤临证心悟

第一节　肿瘤的中医病因病机学

一、肿瘤的中医病因学

刘教授认为肿瘤的发生、发展和转化受到内因、外因和不内外因诸多因素的影响。宋代陈无择《三因极一病证方论》中的"三因学说",对分析肿瘤的发病原因有重要的指导意义。

(一) 内因

1. 正气不足

刘教授指出,一切疾病的发生和发展,都可以从邪正两方面关系的变化来分析,疾病发生与否取决于正邪相争的结果。肿瘤的发生及演变就是正邪双方斗争的过程,《素问·刺法论》曰:"正气存内,邪不可干。"《医宗必读》曰"积之成者,正气不足,而后邪气踞之。"正气不足不仅包括先天禀赋不足或后天失养所致脏腑气血亏虚,也包括由于外感六淫、内伤七情及饮食失调等诸多因素所致脏腑功能损伤。肿瘤患者正气不足责之于脾肾,《景岳全书》认为:"脾胃不足及虚弱失调之人,都有积聚之病。"《治法机要》指出:"壮人无积,虚人则有之,脾胃虚弱,气血两衰,四时有感,皆能成积。"

2. 七情内伤

七情包括喜、怒、忧、思、悲、恐、惊七种情志,是人体对客观事物或现象作出的不同情志反应,七情活动是以脏腑气血为物质基础的,《素问·阴阳应象大论》曰:"人有五脏化五气,以生喜怒悲忧恐。"可见情志为五脏精气化生,情志活动的物质基础是五脏之精气。正常生理活动范围内的七情不会致病。长期的精神刺激或受到突然的剧烈精神创伤,超出了生理活动调节的正常范围,会造成人体阴阳、气血、脏腑、经络的功能失调,从而导致疾病甚至肿瘤的发生。刘教授认为诸如乳岩、噎膈等癌病的发生,均与肝失疏泄、七情内伤有关。《素问·通评虚实论》曰:"膈塞闭绝,上下不通,则暴忧之病也。"《外科正宗》曰:"失荣者,或因六欲不遂,损伤中气,郁火相凝,隧痰失道,停结而成。"《丹溪心法》云:"气血冲和,万病不生,一有怫郁,诸病生焉,故人身诸病多生于郁。"《格致余论》曰:"忧思抑郁,朝夕积累,脾气消阻,肝气积滞,遂成隐核……又名乳岩。"现代医学提出"社会-心理-生理"的新型医学模式,认为人体是一个生理和心理紧密结合的有机整体,两者通过神经和体液系统维持联系,七情内伤可引起神经系统过度兴奋或抑制,内分泌系统中的某些激素分泌过多或过少,从而打破体液平衡,有害代谢产物积聚,内环境被破坏,易发生细胞癌变。另一方面,七情内伤可通过抑制免疫系统,增加癌症的患病概率。

(二) 外因

1. 外感六淫

自然界中的风、寒、暑、湿、燥、火六种不同的气候现象称之为"六气",当气候变化异常,六气发生太过或不及,或非其时而有其气,或气候变化过于急骤,人体不能适应气候变化,这种情况下的六气就会成为致病因素,侵犯人体使人发病,称之为"六淫"。人体被六淫所侵,影响脏腑功能,阻碍气血运行,导致气滞血瘀,痰湿凝聚,积久而成为肿瘤。风邪在六淫中居于首位,有"风为百病之长"之说,其他六淫邪气多依附于风邪共犯人体,所以风邪为六淫致瘤的先导。《灵枢·九针论》说:"四时八风之客于经脉之中,为瘤病也。"《诸病源候论·卷二十一·恶核肿候》中曰:"恶核者,肉里忽有核,累累如梅李,小如豆粒……此风邪挟毒所成。"寒邪为患是肿瘤发生常见病因,《灵枢·百病始生》曰:"积之所生,得寒乃生,厥乃成积也。"肺腺癌、腹腔肿瘤、骨肉瘤等与寒邪密切相关,常因过度饮冷,或未能及时添衣保暖、感受寒邪所致。寒性收引,经脉气血寒凝闭阻,涩而不行,不通而痛。这与肿瘤的部分癌性疼痛病机相似。湿邪黏腻不化,缠绵难愈,蕴而生热,晚期肿瘤患者病情缠绵难愈往往有类似病机特点。燥邪易伤肺阴,亡其津液,动其血脉,因而肺癌常见刺激性干咳或痰中带血等症。火热邪壅滞局部,腐蚀血肉而发痈疽疮疡,临床常见于乳腺癌、皮肤癌、宫颈癌、头颈部肿瘤、食管癌、肛管癌、肺门部位的肿瘤、前列腺癌、精原细胞瘤等,表现为气血两燔、火毒壅盛的热证病机特点。

2. 其他外因

其他外因包括烟草、环境污染、幽门螺杆菌感染、放疗损伤等现代物理、化学、生物及环境因素。烟草、油烟具有化学致癌性,其中烟草是肺癌病因中最重要的因素,约有85%的肺癌与吸烟有关。吸烟者患肺癌比不吸烟者高7～20倍。菜籽油、豆油、精炼菜油在加热到270～280℃时产生的油雾状凝聚物,可以导致细胞染色体的损伤从而促使癌症发生。幽门螺杆菌感染与胃癌发生关系密切。另外,肺癌、食管癌、乳腺癌放疗所并发的放射性肺炎、放射性食管炎、皮肤放射性损伤等,类似于外感六淫中燥邪、火邪所伤,伤津耗液,尤其损伤肺阴。

(三) 不内外因

1. 饮食不当

饮食不当往往直接影响脾胃升降运化腐熟功能,继而导致聚湿生痰、化饮化热并累及其他脏腑,饮食不当对肿瘤发病的影响包括饮食不节、饮食不洁和饮食偏嗜。《济生方》言:"过餐五味,鱼腥乳酪,强食生冷果菜,停蓄胃脘……久则积结为癥瘕。"《妇人良方大全》指出:"妇人癥瘕,由饮食失节,脾胃亏虚,邪正相搏,积于腹中,牢固不动,故名曰癥。"《景岳全书》认为积的生成与饮食停滞关系密切:"饮食之滞,留蓄于中,或结聚成块,或胀满硬痛,不化不行,有所阻隔者,乃为之积。"

(1) 饮食不节。饮食不节包括过饥与过饱,过饥则后天气血生化乏源,脏腑失养,正气不足易生癌瘤,反之过饱或者暴饮暴食,会造成胃难腐熟,脾失转输运化,不仅会出现消化不良,而且还会造成气血流通受阻,产生诸病。《素问·生气通天论》说:"膏粱之变,足生大丁。"《灵枢·百病始生》曰:"卒然多食饮,则肠满,起居不节……则并合凝聚不得散,而积成矣。"

(2) 饮食不洁。食用霉变食品如受到黄曲霉菌污染的食物,或常食腌制熏烤之物,易导致肝癌、胃癌等消化道肿瘤的发生。《诸病源候论》曰:"瘿者……饮沙水,沙随气入于脉,转颈下而成之。"

(3) 饮食偏嗜。饮食偏嗜指嗜酒或嗜食过硬、过凉、过热、炙煿之物,或多食肥甘、鱼腥、乳酪厚味以及进食过快、蹲食等某些不良的进食习惯。饮食偏嗜与肿瘤尤其是消化道肿瘤发病密切相关,《医学统旨》言:"酒面炙煿,黏滑难化之物,滞于中宫,损伤脾胃,渐成痞满吞酸,甚则为噎膈反胃。"《景岳全书》谓:"(反胃)或以酷饮无度,伤于酒湿,或以纵食生冷,败其真阳……"强调了嗜酒及嗜食生冷、炙煿、膏粱等可损伤脾胃,蓄毒体内,导致癌瘤发生。此外,与药物一样,食物也有四气五味,长期嗜好某类性味的食物,会导致人体脏腑气血阴阳的偏盛偏衰,从而发生疾病,甚至导致肿瘤的发生。《素问·五脏生成》谓:"多食咸,则脉凝泣而变色;多食苦,则皮槁而毛拔;多食辛,则脉结而爪枯;多食酸,则肉胝而唇揭;多食甘,则骨痛而发落。"《疮疡经验全书》曰:"脏毒者……或饮醽酽之酒,或食五辛炙煿等味,蓄毒在内,流积为痈。"

2. 劳逸失度

劳逸失度包括过劳和过逸,均能使人发病。过劳是指劳累过度,包括体劳、脑劳和房劳三方面。体劳过度耗气,脑劳过度耗血,房劳过度耗精,均能导致正气亏虚,疾病丛生。过逸是指安逸过度,不参与劳动和运动,使气血运行不畅,机体抵抗力下降,易导致疾病发生。《素问·宣明五气》曰"久坐伤肉""久卧伤气"。刘教授认为劳逸失度会影响人体生理、心理功能,导致气机紊乱或正气损伤,继而气血失调,正不胜邪,易于形成肿瘤。《景岳全书》指出噎膈的成因:"必以忧愁思虑,积劳积郁,或酒色过度,损伤而成。"陈实功《外科正宗》曰:"房欲劳伤,忧恐损肾,致肾气弱而骨无荣养,遂生骨瘤。"

3. 年龄因素

老龄化是癌症形成的另一个基本因素,癌症发病率随着年龄增大而显著增高。明代的申斗垣曰:"癌发,四十岁以上。"

二、肿瘤的中医病机学

刘教授认为肿瘤的病机是本虚标实。本虚为正气亏虚、脏腑失调,标实主要责之于"气滞、血瘀、痰湿、癌毒",即肿瘤是在人体正气不足、脏腑失调的状态下,由"气滞、血瘀、痰湿、癌毒"等结聚而成。

(一) 正气亏虚,脏腑失调

刘教授认为肿瘤发病的根源在于内虚。人体包括肿瘤在内的一切疾病的发生和发展是机体处于病邪的损害与正气的抗邪之间的矛盾斗争过程。虚证的形成,可因先天禀赋不足,但主要是因后天失调或疾病耗损所产生。《素问·通评虚实论》曰:"邪气盛则实,精气夺则虚。"《医宗必读》云:"积之成也,正气不足,而后邪气踞之。"《景岳全书》云:"脾肾不足及虚弱失调之人,多有积聚之病。"

(二) 气滞血瘀

刘教授认为气、血是构成人体和维持人体生命活动的重要物质基础。若气血失调,气郁不舒,血行不畅,导致气滞血瘀,郁结日久,易产生癥瘕积聚。《灵枢·水胀》曰:"石瘕生于胞中……气不得通,恶血当泻不泻,衃以留止,日以益大,状如怀子……"《灵枢·百病始生》曰:"若内伤于忧怒则气上逆……凝血蕴里而不散,津液涩渗,着而不去,而积皆成矣。"

(三)痰湿凝聚

痰湿是指机体水液代谢失常所形成的病理产物。其病理特点为:①痰邪属阴,易损阳气,阻遏气机;②其性重浊,易结聚体内;③黏滞不爽,故病程较长,缠绵难愈,且易变生各种疾病。即素有"百病皆由痰作祟"之说。

痰湿的形成多由外感六淫,或七情内伤,或饮食不当等,使肺、脾、肾及三焦等脏腑功能失常,水液代谢障碍,以致水津停滞而成。痰湿既是病理产物,又是致病因素,不仅指有形可见的咳吐之痰,还包括瘰疬、痰核和停滞在脏腑经络组织中未被排出的痰湿等"无形之痰"。痰湿可随气而行,全身各处无所不在。《金匮要略·血痹虚劳病》说:"人年五六十……马刀侠瘿者,皆为劳得之。"《医宗必读·反胃噎膈》曰:"大抵气血亏损,复因悲思忧患,则脾气受伤,血液尽耗,郁气生痰,痰则塞而不通,气则上而不下,妨碍道路,饮食难进,噎塞所由成也。"

(四)癌毒内蕴

"毒"在中医学中的含义有多种,是一个比较抽象的病因病性概念,凡对人体有害的物质均谓之毒。包括外来之毒及内生毒邪。内生癌毒为肿瘤的病机之一。华佗《中藏经》指出:"夫痈疮毒之所作也,皆五脏六腑蓄毒不流则生矣,非独荣卫壅塞而发者。"癌与毒的关联始见于宋代杨士瀛《仁斋直指附遗方论》:"癌者上高下深,毒根深藏,穿孔透里",强调了癌是深藏毒邪所致。癌毒概念至今尚未统一,程海波[1]等认为癌毒作为毒邪,是在内外多种因素作用下,人体脏腑功能失调基础上产生的一种对人体有明显伤害性的病邪,是导致肿瘤发生的一种特异性致病因子。凌昌全[2]认为,"癌毒盛衰"是恶性肿瘤的特异病机,癌毒存在有形与无形之区分。有形癌毒定义为已经形成的和不断新生的癌细胞或以癌细胞为主的积块与其周围微环境构成的统一体。有形癌毒的盛衰可以通过甲胎蛋白、癌胚抗原等实验室指标及计算机断层扫描、B超、磁共振成像等影像学检查进行动态监测;无形癌毒暂被定义为有形癌毒在形成过程中及其形成前后,虽严重影响机体生理病理过程,但尚未能够被人类检测和诠释的各类致病性因素。无形癌毒广泛存在于体内,从头到脚,无处不在。肿瘤之所以能复发转移,与有形癌毒直接相关,但更受到无形癌毒之影响。有形癌毒是无形癌毒的重要表现形式,无形癌毒凝结不解则易形成有形癌毒。刘教授认为癌毒是一种依附于气、血、痰、食、湿等病理因素的另类毒邪,具有体阴用阳的病理特征:一方面沉伏隐匿,类似于休眠期的肿瘤干细胞,为有形的垃圾阴精;另一方面癌毒本身代谢旺盛,具有无限增殖、抗凋亡、促血管新生、侵袭、转移等恶性生物学行为,符合"壮火"猛烈、善行、易流注的"阳"属性,通过大量掠夺机体养分,体现了"食气"的壮火特征,故亦为妄动之"相火"。"癌毒"是发生癌症的重要因素。因此治疗癌症首先要控制癌毒的蔓延发展,才能有效地保存人体的气血精液,扭转"邪逼正危"的正邪局势。

（陆清昀）

参考文献

［１］ 程海波,李柳,孙东东,等.抗癌解毒法的建立与应用[J].中医杂志,2022,63(15):1420 -
1426.
［２］ 凌昌全.关于恶性肿瘤"双重病机"概念的初步探讨[J].北京中医药大学学报,2023,46
(07):1032 - 1036.

第二节　肿瘤的中医临床辨治模式思考

刘教授认为目前中医药在肿瘤治疗中有配合放化疗减毒增效、改善症状、提高生活质量、延长生存期的优势;但也存在不足,如对瘤体控制较弱、作用靶点不明确、临床研究重复性差等[1]。随着医学的发展,传统中医辨治模式在中医肿瘤临床中越来越暴露其局限性,因而改变目前中医肿瘤临床辨治模式,对于进一步提高中医药在肿瘤中的临床疗效大有裨益。现将中医肿瘤临床辨治模式简要探讨如下。

一、中医肿瘤临床辨治模式现状

(一) 辨证论治

辨证论治在肿瘤中的应用就是通过将四诊收集的资料包括症状和体征等,以中医基本理论为依据,通过分析、综合,判断肿瘤的中医证型,然后根据辨证的结果,确定相应的治疗方法。刘教授认为其优点是有利于认识肿瘤当前阶段的主要矛盾,因证立法,随法选方,据方施治,能揭示患病机体的个体差异,从而实现个体化治疗;其缺点是:其一,证候只是反映肿瘤病某一阶段的本质,即证的重点在现阶段,而病的重点是全过程,过分地强调辨证论治,只考虑疾病的阶段性,不考虑疾病的全过程,则会影响对疾病全过程的特点与变化规律的把握,有以偏概全之嫌。其二,传统中医通过望、闻、问、切四诊收集病例资料,但对于一些早期肿瘤患者,如早期的胃癌、胰腺癌、肾癌患者,往往没有明显的临床症状和阳性体征;又如一些肿瘤术后患者,肿瘤指标异常增高但患者却无临床症状和阳性体征;针对这类患者,临床上常常会出现无证可辨,因此辨证论治也无从谈起。

(二) 辨病论治

辨病是以确定疾病的诊断为目的,从而为治疗提供依据,论治是根据"病"的诊断结果,直接施以特异性的治疗方法。肿瘤临床中的辨病论治一方面揭示了不同肿瘤病种的差异性,另一方面,有利于从全局认识肿瘤,从而为治疗提供方向。刘教授认为其缺陷是:其一,只重视辨病,强调对疾病病理改变治疗的针对性,忽视了同一患病个体或不同个体在肿瘤整个病程中动态变化的差异性,即忽视了中医的辨治思维,如同为胃癌或肺癌或食管癌的患者,机体的正邪斗争程度不同,那么治疗上扶正与祛邪的主次亦应不同;其二,中医的病名大多是根据单一症状或体征而命名,如水肿、黄疸、胃痛、泄泻等,它仅仅描述了一定的症状或体征,但对该病的发生、发展、传变和预后,不能作出简明确切的阐述,也不能让患者通过该病名,对自己所患疾病的性质和预后有一定的了解,如结肠癌、结肠炎、结肠结核、结肠息肉都可归属中医学"腹痛"范畴,但这些疾病性质不同,严重程度不等,预后各异,且根据传统辨病结果有可能造成误诊。

(三) 辨症论治

症即症状和体征的总称,可以是患者异常的主观感受或行为表现,如呕吐、泛酸、胃胀、腹泻、便秘等,也可以是医生检查患者时的异常征象,如腹块、腹水等。肿瘤临床的辨症论治即针对临床表现予以对症处理。一方面,对于肿瘤临床急症,如呕血、咯血、急黄等急症可迅速截断病势,挽救患者生命。另一方面,癌症患者因疾病本身或因治疗引起的不适症状,并非单独出现,常常是多个症状同时出现,即所谓的症状群[2],如:咳嗽-呼吸困难-乏力、疼痛-乏力-睡眠紊乱、恶心-食欲不振-便秘等。而目前对症状群的干预,可利用症状群内的协同作用,通过干预主症从而达到缓解多项症状的目的。因此,刘教授认为在肿瘤临床中,可针对癌症患者的主要症状,在辨证基础上随症加减,体现治疗的灵活性,起到改善症状的作用,从而减轻患者的主要痛苦,提高疗效。然而,症状毕竟只是疾病过程中表现出来的个别、孤立的现象,未必能完全反映疾病和证候的本质。且同一症状可由不同因素引起,其病理机制不尽相同,可见于不同疾病和证候,如在肿瘤患者中常见的恶心呕吐症状,可以因肠梗阻或化疗或肿瘤脑转移等引起,因此若机械地治疗恶心呕吐,则难以抓住疾病本质,不但难以取得良好效果,而且有可能贻误病机。

(四) 病证结合论治

病证结合论治近年来在临床上广泛应用,即以西医疾病诊断为纲,以中医辨证为目,因中医学强调宏观和整体,西医则比较注重微观和局部,因此病证结合是将两种医学优势互补[3]。辨病侧重于对疾病病理变化全过程的认识,辨证侧重于对疾病现阶段病情的认识,强调机体的功能状态对疾病反应的差异性。在明确西医疾病基础上,辨中医之证,使对疾病的发生、发展、转归和预后认识更加深刻,并且治疗也更具针对性和特异性。刘教授认为其缺陷在于不利于中医辨病体系的自身发展,有导致单纯西医辨病、中医辨证的机械化倾向。

如上所述,目前中医肿瘤临床中的辨治模式各有长短,而肿瘤是一种慢性复杂性疾病,传统辨治模式已不能满足现代肿瘤临床的需求,因此,刘教授认为有必要建立现代中医肿瘤辨治模式,以充分发挥中医药在肿瘤诊疗中的作用。

二、构建现代中医肿瘤辨治模式的思路

(一) 审因论治

因,指病因,中医治疗讲究"治病必求其本",抓住病因的治疗就是抓住了根本。陈无择在《三因极一病证方论》中曰:"凡治病,先须识因;不知其因,病源无目",也强调了病因辨证的重要性。刘教授认为中医肿瘤临床中注重对病因的治疗体现了辨证论治的灵活性,一定程度上可提高疗效。如对原发于胃的黏膜相关淋巴组织结外边缘区 B 细胞淋巴瘤(MALT 淋巴瘤),约 90% 与幽门螺杆菌(Hp)感染有关,对病变浅、Hp 阳性的胃 MALT 淋巴瘤首选抗 Hp 治疗[4]。从肿瘤临床实际情况来看,行气活血、化痰散结、补益等常规治疗方法难以奏效,甚至无效,因此气滞、血瘀、痰凝、正虚只是癌毒在酿生发展过程中由于患者体质、病灶部位、疾病阶段及其所致具体脏器功能障碍乃至合并其他疾病的不同而呈现的兼见病机,并非肿瘤病机的本质,所以癌毒才是肿瘤治疗的核心问题。

(二) 西医诊病与中医辨病相结合

借助现代医学的先进技术,如血常规、生化、D-二聚体、肿瘤标志物、CT、MR、ECT、PET/CT、内镜检查、基因检测,认识机体的结构、代谢和功能特点,对

疾病的病因、病理深入认识,对疾病的发生、发展、转归、预后以及临床表现特点进行把握;同时在肿瘤临床中通过望闻问切四诊收集的病例资料进行辨病,古有"最难调治者弦脉也",我们在临床实践中认识到弦脉在诊断、疗效评估、预后判定上有一定的意义。

(三) 突出症状辨治

症是诊病、辨证的基本元素和主要依据。肿瘤患者在其病程中常伴随疼痛、疲劳、气短、咳嗽、恶心呕吐、口干、胸腹水、腹泻、便秘、厌食、失眠、出汗、手足麻木等不适症状,这些症状在晚期肿瘤患者中更常见,且这些症状并非单独出现,常以症状群的形式出现,严重影响肿瘤患者生活质量及生存期[5],随着肿瘤治疗理念的改变,对肿瘤症状的控制越来越受到关注[6]。刘教授认为中医学在长期的临床实践中在对症治疗上优势明显,除了常见的中药汤剂口服之外,还有中医外治法、中药灌肠、针灸、耳针等。如中药外敷可缓解肿瘤患者的肠梗阻、消化功能紊乱所致腹胀、腹痛;榄香烯乳注射液胸腹腔灌注治疗癌性胸腹水;针灸防治癌性疼痛;中药熏洗治疗手足综合征及中药保留灌肠防治放射性肠损伤等。实践证明中医药在肿瘤临床中在缓解癌性疼痛、疲乏、改善恶病质、减轻焦虑、抑郁等症状控制方面有其独到之处,有实用性强、疗效明确的优点。因此,突出对症状的治疗,将改善患者的痛苦,从而提高其生存质量,并在一定程度可将对症状的控制转化为生存优势。

(四) 继续发挥辨证论治的优势

辨证论治是中医的特色和优势,是中医个体化治疗的精髓,构建现代中医肿瘤临床辨治模式并不是摒弃传统的辨证论治,而是要继续发挥其优势。刘教授认为中医辨证论治在肿瘤治疗中的应用是根据望、闻、问、切四诊收集的资料,明确肿瘤类型、判断肿瘤的病因病机、确定肿瘤的病位、辨清虚实寒热,通过辨证分型来确定治疗法则,再组方用药。同时应在中医整体观念指导下,结合肿瘤患者的体质、年龄、遗传因素等,在辨症、辨病的基础上对疾病进行整体性把握。如对于肿瘤合并糖尿病、冠心病、慢性肾炎的患者,应根据患者的整体表现首先确定汤证,再针对肿瘤、糖尿病、冠心病、肾炎等疾病的特点在汤剂中加减药物以治疗。

(五) 加强转化医学研究

随着现代科学技术的进步,越来越多的现代医学研究方法和技术应用于中医药肿瘤研究中,使得中医肿瘤在基础与临床研究中取得了一定成果。如对中药及其成分干预肿瘤的研究,对单药有效成分的筛选,对清热解毒、化痰散结类中药抗肿瘤药理的研究等,且已有部分科研成果在临床中应用,如康莱特注射液、人参皂苷 Rg3、榄香烯乳、华蟾素等,但相对于大量的临床和基础研究,科研成果向临床应用的转化仍显不足,因此应及时掌握最新科研动态,加快科研成果向临床应用的转化,以提高临床诊疗水平。

三、结语

刘教授认为肿瘤是一种慢性复杂性疾病,传统辨治模式已不能满足现代肿瘤临床的需求,而他所提倡的现代中医肿瘤辨治模式,包括注重审因论治,西医诊病与中医辨病相结合,突出症状辨治,继续发挥辨证论治的优势,同时加快科研成果向临床应用的转化,由此将最大限度提高中医药在肿瘤临床中的疗效。

(戴小军)

参考文献

[1] 林洪生,张英.中医药与肿瘤—历史的积淀与五十年的创新发展[J].中国新药杂志,2011,20(17):163.

[2] Miaskowski C, Aouizerat BE, Dodd M, et al. Conceptual issues in symptom clusters research and their implications for quality-of-life assessment in patients with cancer [J]. J Natl Cancer Inst Monogr, 2007,37:39.

[3] 张京春,陈可冀.病证结合是中西医结合临床的最佳模式[J].世界中医药,2006,1(1):14.

[4] 汤钊猷.现代肿瘤学[M].3 版.上海:复旦大学出版社,2011:1631.

[5] Cheville AL, Novotny PJ, Sloan JA, et al. Fatigue, dyspnea, and cough comprise a persistent symptom cluster up to five years after diagnosis with lung cancer [J]. J Pain Symptom Manage, 2011,42(2):202.

[6] Charles S. Cleeland, Xin Shelley Wang, Qiuling Shi, et al. Automated Symptom Alerts Reduce Postoperative Symptom Severity After Cancer Surgery: A Randomized Controlled Clinical Trial [J]. J Clin Oncol, 2011,29(8):994.

第三节 毒邪理论治疗肿瘤源流及辨治要法

"扶正培本"治疗肿瘤已形成学术体系,随着中医药工作者对毒邪致病研究的不断深入,建立毒邪理论体系是中医临床治疗学发展的必然趋势,然而,毒邪学说在肿瘤基础和临床中尚未得到普遍重视和广泛应用,存有较大的研究空间。

一、毒邪理论治疗肿瘤源流

秦汉时期医家对毒邪已有了解,是毒邪学说论治肿瘤的萌芽期,《说文解字》云:"毒,厚也,害人之草,往往而生。"华佗在《中藏经》中首次提出"毒邪"概念,"五疗者,皆由喜怒忧思,冲寒冒热,恣饮醇酒,多嗜甘肥……蓄其毒邪,浸渍脏腑,久不摅散,始变为疗"。何为毒?何为药?《素问·至真要大论》云:"有毒无毒,所治为主"。可使机体健康者为药,使坏其形骸者为毒。《素问·生气通天论》曰:"虽有大风苛毒,弗之能害。"《素问·五常政大论》云:"寒热燥湿,不同其化也。故少阳在泉,寒毒不生……阳明在泉,湿毒不生……太阳在泉,热毒不生……厥阴在泉,清毒不生……少阴在泉,寒毒不生……太阴在泉,燥毒不生""毒者,邪气蕴结不解之谓"。《黄帝内经》对于"毒"的阐述延伸到疾病的病因、病机、治法方面。

晋隋唐宋时期大致构建了毒邪学说的框架,即毒邪的分类、内涵、病因病机特点。《诸病源候论》首次记载"风毒""痰毒""湿毒""热毒"等,较详细论述"疫毒""寒毒""药毒""水毒""食毒""毒气""蛊毒""酒毒""虫毒"等各类毒邪病因、病机及证候,涉及44种病名,其中指出排毒、解毒的重要性,为毒邪学说的发展和丰富奠定了基础。宋代杨士瀛《仁斋直指附遗方论》言:"癌者上高下深,毒根深藏,穿孔透里",指出癌瘤是毒邪深藏所致。明清时期,毒邪学说进一步认识到外感疫毒这一因素,高秉钧首次提出"毒攻五脏说"。火热与毒邪的关系颇受重视,雷丰曰:"温热成毒,毒邪即火也";余霖认为:"疫既曰毒,其为火也明矣";王孟英曰:"疫证皆属热毒,不过有微甚之分耳"。清代徐延祚《医医琐言》为毒邪学说发展作出很大贡献,把毒邪致病列为病因之首,对毒有许多精辟论述。徐延祚提出"一毒乘三物""万病唯一毒""精郁则为毒""六淫之邪无毒不犯人"的观点,无邪不有毒,认为"毒者无形也,物者,有形也,毒必乘其形,既乘有形,然后其证见矣",邪气夹无形之毒伤人致病,并进一步指出毒可自内而生,可由外而感,所致临床表现多样。"毒之所在病必生焉。其发也,或自外而触冒,或自内而感动,病之已成,千状万态,不可端倪,然其大本,不外于此。"

对毒邪的现代研究,王永炎院士提出了"毒损脑络"[1]。之后又有医家提出"毒损脉络""毒损胃络""毒损肾络"的学术思想,陈可冀院士提出冠心病稳定期因毒致病的辨证诊断量化标准[2]，国医大师李佃贵教授提出"浊毒学说"[3]。又有医者提出"糖毒""脂毒""环境毒"等。20 世纪 80～90 年代以来，钱伯文、孙秉严、凌昌全、周仲瑛、王笑民等多位医家提出"癌毒"这一概念，癌毒包括物质与功能两方面特点，癌毒产生的原因是多方面的，包括各种内源性和外源性致癌因素，癌毒具有潜伏性、隐匿性、猛烈性、顽固性、一病一毒、易伤正气、易相兼为病、易流注等特点。有必要深入研究建立癌毒的评价体系，通过动态监测患者中医证候变化，并结合现代检查手段评估患者的肿瘤发展趋势，以此评估癌毒的毒势、毒量、毒力，确立癌毒的诊疗标准，指导治疗立法，辨期辨病辨证治疗。依据肿瘤异质性的特点，不同肿瘤、不同病期，癌毒不同从而具有特异性，研究针对不同类型癌毒的有效中药及调整剂量范围、提取抗癌成分、改进中药制剂工艺；利用现代基础研究方法，探索癌毒的作用机制，进一步完善癌毒理论[4]。

二、毒邪理论辨治肿瘤要法

基于毒邪理论辨治肿瘤方法颇多，结合不同肿瘤的病理特点，常用扶正祛毒等十法。

（一）扶正祛毒

《素问·刺法论》曰："正气存内，邪不可干""邪之所凑，其气必虚"。扶正是扶助正气、固护人体正气的治疗方法，从而调节机体内环境的平衡、提高机体免疫力。扶正不单纯是立足运用补益的方药，而是着眼于平衡调节人体经络、气血、阴阳、脏腑功能，以及提高机体的抗病能力，因此，"和之""调之""补之""益之"等都属于"扶正"的范畴。恶性肿瘤始于正气虚损或先天禀赋不足，或放化疗、手术、靶向治疗等治疗手段攻伐太过，伤及正气。若毒邪残留、正虚不能胜邪则更易复发，或转移、复发。临床不同患者、不同病期，本虚、毒邪的程度及内容各不相同，应根据本虚毒盛的强弱选择扶正与祛毒的主次先后，根据本虚毒积的部位和内容选择扶正与祛毒的具体治法，辨证、辨病论治，病证结合。扶正祛毒法不仅是调节机体正邪盛衰的关键，也是调和阴阳、气血的基础。手术创伤使正气更虚，故扶正祛毒治宜以益气养血、健脾和胃祛毒为主。术前扶正祛毒以提高手术耐受性，术后扶正祛毒以促进创伤快速恢复；化疗易致气血两虚、脾胃不和等虚损证候，扶正祛毒治宜以补气养血、健脾和胃祛毒为主，以减毒增效；放疗易耗气伤阴，扶正应以益气养阴生津祛毒为主。在中医巩固治疗阶段，正气渐复但毒邪易复，宜继续扶正祛毒治疗以改善症状，防止病情反复；在带瘤维持治疗阶段,毒邪留体伺机而发,当攘外安内,控制瘤体生长。对于晚期单纯中医药治肿瘤患者,控制疾病进展应以扶正为基础,辨证论治结合祛毒,以冀延长生存时间。许多扶正类药物都有提高机体免疫力、抗肿瘤的作用,如黄芪、人参对 T 淋巴细胞亚群及 B 淋巴细胞均有促进增殖的作用,对细胞免疫及体液免疫均有促进或调节作用[5];白术挥发油对食管癌细胞、小白鼠 S180、艾氏腹水癌及淋巴肉瘤腹水型均有抑制作用[6]。加味黄芪建中汤对脾气虚证肺癌有较好疗效,在改善小鼠脾虚症状的同时,可以抑制肿瘤生长[7]。

(二) 清热解毒

清热解毒法根据《素问·至真要大论》"治热以寒""热者寒之"之义,选用清解泄毒、泻热降火之品直接祛除病邪,本法主要瞄准热毒而立。热邪袭卫,当清卫解毒;热入气分,当清气解毒;热入营分,当清营解毒;热入血分,当凉血解毒。针对热盛成毒、火毒内生、疫毒感染三大病因,主要治疗热毒下痢、虫蛇咬伤、疮毒、瘟毒发斑、癌肿等疾病,常用方剂有清瘟败毒饮、五味消毒饮、普济消毒饮、黄连解毒汤、泻心汤、栀子金花汤、凉膈散、仙方活命饮、四妙勇安汤。研究证实,五味消毒饮等既能解"外来之毒",即病毒、细菌,还能解"内生之毒",即炎性因子和氧自由基[8]。宋代《卫济宝书》曰:"癌疾初发,却无头绪,是肉热痛。""炎-癌转化"的质变过程,慢性炎症可通过激活由多种蛋白、基因及炎性介质参与的外源性或内源性信号通路,改变肿瘤细胞生存的微环境等途径参与癌肿发生、发展、侵袭、转移等全部过程,阻断"炎-癌转化"的进程尤为重要。放疗、热射频消融、超声聚焦、放射性粒子植入等治疗后机体往往表现出局部红肿热痛、颈项强直等火邪热毒致病的表现,运用清热解毒法有增效减毒作用。肿瘤常出现并发感染或坏死、溃烂肿瘤相关炎性反应表现,常有局部红肿热痛及尿赤、全身发热、口渴等热性证候,清热解毒法消除相关炎性反应可达控制肿瘤发展之效。七叶一枝花、冬凌草、黄连解毒汤等清热解毒之品可通过抑制细胞增殖,调节机体免疫,诱导细胞凋亡、分化及逆转,调控细胞信号通路及转导,抑制肿瘤淋巴管及血管生成和抗多药耐药等途径发挥抗肿瘤作用。

(三) 理气排毒

《正蒙·太和》谓:"太虚不能无气,气不能不聚而为万物。"气、血、津、液代谢运化失常是引起肿瘤病理产物生成以及宿主微环境改变的重要病理生理过程,"气"是一种至微至精的物质,气是原动力,气的升降正常与否对于气、血、精、津、液之间的转化等机体代谢起着关键性作用。《难经·八难》谓:"气者,人之根本也。"气是构成人体和生、长、壮、老、已生命活动的最基本物质,人体正常活动有赖于不断发生的升降出入的气化功能。《素问·六微旨大论》曰:"出入废则神机化灭,升降息则气立孤危,故非出入,则无以生长壮老已,非升降,则无以生长化收藏。是以升降出入,无器不有。"肺失宣发肃降,则痰浊、瘀血等病理产物易生,毒邪积聚导致肺癌形成;脾胃、肝肾的气机升降失调,则聚湿生痰、痰浊留置、癌毒内生,从而导致乳腺癌的发生;肝脏升发不畅,肝失疏泄,则气滞、血瘀,毒邪排泄不畅导致肝癌形成。气机升降的核心脏腑为脾胃,关键脏腑则是肝肺。肝胆肿瘤症见呕吐、胁满、低热、腹痛等,予小柴胡汤调和肝胆气机、和解半表半里气机,加用穿山甲、鳖甲等药物排毒。半夏泻心汤集中体现了中医消补兼施、寒热并用、升降相因的调和思想,半夏泻心汤含有人参总皂苷、甘草次酸、β-谷甾醇、小檗碱、黄芩苷等多种活性成分,直接治疗消化道肿瘤,并收到满意疗效[9]。肿瘤患者情绪失调普遍存在,七情不畅易致气机升降出入运动失调,经络、气血、脏腑功能障碍,严重影响患者生活质量,运用中医治未病理念畅通全身及局部气机、使毒邪排出,达到整体与局部平衡,未病先防,既病防变。

(四)祛瘀化毒

《血证论》曰:"瘀血在经络脏腑之间,则结为癥瘕,瘕者或聚或散,气为血滞,则聚而成形。"肿瘤微环境中结构紊乱的无效血管增生明显,肿瘤患者血液流速减慢,有利于肿瘤细胞向血管壁迁移、黏附于血管壁,同时肿瘤细胞易渗入血液循环,促进了肿瘤转移侵袭。无效血管促使肿瘤组织形成一个缺氧的淤滞微环境,促进了肿瘤细胞的免疫逃逸以及肿瘤的增殖和转移。《素问·阴阳应象大论》指出:"血实宜决之",《素问·至真要大论》曰:"疏其血气,令其调达"。祛瘀化毒中药治疗癌症通过促进血管正常化以及改善血液流变学起到活血通络、止痛消肿的作用,抑制肿瘤细胞的增殖,促进其凋亡,抑制血管、淋巴管生成,提高机体免疫力等。肿瘤患者血瘀证可分为气虚血瘀、气滞血瘀、热毒血瘀、寒凝血瘀等类型,同时杂合正虚邪实的基本病机,因此祛瘀化毒药的选择必须准确辨证,选择符合病症的祛瘀化毒药。对于体质虚弱、抵抗力较差,或者贫血兼有血瘀者,宜益气养血活血化毒药作为首选;对于围手术期以及放疗、化疗中的肿瘤患者,此时邪微正虚或邪去正虚,体内仍有少量的肿瘤细胞,机体免疫力较弱,故此时应予以益气养阴活血化毒;对于介入治疗后患者,当避免活血药物使局部介入的肿瘤组织中药物浓度降低,不应当立即运用活血药物;对于病情处于稳定期的肿瘤患者,辨证予以相应祛瘀化毒治疗,预防复发转移;对于姑息治疗或病情进展者,此时处于邪胜正衰或正虚邪盛的状态,辨证后酌情加减祛瘀化毒药物。肺癌、卵巢癌、肠癌患者血瘀兼便秘,可首选桃仁、莪术活血破瘀,对于妇科肿瘤、脑肿瘤疗效也较好;土鳖虫对于下焦(卵巢、子宫颈)肿瘤疗效显著;血瘀少阳和阳明头痛者川芎为妙;血瘀四肢麻木疼痛,川芎配桂枝;炙蜈蚣对于有伴骨或脑转移疼痛者疗效较好;全蝎、地龙多用于伴有中风偏瘫者。对有出血倾向的白血病、肝癌等患者慎用水蛭、三棱、虻虫等破血逐瘀药。祛瘀化毒当注重品种优选、运用时机、分类配伍、煎服法、剂量、炮制等,安全、合理、高效使用祛瘀化毒药,充分发挥其在抗肿瘤、抗转移及复发上的优势[10]。

(五) 化痰散毒

《灵枢·百病始生》曰:"津液涩渗,着而不去,而积成矣",《丹溪心法》谓:"凡人身上中下有块者,多属痰"。《杂病源流犀烛》指出:"痰之为物,流动不测,故其为害,上至巅顶,下至涌泉,随气升降,周身内外皆到,五脏六腑俱有",生动阐述了痰与肿瘤转移联系的特点。因此,化痰散毒法成为临床辨治肿瘤的一大治法。作为肿瘤周围的微环境部分,"痰浊内生"是"痰毒"形成的重要前奏,痰毒互结形成真正意义上的肿瘤转移相关的微环境[11]。"痰毒"包括了痰的致病特点和毒的致病特点,"痰毒"具有"三性",即顽固性、流窜性、伤正性。中药化痰散毒具有抗肿瘤、抗炎、降脂、降糖等功效,不仅针对肿瘤细胞本身,还对癌症微环境乃至宿主内环境发挥作用。化痰散毒法应根据癌肿的部位、基因表型、临床症状以及药物性味归经和功用,灵活选用。胃癌常用薏苡仁、海藻、山慈菇、猫爪草、僵蚕等;头颈部肿瘤常用胆南星、法半夏、制白附子、全蝎、蜈蚣等;肺癌常用川贝母、桃仁、全瓜蒌、鱼腥草、猫爪草、葶苈子、白芥子、生南星、干蟾皮等;乳腺癌常用清半夏、皂角刺、生牡蛎、牡丹皮等;肝癌常用浙贝母、海藻、半夏、苦参、七叶一枝花、土鳖虫等。

(六) 祛风摄毒

风药最早见于《脾胃论》中"阳本根于阴,惟泻阴中之火,味薄风药,升发以伸阳气,则阴气不病,阳气生矣"。清代《蠢子医》曰:"治病须要兼风药""治病风药断不可少"。风药味辛质薄,性升浮,功能上有疏散外风或祛除、平息、搜剔内风的作用,一般包括祛风解表药、祛风胜湿药、平肝息风药。临床上当据不同的脏腑特性辨证配伍风药摄毒,脾虚气陷者,柴胡、升麻等,既能提升气机,又能协助脾散津,促进水谷精微运化吸收。李杲云:"脾胃不足之证,须用升麻、柴胡苦平,味之薄者,阴中之阳,引脾胃中阳气行于阳道及诸经,生发阴阳之气,以滋春气之和也""高巅之上,惟风可到"。脑瘤患者用僵蚕等风药能够引药上行,祛风摄毒可使药力直达病所,同时促进体内内风得散、阳气流通,现代药理学研究中验证僵蚕有效成分白僵菌素对人胶质瘤细胞 SF - 268 具有细胞毒性[12]。治疗肝胆疾病时,针对肝喜调达恶郁的特点,可利用风药疏肝解郁安神之功效,常用药物有佛手、郁金、苏叶等,《本草备要》谓郁金之能"行气,解郁;泄血,破瘀;凉心热,散肝郁"。风药具有导向作用,能引导药物直达病所,发挥"导向"治疗的功效。《丹溪心法》言:"头痛须用川芎,如不愈各加引经药,太阳川芎、阳明白芷、少阳柴胡、太阴苍术、少阴细辛、厥阴吴茱萸";《珍珠囊》提及独活主入少阴肾经;羌活、藁本等主入太阳膀胱经;升麻、葛根等主入阳明胃经;柴胡主入厥阴肝经。祛风摄毒能调节气机,扶助正气,祛除毒邪,平衡气血阴阳。风药"引经报使""善行数变",发挥风药"行经入络"的功能,能起到有效预防肿瘤、定向清除肿瘤之效,同时风药药性升发透散、量小专精、不良反应小。

(七) 泄浊解毒

《素问·阴阳应象大论》曰:"清阳出上窍,浊阴出下窍;清阳发腠理,浊阴走五脏;清阳实四肢,浊阴归六腑"。将"浊"和"毒"合而称之浊毒。浊毒既是一种对人体经络、脏腑、气血、阴阳均能形成损害的致病因素,又是多种因素导致的不能排出体外的病理产物。浊毒黏滞、病程缠绵,浊毒碍胃滞脾、阻滞气机,浊毒害清、浊为阴邪,依据浊毒致病特点,当化浊解毒为治则。化浊解毒可使毒除浊化,从而火散痰消、气血畅行,恢复脾胃正常气机调节。化浊解毒之法须随证灵活辨用,或从本原截断浊毒生成,或给邪以出路,阻断浊、痰、湿、热、毒胶结成浊毒之势。恶性肿瘤晚期,癌性腹水、恶性肠梗阻是常见的并发症,特别在消化道肿瘤、妇科肿瘤中,察其病机总有脾运失司、浊阴不降、阻滞气机等情况。吗啡止痛等往往给肿瘤患者带来便秘,不利于浊毒排出,患者大便秘结不通、胃脘胀满闷塞,药用芦荟、槟榔、番泻叶、大黄、枳实、川厚朴等,方选大承气汤等通腑泄浊解毒。当浊毒与其他病理因素复合时,泄浊解毒法当与其他治法联合使用,如患者出现身体困重、小便不利、泄泻清稀,药用茯苓、冬瓜子、猪苓、泽泻等甘淡利湿之品,方选五苓散等渗湿利浊解毒;胃脘疼痛,遇寒加剧,身痛、头痛、无汗者,药用羌活、香附、紫苏、生姜、防风等同时可配合雷火灸达表透浊解毒;咳嗽咳痰、胃脘作闷、大便溏或大便不爽、口中黏腻无味者,药用贝母、半夏、陈皮、瓜蒌、板蓝根等祛痰涤浊解毒;食少纳呆、胃脘喜按喜温、懒言、气短、大便稀溏者,药用茯苓、白术、人参、黄芪、扁豆、山药等健脾除湿以化浊解毒;脘腹痞满、大便黏腻、口干多涎、呕吐泛酸、舌苔白腻者,药用藿香、佩兰、豆蔻、滑石、砂仁、陈皮等气味芳香之品芳香辟浊解毒;恶心欲呕、心烦焦躁、口渴口黏、舌苔浊腻者,药用黄芩、黄柏、黄连、龙胆草、山栀子等清热化浊解毒。

(八) 安邪休毒

"带瘤生存"和"与瘤共存"的观念已成为肿瘤学界广泛共识,摒弃过度治疗,使手术、放化疗等治疗无法根治的肿瘤患者保持良好的生活质量,促进肿瘤的人性化、个性化、规范化治疗。肿瘤休眠是癌症细胞在机体内持续存在,但肿瘤相对稳定的一种状态。器官、组织中发现的成团存在或单独存在的非血管化病灶为肿瘤休眠状态细胞。多个肿瘤细胞组成的无血管供应细胞团可能处于凋亡和增殖平衡状态。通常肿瘤干细胞具有增殖、分化的潜能,因此被认为是休眠状态的细胞。肿瘤休眠细胞的生物学行为决定于其转移前生境和存在的微环境。肿瘤细胞运动相关蛋白表达的变化和多态性与细胞的遗传背景是内因。肿瘤基质成分淋巴管内皮细胞、血管内皮细胞、肿瘤巨噬细胞、肿瘤浸润淋巴细胞和肿瘤细胞表面的黏附分子、纤维连接蛋白、层粘连蛋白、整合素等共同构成肿瘤细胞的微环境。各种细胞内外因素和细胞外基质的屏障作用可调节细胞获得侵袭和转移的能力。目前的研究包括细胞休眠、血管休眠、免疫监视等机制。安邪休毒,研究肿瘤细胞进入并保持休眠的机制成为防治肿瘤新策略,在无法根除肿瘤细胞的情况下,可以通过诱导肿瘤休眠防止复发;通过靶定成活机制来诱导残留休眠肿瘤细胞死亡,从而根除肿瘤;通过靶定耐药机制来诱导残留肿瘤休眠细胞死亡,解决耐药后复发问题[13]。十全大补汤影响肺癌细胞从 G0/G1 期进入 S 期,有效地将肺癌细胞周期阻滞于 G1 期,诱导肺癌细胞凋亡[14]。半边旗提取物[15]、黄芪多糖[16]、丹参提取物[17]、厚朴酚的衍生物 H2 - P[18]、斑蝥素[19]、鱼藤素[20]、姜黄素[21]等均可诱导肿瘤细胞进入休眠。音乐治疗[22]、中医导引[23]治疗也可缓解抑郁、焦虑、烦躁等负面情绪,利于安邪休毒。

(九) 灭虫化毒

《诸病源候论》阐述虫毒致病包括毒虫咬伤、毒虫入体两类,共有 18 候。"灭虫化毒"主要针对"虫毒",多用于外科、皮肤科、肿瘤科疾病,如湿疹、疥癣、虫蛇咬伤、梅毒。真菌、细菌、螨虫、疥虫、滴虫等感染可导致多种皮肤病,蛇床子、雄黄、土荆皮、硫黄、樟脑等称为"灭虫化毒"药。这类药物可洗浴、热敷、研末外用,或做成栓剂、膏剂、油剂、药捻等,直接作用于患处,必要时也可内服。现代医学证实,幽门螺杆菌相关抗原毒素与胃癌密切相关[24],牛链球菌与结直肠癌相关[25]，肠毒素脆弱拟杆菌可能与结直肠癌发病直接相关[26]；获得毒力岛的致病性大肠埃希菌可定植人体胃肠道并引发疾病[27]，牙龈产黑色素普雷沃菌和二氧化碳嗜纤维菌的计数在口腔癌患者中明显上升[28]，人乳头瘤病毒感染和阴道菌群异常容易导致宫颈细胞癌变[29]，以上种种均为外感虫毒，虫毒感之较易，除之较难。虫毒致病，羁留不去，有着由浅入深、由表及里的传变过程，在其传递的过程中，又因为虫毒性质的差异、机体脏腑功能的强弱和阴阳的盛衰等出现不同的转化，在不同的患者身上表现出或轻或重或有或无的体征、症状。虫毒感染，由于虫毒耐药、病理类型、疾病类型、地理因素、家族史等均对用药方案、疗效预后有明显影响，因此，临证中根据每位肿瘤患者辨证、辨病、辨体质制订个体化的方案是目前的临床策略。

（十）以毒攻毒

《景岳全书·心集》谓："凡积聚之治，如经之云者，亦既尽矣。然欲总其要，不过四法，曰攻、曰消、曰散、曰补，四者而已。"古人治癌多用"以毒攻毒法。"以毒攻毒药物灵活辨病、辨证，关键在于精于药理、把握"度"，遵"衰其大半而止"为原则。许叔微《普济本事方》指出："大抵治积，或以所恶者攻之，以所喜者诱之，则易愈。如硇砂、水银治肉积……水蛭、虻虫治血积……雄黄、腻粉治涎积，礞石、巴豆治食积，各从其类也。"常用的以毒攻毒药物有三大类：动物类、植物类及矿物类。动物类药有壁虎、全蝎、蜈蚣、斑蝥、蝼蛄、蟾蜍等；植物类药有马钱子、附子、生半夏、鸦胆子、乌头、芫花等；矿物类药有雄黄、砒石、朱砂、轻粉、礞石等。有毒中药复方有蜥蜴丸（蜥蜴、蜈蚣、蝼蛄、虻虫、巴豆、地胆等）、木香硇砂煎丸（巴豆、筒子漆、附子、硇砂等）、三圣丸（硫黄、水银、硇砂等）、三棱丸（雄黄、干漆等）、蟾酥丸（蟾酥、雄黄、蜗牛、蜈蚣、血竭、朱砂、胆矾、轻粉、寒水石等）、小金丹（草乌、马钱子等）、六神丸（麝香、牛黄、冰片、珍珠、制蟾酥、明雄黄等）。现在临床常用还有华蟾素注射液、鸦胆子油乳注射液、亚砷酸注射液、喜树碱冻干粉、长春新碱注射液等新型制剂。现在临床上多用以毒攻毒中药治疗，其中包括使用复方斑蝥胶囊、平消胶囊联合放化疗；金龙胶囊配合放化疗治疗肺癌、肝癌等。中药砒霜的主要成分三氧化二砷也被证实可以抑制人多发性骨髓瘤细胞增殖，同时诱导其凋亡，从而发挥抗肿瘤作用[30]。以毒攻毒亦用于外治法，用药部位和方式可多样化、含毒中药的用量可适当增加。

三、小结

从毒邪论治是肿瘤治疗的核心问题之一，有必要进一步总结和阐明中医经典理论及古今医家的学术思想,结合现代临床研究成果,逐步完善从毒邪论治肿瘤的理论体系和框架结构,开展中医药治疗肿瘤的本质研究。笔者认为,恶性肿瘤治疗应在扶正祛邪总体中医理论框架下,特别重视毒邪这一重要病理因素。根据毒邪在恶性肿瘤发生发展过程中的证候特征,病机规律,辨证论治,预防在先,提高患者生存、生活质量。从毒邪论治肿瘤值得开展更深入的探讨。

(戴小军)

参考文献

[1] 王永炎.关于提高脑血管疾病疗效难点的思考[J].中国中西医结合杂志,1997,17(4):195-196.

[2] 陈可冀,史大卓,徐浩.冠心病稳定期因毒致病的辨证诊断量化标准[J].中国中西医结合杂志,2011,31(3):313-314.

[3] 徐伟超,李佃贵,刘建平,等.浊毒理论创新中医病因病机学[J].中国中西医结志,2019,39(8):913-915.

[4] 李琦玮,于明薇,王笑民.癌毒理论研究现状[J].中医杂志,2015,56(4):347-350.

[5] 刘俊秋.补气药黄芪、人参及其配伍免疫调节和代谢组学研究[C].北京:中国中医科学院,2018.

[6] 张雪青,邵邻相,吴文才,等.白术挥发油抑菌及抗肿瘤作用研究[J].浙江师范大学学报:自然科学版,2016,39(4):436-442.

[7] 钱钧,姜涛,包素珍,等.加味黄芪建中汤通过 miR-574-5p 对脾气虚 Lewis 肺癌小鼠 Wnt/β-catenin 信号转导途径的调控机制研究[J].中华中医药杂志,2019,34(1):298-301.

[8] 张金龙,郝昱芳.抗感染治疗联合五味消毒饮对重症感染患者淋巴细胞亚群及降钙素原的影响[J].现代中西医结合杂志,2019,28(13):1450-1453.

[9] 张晓春,彭海燕,邓旭坤.半夏泻心汤在肿瘤治疗中的应用[J].中华中医药杂志,2005,20(5):298-300.

[10] 唐德才.活血化瘀药在抗肿瘤及转移中的运用思考[J].南京中医药大学学报,2019,35(1):1-4.

[11] 陈滨海,张雅丽,姚成,等.基于肿瘤微环境学说探讨肺癌转移与痰毒的关系[J].中华中医药学刊,2015,33(9):2079-2081.

[12] Zhan Jixun, Burns Anna M, Liu Manping X, et al. Search for cell motility and angiogenesis inhibitors with potential anticancer activity: Beauvericin and other constituents of two endophytic strains of Fusarium oxysporum [J]. J Natl Products, 2007,70(2):227-232.

[13] 王爱云,樊贤超,陆茵,等.以中药诱导肿瘤休眠作为肿瘤防治策略的探讨[J].中草药,2011,42(3):598-600.

[14] 高原,陈奇,于宁,等.十全大补汤含药血清对 A549 和 A549/DDP 细胞株顺铂耐药性及凋亡的影响[J].中国老年学杂志,2015,35(19):5379-5381.

[15] 戴滨,崔燎,吴铁,等.半边旗提取物 5F 对 SPCA-1 细胞周期及 DNA、RNA 合成的影

响[J].中国临床药理学与治疗学,2006(4):402-405.

[16] 陈永华,徐寒松,吴青,等.黄芪多糖体外干预对大鼠骨髓源性内皮祖细胞增殖、分化、周期分布的影响[J].中华中医药学刊,2018,36(9):2181-2184.

[17] 黄巧容,向洪,李雪,等.4种丹参酮类化合物对U266细胞增殖的抑制作用及机制[J].华西药学杂志,2017,32(4):391-394.

[18] Wang Ting, Chen Wei, Wu Jialin. H2 - P, a honokiol derivative, exerts anti-angiogenesis effects via c - MYC signaling pathway in glioblastoma [J]. J Cel Biochem, 2018,119(4):3142-3148.

[19] Guofang Wang, Jian Dong, Liping Deng. Overview of Cantharidin and its Analogues [J]. Cur Med Chem, 2018,25(17):2034-2044.

[20] Yu-Chieh Hsu, Jo-Hua Chiang, Chun-Shu Yu, et al. Antitumor effects of deguelin on H460 human lung cancer cells in vitro and in vivo: Roles of apoptotic cell death and H460 tumor xenografts model [J]. Environmental Toxicol, 2017,32(1):84-98.

[21] Xu Ran, Li Huabing, Wu Shuiqing, et al. Micro RNA - 1246 regulates the radiosensitizing effect of curcumin in bladder cancer cells via activating P53 [J]. International Urol Nephrol, 2019,51(10):1771-1779.

[22] 夏佳美.音乐治疗对肺癌手术患者围术期心理的影响[C].衡阳:南华大学,2019.

[23] 马振磊,王宾,席饼嗣.健身气功·马王堆导引术锻炼对中老年女性心境状态及焦虑水平的影响[J].中国老年学杂志,2016,36(13):3248-3249.

[24] 杨波,杜利君,魏剑林,等.幽门螺杆菌细胞毒素相关蛋白A、热休克蛋白60和细胞空泡毒素与慢性胃炎患者胃黏膜病理变化的关系[J].解放军预防医学杂志,2018,36(7):832-835.

[25] Derek H W Little, Kristyne M Onizuka, Khurram J Khan. Referral for colonoscopy in patients with streptococcus bovis bacteremia and the association with colorectal cancer and adenomatous polyps: A quality assurance study [J]. Gastrointestinal Disorders, 2019,1(4):385-390.

[26] 赖雪莹.肠毒素脆弱拟杆菌与结直肠癌关系的研究[C].广州:南方医科大学,2017.

[27] 赖开生.致复发性泌尿系感染大肠埃希菌分子流行病学和毒力特征研究[C].北京:中国人民解放军医学院,2018.

[28] 陈渠奕,林路得,斯灵,等.口腔微生物群和人体健康[J].中国微生态学杂志,2017,29(10):1219-1224.

[29] 郭冰杰,杨彩梅.宫颈癌患者人乳头状瘤病毒感染与阴道细菌感染的相关性[J].西部医学,2018,30(5):660-663,667.

[30] 崔思远,解荣燕,于丽明,等.三氧化二砷对人多发性骨髓瘤KM3细胞凋亡和染色体区域稳定蛋白mRNA表达的影响[J].中华中医药杂志,2019,34(6):2407-2411.

第四节 络瘀生毒与恶性肿瘤

"癌毒致病"已成为中医肿瘤学界的主流认识,"癌毒理论"在肿瘤的辨证论治体系中逐步发展和深入[1]。刘教授归纳总结了"恶性肿瘤治毒十法"[2]。然而,对于每一法的理论溯源及其现代科学内涵尚需要进一步分析和探讨。本节对瘀和癌毒之间的关系及其具体的发生部位展开进一步分析。

一、瘀阻之络脉是肿瘤产生的主要病位

《灵枢·脉度》一篇中首次提出了"络"的概念,"经脉为里,支而横者为络,络之别者为孙"。该书同时将临床一些久病、恶病的发生发展归结于络脉的异常。如《素问·缪刺论》中提出,"邪客于皮毛,入舍于孙络,留而不去,闭塞不通,不得入于经,流溢于大络,而生奇病"。由于古代技术手段的限制,中医学将一些慢性、复杂性及难治性疾病归于"奇病",肿瘤的局部及全身表现复杂多变,符合中医的"奇病"范畴[3]。在此之后,东汉末年成书的《伤寒论》中也将中风、血痹、虚劳等慢性病的病机归于络脉瘀阻不通,并开创虫药通络之法。侵袭性及转移性肿瘤所致的恶病质属于中医的虚劳范畴[4],因此络脉瘀阻是恶性肿瘤发病的重要病机之一。

恶性肿瘤在中医理论体系中属于"癥积"范畴[5]。对此,《难经》有详尽的五脏之积描述。然而,对于五脏之积形成的具体部位,则鲜有明确的记载。即肿瘤的形成在五脏何处,未有描述。络脉分阴阳,阳络主气,阴络行血。《临证指南医案》指出"阴络乃脏腑隶下之络"。五脏六腑皆有其络,络脉是脏腑之间气血阴阳沟通的主要通路。尽管五积之候各有不同,但五脏内部的气血循行皆有常度,即基于络脉的网状结构及其渗灌气血、沟通营卫的具体功能。五脏之积的生成,多责之于虚邪客于络脉,痹阻络气。诚如《灵枢·百病始生》所记载:"虚邪之中人也,始于皮肤……留而不去,传舍于肠胃之外,募原之间,留着于脉,稽留而不去,息而成积,或着孙脉,或着络脉。"因此早期肿瘤的形成其具体部位在于闭塞不通之络脉。

《素问·举痛论》中提到:"寒气客于小肠膜原之间,络血之中,血泣不得注于大经,血气稽留不得行,故宿昔而成积矣。"癥积的形成是一个复杂漫长而隐匿的过程,起病常在极微之所。在人体的气血循行网络之中,极微之所正是络脉盘行之处。因此判断,肿瘤之源,源于络脉。《黄帝内经》对于癥积类疾病的描述多而散在,但其中均出现了诸如"息""留""闭塞"等描述。癥积的形成,往往是瘕聚的进一步发展,是由气聚到血瘀进而结成有形之块的过程[5]。如《丹溪心法》中所言:"自气成积,自积成痰,痰夹瘀血,遂成窠囊"。气结血瘀于络,久而在极微之

所结成癥积。因此早期肿瘤的形成在于闭塞之络脉,而导致络脉闭塞的因素,主要责之于络脉瘀阻,因气结,或因痰聚,久而生瘀,造成络脉瘀阻。

络脉最重要的功能是渗灌气血,沟通营卫[6],是整个人体经络循行的极微之处。现代医学认为,气血能量代谢的最终场所为细胞内线粒体[7-9]。细胞膜呼吸及胞内线粒体的氧化磷酸化是氧气与能量代谢的终端[10]。中医学则认为,人体中焦受气取汁,化为营卫二气,经由肺而布散五经,行温煦濡养之能。络脉的结构与功能承载着护卫濡养之气的入里以及代谢污浊的排除[11],从微观角度出发,细胞的能量代谢过程与络脉的这种渗灌气血在功能及结构上具有"象"的一致。研究表明,体细胞能量代谢方式的转变,由氧化磷酸化向糖酵解转变,与细胞的去分化过程密切相关[12]。取类比象,这种因能量代谢改变而产生的细胞恶化与络瘀生奇病是类似现象的两种不同理论模型。

在肿瘤起源早期,局部微环境表现为其中的免疫细胞抑制及肿瘤细胞免疫识别抗原封闭及表达丢失,造成肿瘤局部的免疫"冷环境"[13]。这种微环境内的肿瘤细胞免疫逃逸现象属于中医的正气不能抗邪[14]。从微观角度出发,这种表现符合局部正气虚弱的表现。而肿瘤发病的早期往往是整体的正气尚充与微观局部的正气虚弱,这种临床表现提示了气血渗灌过程的阻隔,所谓的"边疆远塞,王权难及而民情不达,易生邪乱"。造成这种气血渗灌的阻隔,早期多为络脉的气郁,郁久则化痰生瘀,最终在极微之处凝成癥积。尽管肿瘤属于DNA损伤性疾病,具有一定的遗传性,但实际上临床中表现为遗传性的肿瘤非常之少,相当一部分为后天外界因素诱导[15]。外来之淫邪以及七情化生之邪,壅堵络脉导致瘀邪盘踞,从而隔绝整体正气到达极微之处抗邪。因此,肿瘤之源,源于瘀阻之络脉。

二、络脉瘀阻是癌毒化生的重要病机

癥积之病,古籍中多从瘀血阐述其病因病机。如《灵枢·百病始生》曰:"肠外有寒,汁沫与血相搏,则并合凝聚不得散,而积成矣。"又如《灵枢·刺节真邪》云:"邪气久居于筋而不去,气血郁结,则发筋瘤。"在《诸病源候论》中记载:"有下于乳者,其经虚,为风寒气客之,则血涩结成痈肿,而寒多热少者则无大热,但结核如石,谓之石痈。"碍于历史的局限,肿瘤的形成病因多以瘀血立论[16]。然而,瘀血积块并非肿瘤。同样为瘀血致病,却病发各异,如《养生要集》中所载:"触其禁忌成瘀毒,缓者积而成,急者交患暴至。"现代医学研究发现,临床常见病及多

发病如消渴、中风、癃闭等多数亦与瘀血相关[17-19]。由此可见瘀血是包含肿瘤在内的多种疾病的共同致病因素，并非肿瘤的特异性致病因素。瘀血致病有其共同特征，而所致之病则千差百异，属于中医的"证同而病异"现象。由此可见，瘀血积块与恶性肿瘤具有本质的差异性。瘀血盘踞络脉日久，促成极微之处酿生癌毒，即所谓的"静水生恶毒"，方乃恶性肿瘤形成之本。

癌毒的提出是现代中医理论的一大创举，其概念和内涵非常丰富，既体现了毒作为病因在肿瘤起源中的作用，又借助毒阐述了肿瘤复杂多变的病理表现[20]。《金匮要略心典》曰："毒者，邪气蕴蓄不解之谓。"周仲瑛教授认为，诸多致癌因素并非癌毒，而是侵入人体后经过长期的蕴结与转化，变生出导致肿瘤发生的癌毒[21]。无论是自然界的外来之邪，抑或是人体内七情饮食内伤之邪，凡潜而未发，其蛰伏之位，往往为络脉，即所谓"至虚之处，便是容邪之所"。《灵枢·百病始生》记载："虚邪之中人也，始于皮肤，则传舍于络脉。"《金匮要略》中记载："清邪居上，浊邪居下，大邪中表，小邪中里。"此处小邪中里，即是感而未发之邪，入里蛰伏于络脉。至清代则为叶天士发挥为久病则邪入于络。络体纤细，气血缓流，邪气蛰伏，容易导致络脉气血瘀阻，隔绝极微之所与整体的气血流通，由此正气不达，而邪气不出，久而在极微之处酿生癌毒。

现代医学认为，肿瘤形成的主要因素为环境压力下的突变累积，即特定环境下的体细胞单个基因的突变叠加，形成基因组突变从而导致 DNA 病变[22]。在此过程中，外在因素占据主导地位，通过对外在因素的干预，可以实现对肿瘤的预防。比类相似，外在的六淫之邪以及社会心理变化诱导的七情内生之邪，留恋而蛰伏于络脉，邪堵络瘀，络脉瘀，络气不能布输津液进而化生痰浊，痰浊瘀血长期胶结，借助络脉这一具体的微环境化生癌毒。这一过程也就是《中藏经》中所描述的"夫痈疽毒之所作也，皆五脏六腑蓄毒不流则生矣，非独荣卫壅塞而发者也"。"炎-癌转化"是当今解释非可控性炎症背景下肿瘤发生的热点理论之一[23,24]。非可控性炎症局部所表现出的症状与体征与瘀血证候高度吻合，近来相关的机制研究亦已证实瘀毒阻络与非可控性炎症的关系[25]，从这一点出发可以佐证，癌毒之生，生于络脉之瘀阻。

三、络病理论与癌毒辨析

（一）癌毒的辨析

当下中医学术界对癌毒的定义，包含了肿瘤的病因及病机两个方面，强调癌毒在肿瘤起源中的始动因素,又阐述了癌毒在肿瘤复杂临床表现中的病理机制[26]。实际上,癌毒的理解当为"生癌之毒"与"癌生之毒",两者具有异时性及异位性,前者是肿瘤发生的关键病因,而后者为肿瘤产生各种临床表现的病机关键。癌毒并非肿瘤细胞,严格意义上讲,癌毒是功能与结构高度统一的抽象概念。作为病因的"癌毒",是在一定的物质基础上产生的"促癌"及"生癌"功能。在此过程中,肿瘤细胞是病理产物,而非转化的中心。作为病机的"癌毒",是在以肿瘤细胞为关键物质基础上产生的各种病理性功能变化,这一观点与凌昌全教授的癌毒观点较为类似[27]。近来有学者质疑癌毒观点的局限性,认为肿瘤为局部组织细胞的"神乱现象",强调"神"主导下的细胞生物行为异常[28]。该观点的理论溯源为《黄帝内经》的"形神论"。实际上,无论是"癌毒观"抑或是"神论观",两者均具有理论上的高度统一性。中医核心理论中有"精气同源"及"形神一体"观,精与形为物质基础,气与神为功能表现。具体到肿瘤的发生及发展过程,则是物质与功能转化过程的失控性。犹如痰湿,津液的不归正化则生痰湿,其后是以痰湿为关键物质基础的各种功能异常。癌毒所致的肿瘤发生及癌毒参与的肿瘤病变,实质上为癌是精气转化、阴阳转化过程失控的产物。《灵枢·本神》有所描述:"天之在我者德也,地之在我者气也,德流气薄而生者也。"其本意是描述生命的形成条件。至于肿瘤,则是病理性的"德流气薄",即精气转化及形神转化过程的紊乱和失控。在此过程中,失控的阴阳精气"流"与"薄"的结构基础则是络脉与病络。

(二) 络分阴阳与癌毒

络脉是功能与结构的综合,有阴阳之分,阳络行气,阴络走血,故而又分气络与血络[29]。阳络在外为之使也,阴络在内为之守也。阳络(气络)通过其中气的"升降出入"体现功能,意即是"神";而阴络(血络)通过其中血的"濡润滋养"为阳络的功能提供物质基础,即为"形"。气络气机的调畅保证了血络阴血的化生,而血络阴血的充盈则为气络提供了连续的"化源",这种气络与血络的"共依、共存、共用"实际上为精气转化及形气转化提供了结构基础。无论外之六淫,或内生七情,任何侵及络脉的病邪,一旦影响气络及血络的结构与功能,均可能导致气络之气的升降出入异常,从而导致对血络的推动护卫及气络之气化生血络之血的过程紊乱和失控;同样,血络受邪,必然导致气络的化源受损,最终表现为气的功能异常。即《黄帝内经》中所谓的"阳平阴秘,精神乃治"。清代温病学家叶天士的"卫气营血传变规律"本质上体现了其所总结的络病观,即"初病结气在经,久则血伤入络"。络脉受邪,其结构与功能发生病变,则称为病络,即今所谓的"病络生而络病成"[30]。病络的内涵实质上体现了气络与血络之间的精气转化及形气转化的失常,也就是物质基础与功能化生的异常。病络初成,重在表现为气络功能异常,阴络血伤的表现多表现轻浅或被气络的异常表现所掩盖,病多属实;病络久现,多为阴络之精血异常,往往血络之伤与气络之病并现,病多见虚。此即清代温病大家吴鞠通所谓的"新病入络多实,久病入络多虚"的阐意。络病范畴广泛,包含了众多肿瘤性疾病和代谢相关性疾病,如急性心、脑血管疾病,肺栓塞,肾功能不全等[31-33],两大类疾病尽管同属络病范畴,但亦有本质区别,即肿瘤为基于病络基础上出现的与正常机体组织具有分化差异的不良新生物,也就是既病之气络化生不良精血而入血络,血络不良精血反之转化为失常之功能。此过程实际上是"生癌之毒"与"癌生之毒"序贯转化及共同致病的体现。

周仲瑛教授的癌毒理论强调了癌毒酿生过程中由气郁到血瘀再而毒生的过程状态[21],似是反映了吴鞠通络病理论的精华。在《吴鞠通医案》及《温病条辨》两书中体现的络病病机涉及络脉气郁、络脉热结、络脉瘀阻、痰湿阻络、络脉损伤及络生毒邪,所论病机体现了由气络到血络,再而血络生毒化生繁杂奇病的演变过程,而在此过程中,瘀为过渡环节,也是关键一步。由此可见,"生癌之毒"往往不具有导致癌病的特异性,如气郁、痰湿、瘀血及热毒,病位多在气络,由浅入深、由气入血,影响血络。如瘀血、痰湿可以导致肿瘤的发生,亦可造成一些急慢性代谢相关性疾病。"癌生之毒"既承袭了"生癌之毒"的秉性,同时也化生了癌病的病理特性,病位多在血络,由深出浅、由血出气,影响气络。因此"生癌之毒"往往表现为"痰、瘀及癌毒"的胶结,由于其病理的普遍性和特异性,所以成为癌毒致病的关键病机。在"生癌之毒"与"癌生之毒"的异时转化过程中,无论气络之病或是血络之病,同时具备病理因素及病理产物双重定义的"瘀、痰"均参与其中,所谓气结则血不行而瘀,气结血瘀则津凝为痰。因此络脉瘀阻直至络伤酿毒是癌毒形成的关键。

现代络病理论强调三维立体网络,经(气)络与血(脉)络共同承担"行气血而营阴阳"的功能[34]。这一理论同时强调了气络的功能性与物质性,也承袭了吴鞠通"新病入络"与"久病入络"的学术思想精华。我们认为,"生癌之毒"多由内外之邪毒入气络而酿生,"癌生之毒"往往由气络之毒深入血络,继而进一步酿生新的特异性毒邪,即癌毒。从现代医学的角度理解,这一过程与肿瘤发病的"三步打击"假设模型高度相似。2015 年发表于《新英格兰医学杂志》的一项研究[35]

指出,在初始打击下,体细胞获得驱动基因突变并启动异常增殖,在此阶段细胞突变尚保持组织的分化特性。其后,第 2 个叠加驱动基因突变开启扩张阶段,使得细胞在贫瘠恶劣的局部环境下能够快速生长。最后,后续基因突变使得细胞获得侵袭及转移能力,从而使得肿瘤由起源至临床致病的最终转化。"生癌之毒"入气络,改变气络的物质属性及功能表现,属于第一步打击;气络病变化生异常精血入血络,导致血络的物质及功能变化属于第二步打击;最终,气络血络同伤共损而成病络,异常之精与异常之气恶性循环,终致特异性的癌之病络。

(三) 化瘀解毒通络与肿瘤辨治

《临证指南医案·诸痛》提出:"医不明治络之法,则愈治愈穷矣。"叶天士提出的"治络以通为用、以辛为泄"的络病治疗大法,其核心要义落在"通"上。实则泄络通络,虚证则补络通络。法随因机,因法应证,叶天士在提出络病治法的同时强调了络病的关键因、机,即是瘀滞,或因邪瘀,或因虚瘀。因邪宜泄,因虚宜补宜通,两者兼用。我们认为,属于络病范畴的恶性肿瘤防治过程中需要分步拟法,区别在气络在血络的时空差异,"生癌之毒"与"癌生之毒"的病理差异,气络实与血络虚或气络血络虚实错杂差异。而在区别的同时,需要注意每步的病理变化均有毒的因素参与。"生癌之毒"入气络,多有气结血瘀痰阻表现,此时络气尚实,治当祛毒泄络,药宜辛猛走窜,多取辛散藤类及虫蚁走行之品,藤类药物如藤梨根、南蛇藤、络石藤等;虫类药物如全虫、蜈蚣、守宫及地龙等。气络之毒渐入血络,气络已伤,又出现毒结血络,既承袭了前一阶段气结瘀阻痰凝的属性,又酿生新的"癌生之毒",表现为多种病理产物的胶结和虚实错杂的病机融合,治当祛毒透络,药宜辛甘,依据体质适当减少辛散藤属及虫蚁走行之品,此阶段藤类药物多选用鸡血藤,虫类药物多选用地龙。第三阶段,络损毒留,络气不能正常化生络之营血,络中营血极度亏虚,癌毒盘踞胶着络脉,此时治法当以扶正、补养络之气血为主,辅助辛甘通络以暂缓癌毒之势,多选择丝瓜络、橘络以通络养络,谨慎选用辛猛走窜的虫蚁之药及辛散苦寒之藤属药物。

化瘀、通络与解毒在恶性肿瘤具体的临证辨治中是高度的统一,而非三种独立治法的叠加。以化瘀、解毒实现络脉通,而通络以化瘀、解毒为实现手段,在具体化瘀、解毒的辨治过程中遵循吴以岭教授的通络三原则,即辛味通络、虫药通络及藤药通络[36]。癌毒是恶性肿瘤复杂证候表现的抽象概括,因此解毒不再是狭义的清热解毒,而是广义上的具有抑制肿瘤各种恶性生物学行为的药理作用。我们之前概括的解毒十法[2],本质上是具有抑制肿瘤侵袭、转移、上皮间质转化、肿瘤干细胞化等作用的中医治法及代表药物的分类。现代中药抗肿瘤药理学研究成果显示,多数辛味药、虫类药及藤类药具有上述抗肿瘤的药理作用[37-40]。因此,化瘀通络治法对肿瘤的抑制实际上是化瘀、通络解毒的内在统一。

四、小结

恶性肿瘤属于中医的络病范畴,各种外感及内伤之邪长期留恋体内,造成络脉的瘀堵是肿瘤发生的关键,络脉功能及结构的病理性改变是癌毒化生的承载主体,同时也是癌毒致病的实现途径及病理结果。化瘀通络解毒具有高度的内在统一性,临床辨治过程中应遵循在气络及在血络的差异,在气络宜泄宜通、在血络宜通补兼用,气血二络俱伤则宜扶正养络。气络及血络的现代内涵、病络与癌毒的相互关系的科学内涵则需要做进一步的深入研究。

（陈　珏）

🖥 参考文献

[1] 洪靖,赵河通,余宋,等.癌毒理论研究的现状与展望[J].南京中医药大学学报,2021,37(03):477-480.

[2] 戴小军,于彦威,刘延庆.毒邪理论治疗肿瘤源流及辨治要法[J].中华中医药杂志,2020,35(10):5122-5127.

[3] 秦竹,肖乔,韩凤娟.从络病理论探讨卵巢癌的病机及理冲生髓饮治疗思路[J].中华中医药杂志,2017,32(07):2879-2881.

[4] 赵景芳,尤建良.中医治疗癌症恶液质的三要点[J].江苏中医,1998(11):18-19.

[5] 顾思纯,杨柏灿.癥瘕积聚的病证范围及治疗探析[J].江苏中医药,2017,49(09):11-13.

[6] 李建丽,陈警之,季耘含,等.络病理论指导下肝癌的治疗思路探究[J].医学综述,2019,25(09):1827-1830.

[7] 张茂林,张六通,邱幸凡,等.论线粒体与中医"气"的关系[J].中国中医基础医学杂志,2001(04):60-61.

[8] 林飞,郭丽丽,王阶.基于线粒体的功能阐释中医"气"的作用[J].中国中西医结合杂志,2014,34(08):903-906.

[9] 刘秀灵,赵凰宏,秦中朋,等.中医"气"的概念和现代研究刍议[J].中医临床研究,2020,12(14):23-25.

[10] S. B. Vafai, V. K. Mootha, Mitochondrial disorders as windows into an ancient organelle [J]. Nature, 2012(491):374-383.

[11] 何伟,张亚密,胡勇,等.肿瘤微环境新生血管的病络机制[J].天津中医药,2021,38(12):1553-1556.

[12] C.D. Folmes, T.J. Nelson, A. Terzic, Energy metabolism in nuclear reprogramming [J]. Biomark Med, 2011(5):715-729.

[13] J. Galon, D. Bruni, Approaches to treat immune hot, altered and cold tumours with combination immunotherapies, Nature reviews [J]. Drug discov, 2019(18):197-218.

[14] 张葛,花宝金. 从炎性微环境探究中医肿瘤病机与治则治法[J]. 中医杂志,2012,53 (12):1101-1104.

[15] C. Tomasetti, L. Marchionni, M. A. Nowak, et al. Only three driver gene mutations are required for the development of lung and colorectal cancer [J]. Proceed Natl Acad Sci USA, 2015(112):118-123.

[16] 刘萍. 论中医肿瘤病因[J]. 中国误诊学杂志,2007(24):5792-5793.

[17] 张永杰. 从瘀血论治消渴[J]. 河南中医学院学报,2007(04):10-11.

[18] 周昭辉,徐志锐,庄礼兴,等. 浅谈瘀血体质与中风病的防治[J]. 光明中医,2009,24 (05):792-794.

[19] 王治强. 化瘀破结治疗癥闭证[J]. 湖北中医杂志,1982(01):30.

[20] 安国辉,王开成,张士舜. 辨识"癌毒"[J]. 中国中医药现代远程教育,2011,9(05): 173-175.

[21] 程海波,吴勉华. 周仲瑛教授"癌毒"学术思想探析[J]. 中华中医药杂志,2010,25(06): 866-869.

[22] F. Blokzijl, J. de Ligt, M. Jager, et al. Tissue-specific mutation accumulation in human adult stem cells during life [J]. Nature, 2016(538):260-264.

[23] 袁嘉嘉,孙志广. 论"炎-癌转化"的中医病因病机[J]. 吉林中医药,2016,36(01):5-8.

[24] 杨丽,郭栴子,杨小蒨,等. 从"痰瘀互结"理论谈"炎-癌转化"[J]. 河北中医,2020,42 (12):1887-1889.

[25] 魏智民,孙玉发,李刚,等. 癌症相关性炎症与肿瘤微环境相关研究进展[J]. 中国肿瘤临床,2018,45(21):1117-1121.

[26] 程海波,李柳,周学平,等. 中医肿瘤癌毒病机辨证体系的创建[J]. 中医杂志,2020,61 (20):1767-1770.

[27] 曹鹏,郑国银,阮亦,等. 凌昌全教授基于"癌毒"理论治疗恶性肿瘤经验[J]. 中国中西医结合杂志,2020,40(06):756-759.

[28] 张久亮. 从局部组织"神"病探讨恶性肿瘤的病因病机[J]. 中华中医药杂志,2021,36 (02):807-809.

[29] 王显,王永炎. 对"络脉、病络与络病"的思考与求证[J]. 北京中医药大学学报,2015,38 (09):581-586.

[30] 王永炎,常富业,杨宝琴. 病络与络病对比研究[J]. 北京中医药大学学报,2005(03): 1-6.

[31] 邱瑞瑾,高永红,商洪才,等. 病络理论指导下脑、心、肾一体化中西医结合防治体系的构建[J]. 中医杂志,2016,57(05):361-365+374.

[32] 张运旭. 络病理论在心脑血管病治未病中的应用初探[J]. 中国药理学通报,2021,37 (03):446.

[33] 刘烨,吕晓东,庞立健,等. 络病理论指导下慢性阻塞性肺疾病中医辨治体系的构建[J]. 中华中医药学刊,2020,38(06):79-81.

[34] 吴以岭. 中医络病学说与三维立体网络系统[J]. 中医杂志,2003(06):407-409.

[35] B. Vogelstein, K. W. Kinzler. The Path to Cancer—Three Strikes and You're Out [J]. N Engl J Med, 2015(373):1895-1898.

[36] 吴以岭. 络病治疗原则与通络药物[J]. 疑难病杂志,2005(04):213 - 215.
[37] 周杨,朱红梅. 辛味药研究现状与思考[J]. 中华中医药杂志,2013,28(06):1647 - 1650.
[38] 陆鑫熠,任建琳,吕祥,等. 基于"络病学说"分析虫类药在肿瘤患者治疗中的应用[J]. 世界中医药,2020,15(06):938 - 944+948.
[39] 孟鑫,鲁金月,张爱琳,等. 藤梨根抗肿瘤药效物质和药理活性研究进展[J]. 实用肿瘤学杂志,2022,36(01):69 - 73.
[40] 蒋红霞,伍秋珊,刘莉,等. 雷公藤三萜类成分及其药理活性研究进展[J]. 中成药,2022,44(04):1223 - 1231.

第五节　经方在肿瘤中的应用

肿瘤是一类严重危害人类健康,且危害性逐年增加的疾病。目前,除部分极早期肿瘤可单纯手术切除外,余下大部分肿瘤疾病,业内医家均提倡多学科综合治疗。而作为补充替代医学重要组成的中医药学,近几十年来在综合治疗中发挥的作用越来越受到国际医学界的重视。《伤寒论》是我国第一部理法方药完备、理论联系实际的临床著作。书中所载 113 方(缺一方),用药精当,配伍严谨,加减灵活,功效显著,故被后世誉为"方书之祖"。据该书开具的中药汤剂长期以来一直被临床医家广为运用,效如桴鼓。因而,在肿瘤临床实践当中,合理挖掘、运用经方,以期增强患者的抗癌能力、减轻肿瘤症状并最终达到长期带瘤生存的目的,成了中医肿瘤学家责无旁贷的使命。经方用于肿瘤疾病的治疗主要体现在以下几个方面。

一、肿瘤本病的辨证施治

肿瘤本病的辨证施治,常需与辨病相结合,即首先根据某一类肿瘤疾病如食管癌的病因、病机、发生、发展、病期、病势特点进行辨病,再结合现阶段患者的体质强弱、阴阳寒热虚实偏性、症候、舌、脉等进行辨证,方能确立治法,合理处方用药。临床医家常以经方为基础,合理加减抗肿瘤药及其他针对主症、兼症的药物,往往可获得良效[1]。如食管癌,病位在胃,与肝、脾、肾三脏关系密切,若症见食入不畅、嗳气不舒、胸膈痞闷、苔薄白、脉细弦等,辨证为痰气阻滞,治以开郁降气、化痰散结,可选旋覆代赭汤合四逆散加减;若症见病至晚期,饮食不下、泛吐清水、面色苍白、形寒肢冷、舌淡、脉虚细无力,辨证为气虚阳微,治以益气养血、温阳散结,选用当归补血汤合桂枝人参汤加减。其他肿瘤如胃癌肝胃不和证,旋覆代赭汤合柴胡疏肝散加减；胃癌脾肾两虚证，可选理中丸合六君子汤加减。

二、肿瘤急症处理

"急则治其标，缓则治其本"是中医治疗的主要原则之一。肿瘤急症的辨证治疗是这一原则的具体体现。

（一）癌性发热

癌性发热主要是肿瘤在生长过程中，因营养物质供应不足等原因，部分肿瘤细胞坏死，释放毒素至周围血液所致。一般起病较缓，且多为内伤发热，有虚实之分，实证主要为气滞血瘀，治宜理气活血；虚证主要为气血两虚、阴虚火旺，治宜益气养血，滋阴凉血。辨证运用《伤寒论》当中治疗发热的经方[2]，往往可获奇效：如辨证为里热炽盛，治以清热解毒、生津止渴，予白虎汤合清营汤加减；辨证为胃热弥漫、气津两伤证，予白虎加人参汤加减；辨证为阳明腑实证，予大承气汤加味；辨证为邪犯少阳、胆火内郁，予小柴胡汤加减。若兼有表证，如为太阳中风、营卫不和，予桂枝汤加减；风寒（湿）在表、内有郁热，大青龙汤加味用之。

（二）消化道梗阻

消化道梗阻常见于食管癌、贲门癌、结直肠癌等消化系统恶性肿瘤，多为消化道腔内肿瘤阻塞或腔外肿瘤压迫所致，可分为不完全梗阻与完全梗阻。相当于中医的"噎膈""便秘"等。

1. 噎膈

噎膈临床较为多见，其表现为吞咽困难、饮食梗阻难下，甚至食入即吐，滴水难进。临床有虚实之分，实证系气、血、痰三者互结于食管，虚证系真阴亏损、津液气血枯槁致食管干涩。故多治以理气化痰、活血化瘀、滋阴生津，养血润燥。临床若辨证为痰气交阻，可用《伤寒论》旋覆代赭汤加味疗之。

2. 便秘

便秘是消化道梗阻常见的临床表现，导致便秘的原因除肿瘤因素外，化疗药物及阿片类止痛药物不良反应均可引起便秘，中医病因病机上有虚实之分，实证多为热结、气滞、食结，虚证多为气虚、血虚、阳虚。《伤寒论》中治疗便秘的方剂较多，尤其阳明病篇的承气汤类，理法方药论述甚详。临床上准确辨证、灵活采用，可获疗效。如辨证为血瘀肠腑，则予桃核承气汤泻下瘀热；辨证燥屎内结、阳明腑实证，用大承气汤加味；腑实初结、气滞不甚证，调胃承气汤加减；热实内结、气滞较甚证，小承气汤加减；胃热肠燥津亏证，麻子仁丸加减；津亏便结证，蜜煎方加减；阴津耗伤、肠道失润证，猪肤汤加减；若在阳明里实的基础上，兼有少阳郁热，则予大柴胡汤加减，若尚兼有正气不足，则改用柴胡加芒硝汤和解少阳、泻热去实。

（三）颅内压增高

颅内压增高是肿瘤常见危急重症之一，可由各种颅内原发肿瘤或脑转移性肿瘤引起，临床症状多为病灶周围组织水肿所致，常表现为头痛、头晕等。肝肾亏损，气机不利，升降失常，气滞血瘀、水湿内停是本病的病机特点，治宜滋养肝肾、化痰散结、平肝潜阳、息风通窍，五苓散除用于太阳蓄水证，临床上还广泛应用于各种组织水肿或各种腔隙积液，故颅内压增高即使无明显太阳蓄水证的表现，也可予五苓散化裁使用。此外，若头晕、头痛较甚，辨证为少阴阳虚、水气泛滥证，可予真武汤加减使用。

（四）恶性积液

1. 恶性胸腔积液

恶性胸腔积液产生的根本原因是肿瘤细胞对胸膜的直接侵犯或其他肿瘤转移至胸腔所致，因此全身抗肿瘤治疗是基础，同时配合局部姑息治疗如胸腔穿刺置管放液，对于改善临床症状也大有裨益。恶性胸腔积液相当于中医的"悬饮""癖饮"，治疗上多以攻逐水饮为主，兼以扶正抗癌，若兼有胸膜感染，往往辅以清热解毒等治疗。本病的临床表现如胸膈硬满疼痛类似于"结胸"证表现，咳唾引痛、胁下胀满，与饮停胸胁证表现类似。故临证辨为饮停胸胁证，可予十枣汤攻逐水饮；辨为水热互结、病位偏上之结胸证，予大陷胸丸加减泻热逐水；寒实结胸证，三物白散加味温化寒实、涤痰破结；辨为脾肾阳虚证，则予真武汤加减以温阳利水。

2. 恶性腹水

肿瘤累及腹膜是恶性腹水最常见的原因，可由原发性腹膜癌和各种癌瘤腹膜转移等引起。属于中医"臌胀"范围。病机多为本虚标实、虚实互见，多因饮食失节、情志内伤、劳欲过度、黄疸积聚失治致肝脾肾三脏受损，造成气结、血瘀、水停腹中。故治疗上应分清气结、血凝、水停之主次，治以行气、化瘀、散结，兼以健脾、养肝、滋阴等。如肝癌腹水并腹膜炎，临床辨证为热实结胸证，可以大陷胸汤加减泻热逐水。

3. 恶性心包积液

恶性心包积液往往是肺癌、乳腺癌、淋巴瘤及白血病发生心脏和心包转移所致,是肿瘤患者的临终表现。积液量增多时,患者会出现心包压塞的临床表现,如呼吸困难、疲乏、心悸等。临床若辨证为痰热互结心下,且病位局限,可予小陷胸汤以清热逐痰。

(五) 癌性疼痛

癌性疼痛是临床上较为常见的肿瘤急症,多为肿瘤本身(肿瘤压迫、浸润等,约占 75%)及肿瘤相关治疗(手术、放化疗等,约占 10%)引起。从中医理论来讲,产生的机制主要是"不通""不荣",前者主要由于血瘀、寒凝、气滞等导致"不通则痛",后者主要由于气血阴阳亏虚、经络失养而致"不荣则痛",临床辨证应在"不通"和"不荣"的基础上,进一步辨别证的寒热虚实,才能达到止痛的目的。经方中有不少止痛方剂,遵循"观其脉证,知犯何逆,随证治之"的辨证原则,灵活运用才可获得疗效。如血虚寒邪内阻,经络不通证,予当归四逆汤加减养血散寒止痛;营血不足、肌肤失养证,桂枝新加汤加味养血和营止痛;若为肾阳虚衰、寒湿凝滞肌肤导致四肢、督脉失温失养引起的疼痛,可用附子汤加减温阳化湿,镇痛祛寒;若为寒邪客表、经络失养证,予麻黄汤加减祛风散寒止痛;邪犯少阳,表证未解,兼有太阴中风肢节烦疼的表现,可予柴胡桂枝汤加减,和解少阳,调和营卫,疏经通络;素体脾阳不足伴风邪袭表,营卫不和出现四肢烦疼的表现,用桂枝汤加减调和营卫、通络止痛;少阴里虚兼有表证未解,以麻黄细辛附子汤温经解表以减轻疼痛。

(六) 急性肿瘤溶解综合征

肿瘤增殖迅速的患者当肿瘤发生溶解破坏时出现一种高尿酸、高钾、高磷、低血钙的综合征,称为肿瘤溶解综合征。近年来相关研究提示,该急症多属于脾肾两虚、邪毒内生之证,治疗上宜健脾祛湿,辅以益气;或利水祛毒,辅以温阳。临床若见小便不通,或尿量极少,腰膝酸冷,舌淡,苔白脉沉细,辨证为脾肾两虚证,予《金匮》肾气丸合五苓散加减以温阳益气、补肾利尿。

三、减轻放化疗不良反应

(一) 放疗不良反应

放射治疗是肿瘤重要的治疗手段之一,主要治疗体表和位于自然体腔的恶性肿瘤,尤其是对于头面部的皮肤癌、鼻咽癌及其他头颈部恶性肿瘤,放疗常为首选根治措施。中医认为放疗对于机体而言是一种热毒,易伤阴气,损伤津液。故放疗后多以清热解毒、凉血止血、益气生津、滋阴养血为治疗大法,进而辨证处方用药。如鼻咽癌放疗后因局部黏膜放射性炎症，出现口腔疼痛等症状，若辨证为肺肾阴亏、虚火上扰，则可予猪肤汤加减滋阴润肺、清热利咽；若为邪热客于咽喉，则予甘草汤或桔梗汤加减清热利咽；辨证为痰浊痹阻、咽喉不利，则予苦酒汤涤痰开结、敛疮消肿。若鼻咽癌放疗后病灶及其周围组织出现纤维化，辨证为气阴两虚证，可予桂枝加葛根汤加减调和营卫、升津舒经；胃癌局部放疗后，出现气阴两伤、余热在胃，可予竹叶石膏汤加减清热和胃、益气生津；颅脑原发肿瘤或转移瘤局部放疗后易出现组织水肿，表现为头痛、头晕等颅内压增高的表现，若辨证为太阳蓄水证，可用五苓散通阳化气利水。

（二）化疗不良反应

化疗是肿瘤综合治疗的重要措施，有些肿瘤如急性早幼粒细胞白血病、成人急性淋巴细胞白血病，化疗常作为这类肿瘤的主要治疗方案。化疗药物的靶向性小，药理毒性较大，常常导致患者难以耐受毒副反应而被迫停药。因而，合理运用中医药减轻化疗不良反应以减轻患者痛苦，保证化疗正常进行，是中医肿瘤学家的责任。《伤寒论》中有不少方剂在准确辨证、灵活加减的前提下对于减轻化疗不良反应是有效用的。具体分析如下：

1. 急性和亚急性不良反应

急性和亚急性不良反应指在用药后当时和疗程内出现的骨髓抑制、皮疹、恶心呕吐、腹泻等胃肠道不良反应。

1）胃肠道毒性

大多数抗肿瘤化疗药物如顺铂、环磷酰胺等，都有一定的胃肠道毒性，临床多表现为呕吐、腹泻、腹胀、腹痛等。故根据临床主要症状表现分述如下：①呕吐：临床症见不能食、食即呕吐、呕吐物无酸腐气味，或呕吐痰涎清水等，辨证为胃阳不足、浊阴上逆，则治以温中散寒、和胃降逆，方用吴茱萸汤加减；若兼见心下痞，辨证为痰气痞证，方用旋覆代赭汤加减。②腹泻：临床症见下利不止、利下臭恶黏稠、肛门灼热、舌红、苔黄、脉数等，辨为热盛于里、邪热下迫大肠证，葛根芩连汤加减清热止利；若为肝经湿热下迫大肠证，予白头翁汤加减；上热下寒，久泻久痢证，予乌梅丸加减；脾阳虚衰证，予理中丸加减；脾肾阳虚，寒湿凝滞，滑脱不禁证，予桃花汤加减；若为脾虚寒湿兼表邪不解，桂枝人参汤加减温中解表。③腹胀：若患者表现为腹胀满，午后为甚，食入增剧，食消则减，舌淡苔白腻，病机为脾气虚弱、运化失健、气机阻滞，方用厚朴生姜半夏甘草人参汤加减温运健脾，消滞除满；若辨证为胃热气滞证，则多用大黄黄连泻心汤加减泻热消痞；如热痞兼有肾阳虚、表阳不固的表现，方用附子泻心汤加减泻热消痞、扶阳固表。④呕吐、腹泻、腹胀并见："痞、呕、利"三症并见，临床上经方多选泻心汤类。如症见心下痞、满而不痛、恶心呕吐、下利、纳呆、舌色稍淡、苔白腻或微黄、脉弦细数，病机为寒热错杂，脾胃升降失司，方用半夏泻心汤加减和中降逆消痞；若为寒热错杂、脾胃不和、水饮食滞，方用生姜泻心汤加减；若为脾胃重虚，寒热错杂，水谷不化，用甘草泻心汤加减；若病机为胃热脾寒，寒热格拒，则予干姜黄芩黄连人参汤清胃温脾；吐利过重，阳亡液脱，选用四逆加人参汤回阳救逆、益气生津；吐利过重，阳亡阴竭，选用通脉四逆加猪胆汁汤回阳救逆、益阴和阳。⑤腹痛：临床若症见腹中急痛、喜温喜按、舌淡苔白、脉迟等，辨证为中焦虚寒，气血不足，可予小建中汤加减温中补虚，缓急止痛；若症见腹中冷痛，欲呕吐等表现，病机多为上热下寒，升降失调，治以清上温下、和胃降逆，方选黄连汤加减；若为脾伤气滞络瘀证，桂枝加芍药汤加减；若为脾伤气滞络瘀，郁滞较甚，桂枝加大黄汤加减通阳益脾、活络止痛、化瘀导滞。

2）骨髓抑制

现有抗肿瘤药大多均有不同程度的骨髓抑制不良反应，其中骨髓抑制较明显的药物有紫杉醇、伊立替康等。临床上患者多有乏力、头晕、皮下出血，实验室检查红细胞、白细胞、血小板不同程度下降等表现。若症见心中悸动、虚烦不宁、面色无华、舌淡苔白、脉细缓，辨证为中焦虚寒、气血不足，可予小建中汤加减温中补虚、益气养血。

3）皮疹

引起皮疹的化疗药物较多，如柔红霉素、阿柔比星、放线菌素 D 等。临床上若见身痒、面红、发热恶寒如疟状，一日发作 2～3 次，则辨证为表郁轻证，可予桂枝麻黄各半汤加减辛温发汗、小发其汗；辨为表郁邪轻、外寒内热证，桂枝二越婢一汤加减；辨为湿热在表证，予麻黄连翘赤小豆汤加减清热利湿、解表散邪。

4）胆碱能综合征

化疗药物伊立替康等引起的不良反应多表现为多汗、多唾液等，临床上若辨证为营卫不和证，可用桂枝汤加减以调和营卫、固表止汗。

2. 长期不良反应

长期不良反应指在停药后甚至停药后多年出现的不良反应，包括神经毒性、造血功能障碍、间质性肺炎、心脏毒性、肝肾损伤等。

1）心脏毒性

有心毒性的药物有柔红霉素、多柔比星、表柔比星等。临床上多为心律失常、心肌炎、心力衰竭的临床表现，如心悸、怔忡、乏力、水肿等。相当于中医的心悸、亡阳、亡阴病证。分述如下：①心悸：临床症见心悸、欲得按且症状急性发作，辨证为心阳不足、心失所养证，治以温通心阳，可予桂枝甘草汤加减；若为心阳虚弱、心神不敛引起的心悸、烦躁轻症，则予桂枝甘草龙骨牡蛎汤加减温通心阳，潜镇安神；辨证为心阳虚弱，痰浊内扰，予桂枝去芍药加蜀漆牡蛎龙骨救逆汤证加减；症见心动悸、脉结代，辨证为心阴阳两虚，可予炙甘草汤加减通阳复脉、滋阴养血。②乏力、水肿：多见于急、慢性心力衰竭，临床若症见乏力、心下悸、全身水肿、小便不利、苔白、脉沉等，辨证为阳虚水泛证，可予真武汤加减温阳利水；肾阳虚衰、阴寒内盛证，四逆汤加减；阴盛格阳证，通脉四逆汤加减；阴寒戴阳证，白通汤加减；阳脱阴竭，寒热格拒，白通加猪胆汁汤加减；若症见烦躁、肢厥、脉微细，病机为少阴阳虚，阴液不继证，可予茯苓四逆汤加减回阳益阴。

2）肾损伤

肾损伤，临床常见于顺铂、卡铂、异环磷酰胺等药物毒副反应。临床上多表现为尿少、水肿等症状。若为小便不利、发热、口渴等表现，病机为阴伤有热、水热互结、水气不利，则予猪苓汤清热滋阴利水；若为太阳蓄水证，予五苓散加减；若见腰以下水肿，辨证为湿热壅滞，则予牡蛎泽泻散逐水清热、软坚散结。

3）肝损伤

引起肝损伤的药物较多，如甲氨蝶呤、5-氟尿嘧啶等，虽然多数药物在少数患者中只发生轻度和一过性损伤，但患者原肝功能较差或大剂量用药时易产生严重肝功能损伤，出现转氨酶、胆红素等明显升高，以致患者出现肝区隐痛不适、黄疸等表现。临床上患者若出现身黄如橘子色、发热、无汗或头汗出等表现，辨证为湿热蕴结、熏蒸肝胆，则可予茵陈蒿汤加减清热利湿退黄；若为湿热相合，熏蒸肝胆之轻证，予栀子柏皮汤加减；若为湿热内蕴、熏蒸肝胆，兼风寒束表证，则予麻黄连翘赤小豆汤清热利湿、解表散邪。

4）中枢神经毒性

抗肿瘤化疗药物如异环磷酰胺、5-氟尿嘧啶等有中枢神经毒性，可出现小脑共济失调、精神、情志异常等不良反应。临床上若症见心中懊恼、胸膈痞满、食少纳呆、舌苔薄黄略腻、脉滑数，则辨证为余热复聚，热郁胸膈，可予枳实栀子豉汤清热除烦，宽中行气；若有少腹急结、小便自利、其人如狂、舌红苔黄、脉沉涩等表现,辨证为血热初结下焦,热盛瘀轻证,可用桃核承气汤泻下瘀热;若病机进展至瘀热互结,热势已敛,瘀结较甚,则予抵挡汤泻下瘀热;若症见昼日烦躁不得眠,夜而安静,辨证为肾阳暴虚、阴寒内盛证,则以干姜附子汤急救回阳;若症见烦躁、肢厥、脉微细,辨证为少阴阳虚、阴液不继,则予茯苓四逆汤回阳救阴。

四、肿瘤并发症处理

肿瘤患者,尤其是中、晚期患者,由于肿瘤的长期消耗,机体免疫力低下,常易并发呼吸道等系统感染,如并发上呼吸道感染,相当于中医的"感冒"。若辨证太阳中风证或体虚外感风寒,均可用桂枝汤加减调和营卫、解肌祛风;若辨证为阴阳两伤、表邪犹在,则予桂枝加附子汤扶阳解表。若肺癌患者并发阻塞性肺炎,辨证为肺热壅盛证,则可予麻杏石甘汤加减清热泻肺、降气平喘。此外,肿瘤患者往往都存在一定程度的心理疾患,当他们遭受癌症折磨,心理受到挫折,情绪低落、悲观失望时,在给予积极的安慰、鼓励的同时,配合中药汤剂的辨证治疗,往往也可起到辅助的作用。若患者出现情志不畅、胸胁疼痛、脉弦等,辨证为邪犯少阳、胆火内郁、枢机不利证,则可予小柴胡汤加减疏肝解郁,和解少阳;若为少阳郁热兼有阳明里实,则予大柴胡汤加减;少阳不和兼心胆不宁证,柴胡加龙骨牡蛎汤加减和解少阳,重镇安神。若主症为失眠,辨证为热郁胸膈,可用栀子豉汤加减轻宣郁热;若为阴虚火旺、心肾不交证,则予黄连阿胶汤滋阴泻火,交通心肾。

五、总结

综上所述,《伤寒论》一书中有较多方剂可用于肿瘤本病、相关急症、放化疗不良反应及其并发症的治疗。其中总结出用于肿瘤本病辨证施治的方剂共 8 个,多用于消化系统肿瘤(如食管癌、胃癌、结肠癌、肝癌、胆囊癌、胰腺癌等)及生殖系统肿瘤(如前列腺癌、外阴及阴道癌等);有 29 个经方可用于癌性发热、消化道梗阻(如噎膈、便秘等)、颅内压增高、恶性胸腔积液、恶性腹水、恶性心包积液、癌性疼痛及肿瘤溶解综合征等肿瘤急症的治疗;放疗不良反应的处理中,7 个经方可分别用于鼻咽癌、胃癌急性放射性黏膜炎与鼻咽癌放疗后组织纤维化的防治;共 43 个经方可用于化疗急性、亚急性(如胃肠道毒性、骨髓抑制、皮疹、胆碱能综合征)与长期不良反应(如心脏、肝、肾、中枢神经系统毒性)的治疗;针对肿瘤并发症,如感冒、阻塞性肺炎、抑郁症、失眠等,共有 8 个方剂可辨证使用。由此可见,《伤寒论》这部理法方药完备、理论联系实际的临床著作,所载113个经方(缺一方)有一半以上只要辨证准确,灵活加减使用,均可用于肿瘤相关病证的治疗,在肿瘤治疗中达到扶正补虚、增强机体免疫力,处理肿瘤急症,减轻化、放疗不良反应,进而延长生存期,改善生存质量的目的,并最终实现长期"带瘤生存"的目标。

(侯 超)

🗂 参考文献

[1] 鲍艳举,花宝金,侯炜.《伤寒杂病论》方在肿瘤治疗中的应用概况[J].浙江中医杂志,2008,(09):551-554.
[2] 汤岳龙.癌症化疗后亚急性发热的汉方治疗[J].四川中医,2002,20(12):40.

第六节 从脾主运化论治肿瘤

一、肿瘤"从脾主运化"论治的内涵

肿瘤属于中医学"积聚"的范畴,金代名医张元素在《活法机要》中强调积聚的病因病机为脾虚,"壮人无积,虚人则有之,脾胃虚弱,气血两衰,四时有感,皆能成积。"明末名医李中梓在《医宗必读》中也提出"积之成者,正气不足,而后邪气踞之"。《景岳全书》曰:"脾肾不足及虚弱失调之人,多有积聚之病。"可见历代医家的学术思想中多有"脾失健运以致积聚"的论断。

肿瘤的病因有很多,因脾胃薄弱,受纳、运化失司,升降失常,日久不愈,则病及脏腑,痰、瘀、湿等病理产物胶结形成癌毒[1],产生种种变端。与过去营养不足致脾虚的情况不同,现今气滞、气机升降失常等实证为主的脾失运化证占比迅速增加,而以气虚、气血精微不敷等脾胃虚衰证占比逐步减少[2,3]。现代患者脾失健运的发病原因,或因为摄入过多快餐饮食,就餐时间不规律,暴饮暴食,过度节食,偏食严重等饮食恶习伤及脾胃[4];或因为情志不畅,生活工作压力过大,焦虑和抑郁状态多发,肝郁乘脾;或因为长期运动量过少,气血运行不畅,食积与肥胖多发,痰湿食积蕴脾,增加脾胃负担等。这些因素是目前临床上脾失健运、癌毒泛起的通常之源。

人体是统一的有机体,脾胃为气机升降之枢纽,为精微运化之根本。《素问·经脉别论》曰:"饮入于胃,游溢精气,上输于脾,脾气散精,上归于肺,通调水道,下输膀胱。水精四布,五经并行,合于四时五藏阴阳,揆度以为常也。"脾胃运化失衡则人体阴阳失衡,气机失调,痰、瘀、湿等病理产物出现,日久成瘤。癌毒初起,正邪抗争,正不胜邪,则癌毒进展。癌毒留结后,各类毒邪亢盛,进一步攻伐正气,则邪气愈盛,正气愈衰。肿瘤有关临床症状的病理机制无不与脾主运化、脾胃为气机枢纽的功能有关。脾运失健,精微不得输布,日久则气血两虚,引起乏力、贫血;水湿不得运化,日久则积聚成痰,引起便溏;中焦运化失司,食积湿蕴,引起痞满、纳呆;脾气壅塞,血随气滞,引起血瘀;脾胃郁滞,气机不利,肝气失疏,引起焦虑、抑郁;运化无能,精气不化,久则体大虚,形销骨立,此皆肿瘤患者典型症状。

肿瘤的治疗当以助脾运化、扶正祛邪为主要治疗法则。《慎斋遗书》所谓"诸病不愈,必寻到脾胃之中,方无一失……万物从土而生,亦从土而归"。脾主运化包括"脾主运"和"脾主化"两个方面[5],"运"指脾的消化、吸收,"化"指脾摄取水谷精微,将其转化成精、气、血、津液并输布全身的过程,实际上就是所谓脾的"转化散精"功能。可见脾的运化功能是人体生命活动的基础,脾为后天之本,在扶固正气上起到决定性作用,肿瘤当从脾主运化论治。

二、治疗法则

从脾主运化论治思想应用于肿瘤治疗中,要求运补兼施,在临床用药上必须合理配伍抗癌之品。笔者以"运四法、补三法"为纲领,总结归纳了刘教授的临证经验。

(一) 运脾理气

用于气机不疏证。证候表现:纳呆,脘腹胀满,大便泻后或矢气后腹胀减轻,嗳气频数,舌苔多薄白,或情绪不稳,喜太息,抑郁,焦虑,易怒,脉弦等肝郁气滞表现。《素问·举痛论》曰:"百病皆生于气也。"本证或由肿瘤毒邪伤脾碍胃,或由金石、药毒伤正,正气不足,运行无力,或由补益不当,气滞于胃中引起脾运化失司,清阳不升,浊阴不降,中焦胀满,气机受阻,精、气、血、津液不得化生,气血运行无力,脏腑经脉不得濡养。气机升降失调作为肿瘤形成的基本病理过程广泛存在于患者病程的各个阶段,故而此法为最常用的治法,常与其他治法联合运用。脾胃为气机升降之枢纽,气机升降失常则水谷不化,清浊不分,又土壅木郁,肝失条达,情志不畅,产生本证。

常取理气行气、芳香开郁之品。常用药:枳壳、苏梗、砂仁、木香、陈皮。若兼有气滞肝郁,恐药力不足,则取柴胡、香附、郁金、橘核、八月札、厚朴,以疏肝脾之气,运脏腑之精。若兼有肺气郁结,则取用紫菀、桔梗、葶苈子等,以其辛开苦降,宣脾肺之气。本法常与补脾之法配伍使用,寓补于行,既可防补药滋腻碍胃,反不吸收,又可防芳香行气太过,过燥伤胃。

(二) 运脾化湿

用于湿困脾胃证。证候表现:脘腹胀满,口腻纳呆,口淡不渴,腹痛便溏;或头身困重,关节疼痛重着,胸闷,喘满,痰多;或小便短少,肢体浮肿;或妇女白带量多,舌胖苔腻,脉濡缓或沉细。诸湿肿满,皆属于脾。本证由脾胃虚弱,土不能制水,故传化失常,水液泛滥,反渍脾土。或水液停于中焦碍胃,或水液停于上焦,雾霭之溉失调,或水液停于下焦而水蓄膀胱,或水液妄行而肢体浮肿。《素问·五脏别论》曰:"胃者,水谷之海,六腑之大源也。"脾助胃散其水精于肺,肺敷布水液于全身、通水道于膀胱,肾司胃之关而调节水液输泄。故脾胃运化调和,肺肾升降通利,则湿邪自去。

常取芳香温燥、渗利导湿之品。经曰:湿胜则地泥,泻水正所以实土也。朱丹溪曰:水病当以健脾为主,使脾实而气运,则水自行。根据湿邪的部位以及寒热性质可将治湿的方法大致分为八种:化湿、燥湿、利湿、渗湿、胜湿、祛湿、除湿、收湿。升降相依,运化湿浊,脾复健运。常用药:芳香化湿常用苍术、白豆蔻、藿香等,多针对中焦及上焦病变;利水渗湿常用葫芦壳、泽泻、大腹皮、猪苓、车前子等,多针对下焦病变;健脾化湿常用白术、茯苓、扁豆、薏苡仁、炙甘草等,多针对脾虚明显者。若湿邪夹痰者则用法半夏、制南星、浙贝母。刘教授针对肿瘤引起腹水的患者,葫芦壳的用量可达120 g,疗效显著。

(三) 活血运脾

用于瘀血壅滞证。证候表现:痛如针刺,痛有定处而拒按,常在夜间加剧。面色黧黑,肌肤甲错,口唇爪甲紫暗,舌质紫暗,或见瘀斑瘀点,脉象细涩。脾为气血生化之源,本证或由脾失运化,不得散精,气血亏虚,运行无力,血行迟滞;或由脾土失展,中焦气机阻滞,血随气滞;或由脾失固摄,血液外行,离经之血则为瘀。《素问·举痛论》指出:"血气稽留不得行,故宿昔而成积矣。"

常取活血调血之品,常用药:三七、当归、红景天、丹参、姜黄等。血瘀重者需加莪术、三棱、全蝎、天龙等破血消癥之品。刘教授在活血组方中喜用川芎,《玉机微义》曰：川芎，血中之气药也，通肝经，性味辛散，能行血滞于气也。

（四）和胃运脾

用于食积不化证。证候表现：胃脘胀满拒按，厌食，嗳腐吞酸，或恶心呕吐，或矢气臭如败卵，泻下不爽，大便臭秽酸腐，舌苔厚腻，脉滑或沉实。证由贪食过饱，恣食生冷，损伤中阳，胃失和降，故食滞气阻；或脾虚不运，气不流行，则停滞而为积。临床上化疗药、靶向药属药毒，易毒伤脾胃，无力腐熟水谷，常常引起恶心呕吐，故化疗后常用消食健脾之品，助脾运化，输布精微。

治宜在调节饮食的同时予以运脾和胃、消食化积之品。消食化积，消也；运脾和胃，补也。常用药：鸡内金、神曲、莱菔子、麦芽等，方如保和丸。伴有反酸加瓦楞子、海螵蛸；伴有脾虚气弱加人参、白术，方如健脾丸。

（五）益气运脾

用于脾气虚弱证。证候表现：面色萎黄，纳少，腹胀，肢体倦怠，少气懒言，自汗，形体消瘦，大便溏薄，舌质淡苔薄白。脾气虚弱或由先天禀赋不足、后天保养失宜所致；或由久病不愈，诸邪伤脾所致。脾气虚弱证属虚，为术后、药后、晚期肿瘤患者最常见的证型，而临床上气虚大多已涉及多脏腑，且患者脾胃运化功能已减弱，故补益之时需考虑全面，切防补益不当。

常用药：黄芪、熟地、枸杞子、山萸肉、人参、红芪等。黄芪、熟地作为常用药对，黄芪补脾胃、充气血、升阳气，熟地补血养阴、填精益髓，两药一阴一阳，共行补益之功。刘教授重用黄芪可达 120 g，《五十二病方》记录黄芪倍用可治疗肉疽。黄芪对癌病的治疗不仅可以补气升阳、益卫固表，还可以托毒祛毒。临床应用时补脾益气与运脾行气同等重要，需小心斟酌，结合用药。

（六）运脾温阳

用于脾阳不振证。证候表现：面黄神疲，怯冷怠倦，脘腹冷痛，四肢清冷，食欲不振，大便溏泄，小便清长，唇淡，或头晕，舌质淡，苔薄白。此证多由寒邪损伤脾阳，或久病伤阳，或先天脾胃虚寒所致。脾性喜温而恶寒，火不暖土，寒气遏脾，脾运化失司，则水谷不可腐熟，精微不得输布。

常用药：附子、干姜、肉豆蔻、桂枝等。肿瘤患者应特别注意避免化燥伤阴，因此临床常用调补肾阳以助脾阳之法，命门火旺，上生脾土。常药：补骨脂、菟丝子、巴戟天、淫羊藿、鹿角片、杜仲等。

（七）养阴运脾

用于阴虚脾弱证。证候表现：不思饮食，食后腹胀，胃脘灼痛，口干咽燥，大便干结,形体消瘦,舌红苔少,脉细或细数。或伴有头晕耳鸣,失眠多梦,健忘,腰膝酸软,潮热,五心烦热,盗汗。此证或由长期饮食不节,湿郁化热,灼伤阴液;或由久病伤阴,素禀阴虚,以致气血内伤,水谷不化,津液不充。

常用药:南沙参、北沙参、石斛、乌梅、麦冬、百合等。肿瘤患者在放化疗后常出现伤阴耗津,除了滋补脾阴外,还会加用滋补肾阴之品如熟地、枸杞子、山萸肉、黄精、女贞子、墨旱莲等。先天、后天之本同补津血,阴液速生,滋润濡养脏腑,充养滑利血脉。尤其适用于放化疗后阴液缺耗的患者。

三、小结

刘延庆教授认为肿瘤的发生、发展和转归与脾胃运化功能密切相关,维持运化功能平衡是逆转癌前病变,遏制肿瘤发展,协助机体恢复,防止肿瘤复发,改善疾病预后的关键点。因此,在长期临床实践中,刘延庆教授主张将运脾贯穿治疗的始终,充分考虑中医四诊、西医治疗方案、检查结果变化和患者体质状况等因素,确定患者现阶段的主要症结,决定"运脾"与"解毒"的主次。在多学科诊疗、全程管理治疗肿瘤背景下,整体组方时运脾联合祛癌毒、解药毒是肿瘤治疗的关键。随着靶向、免疫、放化疗被广泛应用于肿瘤患者的治疗中,随之而来的是十分棘手的不良反应,从脾主运化指导思想在处理不良反应上具有独特的优势。"脾主运化"论治肿瘤理论对指导恶性肿瘤治疗有一定临床意义,可进一步提高中西医结合的治疗效果。

(邹 晨 戴小军)

📖 参考文献

[1] 程海波,吴勉华.周仲瑛教授"癌毒"学术思想探析[J].中华中医药杂志,2010,25(06):866-869.

[2] 陈涛,李丹.胃癌中医证型的文献分析[J].时珍国医国药,2006(04):661-663.

[3] 陈皓,贾永森.胃癌的中医证候及用药特点聚类分析[J].中医学报,2019,34(01):149-153.

[4] Bertuccio P, Rosato V, Andreano A, et al. Dietary patterns and gastric cancer risk: a systematic review and meta-analysis [J]. Ann Oncol. 2013,24(6):1450-1458.

[5] 刘毅,冯晓桃,王文健."脾主运化"理论再认识——"脾主运"与"脾主化"之辨析[J].中医杂志,2011,52(15):1264-1266.

第七节　肿瘤中医康复治疗

2006年，WHO正式把肿瘤定为慢性可控制的疾病，肿瘤患者的生存期正在逐渐延长，人们越来越注重躯体、精神及社会适应能力的综合健康。患者生存质量是衡量肿瘤治疗效果的新指标，以提高生活质量为主要目标的肿瘤康复治疗已经成为临床上的迫切需求[1]。肿瘤康复治疗的定义：对患者因肿瘤本身或治疗的不良反应、并发症等导致功能异常、躯体残疾以及心理障碍等，通过一定的康复治疗和指导，促使患者在躯体上、心理上、社会及职业等方面得到最大限度的恢复的一种综合治疗手段。刘教授认为肿瘤康复治疗的内容主要涉及病后身体功能的恢复和代偿、晚期患者的姑息治疗、肿瘤复发转移的预防以及减轻治疗的不良反应、缓解各种不适症状、控制并发症、调整肿瘤患者心态等一系列提高生活质量的措施。

《尔雅·释诂》曰："康，安也"，《尔雅·释言》曰："复，返也"。康复即恢复健康平安之义。康复医学在祖国传统医学里属于养生学范畴，南朝陶弘景的《养性延命录》是现存最早的养生学专著，提出养生康复应顺四时、调情志、节饮食、慎房事，对于肿瘤疾病的康复具有一定的指导作用。刘教授认为肿瘤中医康复医学结合了中医肿瘤临床医学和中医养生学的理论知识，以整体观念和辨证论治为基础，以"治未病"的康复预防思想为指导，以全面功能康复为目标，结合多种中医特色的康复疗法，在临床肿瘤康复治疗中具有独特优势。

一、整体康复

人体是一个有机的整体，与自然界环境密切联系，受社会环境影响，这种机体自身整体性思想及其与内外环境的统一性，称之为整体观念。现代医学近年来提出的"生物-心理-社会"的医学模式，与中医学的整体观念有相似之处，肿瘤康复中把握好中医整体观念，有助于全身脏腑功能的恢复，促进人体健康，全面改善生活质量。刘教授认为整体观念在肿瘤康复治疗中主要体现在以下三个方面。

（1）人体是一个整体。中医学认为，肿瘤的发生主要是由于饮食摄生不当、七情太过导致人体气血亏虚，脏腑功能异常，癌毒趁虚而入，蕴积于经络脏腑，而致气滞、血瘀、痰凝等所致。《医宗必读》云："积之所成也,正气不足,而后邪气踞之";《诸病源候论》云："癥瘕者,皆由寒湿不调,饮食不化,与脏气相搏结而生也。"肿瘤不只是由某一具体器官的功能异常所引起,而是与正气盛衰、外邪强弱,以及全身脏腑、气血、阴阳平衡都有关。肿瘤的康复治疗也必须站在整体的角度来进行审视和考虑,采取适当的措施,改变正邪双方力量的对比,调节人体阴阳,祛除不良病理因素和产物,从而使人体恢复到"阴平阳秘"的状态。

（2）形体与精神相统一。"形神合一"是生命活动的正常表现,形与神平衡关系的破坏可导致肿瘤的产生。如《外科正宗》曰："忧郁伤肝,思虑伤脾,积想在心,所愿不得志者,致经络痞涩,聚结成核。"心理因素在肿瘤疾病的康复中起重要作用,肿瘤患者常见的心理负面因素有:①对肿瘤的紧张、焦虑、抑郁、恐惧心理;②因为手术等留下终身残疾所致的心理负担;③肿瘤漫长的康复期间,担心复发或转移而担惊受怕。这些心理压力是肿瘤病后难复的重要原因之一,不但影响疾病预后,也严重影响患者生活质量。因此,精神情志的康复是肿瘤康复的重要一环。要避免恶性刺激,重视患者的精神情志变化,注重心理教育诱导,增强患者的自我调控能力,消除患者的恐惧紧张心理和颓丧怨恨的情绪,增强信心。

（3）人体与环境相统一。传统中医和现代医学都认为,肿瘤的发生发展和环境因素密切相关。遗传因素和各种致癌因素引起体内细胞增殖、分化、衰老、死亡等过程出现异常和失衡,是肿瘤产生的主要原因。其他如高龄体弱、气候变化、饮食不节、劳倦伤身及持久的不良习惯等,也都是导致机体失调而致发生肿瘤的重要诱因。《灵枢·岁露论》指出"人与天地相参也,与日月相应也。"肿瘤的中医康复治疗,应遵循三因制宜的原则,注意日常的衣食住行,积极、恰当地调整好饮食起居,以适应自然环境的变化,主动趋利避害,调节身心活动,尽量减少各种危害因素的影响,以保持机体的平衡状态。

二、辨证康复

肿瘤患者的原发部位、病理类型、临床分期、既往治疗方法,以及年龄、性别、地域、生活习惯等均不一样,因此个体差异很大。只有从每个肿瘤患者着手,进行个体化治疗,才能提高肿瘤的治疗效果。辨证论治是中医学理论和实践的精髓,辨证康复是中医学辨证论治特点在肿瘤康复治疗中的具体表现,是肿瘤个体化治疗的集中体现和高度概括。肿瘤康复治疗中,也存在类似同病异治、异病同治的情况,强调"病同证异,康复亦异,病异证同,康复亦同"。

肿瘤中医康复在不忽视辨病的同时,更应注重辨证。中医根据辨病和辨证的结果,结合肿瘤病因病机,选择适当的康复措施。临床诊疗中,医师需要在中医四诊的基础上,结合现代医学一些先进的诊疗手段进行辨病辨证,一些现代医学检查手段如病理分型、受体检测、基因检测等亦可以辅助辨证,以指导临床论治。刘教授认为辨证康复理论要求肿瘤的治疗必须审证求因,注重局部与全身相结合,治标与治本相结合,扶正与祛邪相结合,分清主次,并结合现代药理学知识,适当配伍抗肿瘤药物,以抑制肿瘤发展,减少复发转移可能。肿瘤患者常常存在多种复杂症状,并且不同的症状可以相互影响。康复治疗的目标在于改善生活质量,因此更加关注患者临床症状的改善和并发症的控制。肿瘤中医康复治疗根据病症表现及舌苔脉象,辨证论治,灵活运用益气养血、活血化瘀、清热解毒、化痰散结、理气通络、养阴生津、补肾培本、消肿止痛等治法,对于治疗肿瘤患者癌性疼痛、乏力、汗出、胃肠道反应、呼吸困难、肢体肿胀,或是感染、恶性胸腹腔积液、放化疗后的骨髓抑制等并发症具有很好的效果,可以明显减轻患者不适症状,提高患者的生存质量,延长患者的生存期。

三、功能康复

功能康复是指注重功能训练,运动形体,促使精气流通,不仅使患者具体的脏腑组织恢复生理功能,更重视促使患者恢复日常生活、社会生活和职业工作能力的思想。《黄帝内经》云:"形为神之宅,神乃形之主,神明则形安,形盛则神旺,形健则神昌。"功能康复即是恢复"神"对"形"的支配作用。临床上,肿瘤可导致多种生理功能丧失和活动能力受限,例如乳腺癌术后上肢功能障碍和肢体水肿;腹部手术后的胃肠道功能紊乱;结直肠癌手术后肛门排便能力减弱;喉颈部肿瘤手术后吞咽功能的损伤等。这些损伤影响患者的正常生活、工作和社交,严重降低患者的生活质量。刘教授认为肿瘤中医功能康复不仅仅关注某一脏腑或器官的具体生理功能,而是从总体上重视患者生活工作能力的恢复。针对肿瘤患者在康复阶段气血不足、脾肾亏虚、血瘀痰阻的病理特点,采用中药内服外用,配合推拿、针灸、手法康复等多种方法综合康复,促使脏腑功能尽早恢复正常。

四、预防康复

肿瘤康复治疗目的在于巩固治疗效果,防止复发或转移,延长患者寿命。中医"治未病"思想在这一方面显示出巨大的优势。"未病"的意义不仅仅是无病，还包括病之初起、既病而尚未殃及他脏，以及疾病将愈之时。在肿瘤预防、治疗和康复过程中应时刻以"治未病"思想为指导，预防复发转移。《素问·四气调神大论》曰："是故圣人不治已病，治未病，不治已乱，治未乱，此之谓也。"肿瘤患者经手术等治疗后，实瘤已去，但余毒未尽，应尽早开始中医康复治疗。在"治未病"思想指导下，对肿瘤术后患者进行中医调理，既促进机体尽早康复，又为抗复发、防转移奠定了良好基础。放疗、化疗是肿瘤常见治疗手段，由于杀伤肿瘤细胞缺乏特异性，治疗的同时对正常组织也产生了一定的毒性和损伤。中医药可配合放化疗减毒增效，既能提高放化疗完成率和疗效，又在很大程度上保护和稳定了患者的免疫功能，进一步增强放化疗作用，减少肿瘤复发转移。肿瘤转移是个复杂的过程，肿瘤发生、发展的过程打破了正常细胞增殖、分化、凋亡以及相关因子的分泌和表达的稳定环境。癌细胞从原发灶的增殖生长到远处转移癌灶需要有合适的内环境。与肿瘤生长转移相关的内环境主要有低氧、低 pH、间质高压、炎症、血管生成因子刺激等。这种特殊组织环境容易诱导肿瘤的增殖、侵袭、黏附、血管新生等，促进恶性肿瘤的复发转移。这种免疫系统功能低下而又适于肿瘤迁移的微环境，正相当于中医的"正气虚损"。刘教授认为肿瘤中医康复治疗遵循"治未病"理论，以扶正为主要治法，根据脏腑五行生克关系，所谓"见肝之病，知肝传脾，当先实脾"，提高全身未受邪部位的正气，祛邪外出，降低复发转移可能，此即"先安未受邪之地"。肿瘤中医预防康复，通过调节人体阴阳平衡，改善人体免疫功能，调整机体内环境，清除癌细胞转移着床的内、外部环境因素，提高患者自身抗癌能力，保持一个"带瘤生存"的平衡状态，起到延缓复发、防止转移的作用。

五、特色疗法

肿瘤中医康复是建立在中医养生学基础上的康复医学，结合了中国社会传统文化和千百年来的治病经验，在中药汤剂之外，创造出食疗、针灸、外治、气功等多种行之有效的方法，可以提高肿瘤患者的生存质量，促进整体康复。这些中医特色疗法值得充分利用和发挥。

中医讲究"医食同源"，《黄帝内经》云："毒药攻邪，五果为养，五谷为助，五畜为益，五菜为充。"饮食治疗容易被患者接受且可持之以恒，能辅助提高康复治疗的效果。美国癌症协会在肿瘤饮食和运动指南中指出：饮食对肿瘤治疗后患者的病程进展、复发风险及总生存期有影响,合理的膳食结构有益于肿瘤患者康复。肿瘤患者中医康复过程中的食疗,同样以中医辨证理论为指导,审视患者病证,注重食物的四气五味、营养和搭配,使肿瘤患者的饮食营养丰富又易于消化,可口开胃且有益康复。同时遵循中医的配伍禁忌及病情需要,适当"忌口",减少饮食中的危险因素。此外,现代药理研究发现许多食物如香菇、木耳、灵芝等食用菌类,具有抗肿瘤、调节免疫作用,肿瘤患者在康复过程中可适当多吃一些。通过中医食疗,可以改变肿瘤生长的内外环境,修复肿瘤破坏脏器的结构功能,补充肿瘤消耗的能量,缓解放化疗的不良反应,从而改善恶性肿瘤患者的生活质量,延长生存时间。《灵枢·经脉》说:"经脉者,所以能决死生,处百病,调虚实,不可不通。"大量临床观察和随机的对照试验表明:针灸治疗能显著改善肿瘤症状,如控制化疗所致的恶心呕吐、白细胞减少,缓解放疗所致的口腔干燥,减轻癌性疼痛,恢复神经损伤,改善疲劳、失眠等症状,调节患者焦虑和沮丧情绪,并能在肿瘤晚期姑息治疗中提高患者的生活质量。作为中医特色疗法的突出代表,针灸安全有效,不良反应小,针灸治疗肿瘤已经被西方学者所接受,大量学者正开展更深层次的研究,探索针灸在肿瘤康复中的适应证,规范治疗措施,有望将针灸发展成为肿瘤康复的一线治疗手段。早在《内经》中就有内病外治的记载,吴师机在《理瀹骈文》中指出:"外治之理,即内治之理,外治之药,即内治之药,所异者法耳。医理药性无二,而法则神奇变化。"中医外治法是将药物用于体表,经皮吸收后直达病变部位,起效迅速,安全方便,不良反应小。临床研究表明:中药制成膏剂、散剂外敷痛处,可有效缓解癌性疼痛;在常规治疗基础上配合中药外敷,可明显减少恶性胸腹腔积液的再生;中药外用剂[2]LC07、LC09 在治疗紫杉醇、卡培他滨、索拉菲尼、奥沙利铂等引起的手足综合征及外周神经病变中疗效突出。外治法简便有效,在肿瘤康复治疗中有广阔的应用前景。

六、结语

肿瘤的诊断和治疗技术的飞速发展,促使患者更加关注肿瘤的康复治疗。近年来,中医药在稳定病灶、改善症状、提高生存质量、延长生存期及成本效果分析等方面均显示出一定的疗效和优势,积累了大量循证医学依据。肿瘤康复治疗中运用中医中药,已经成为肿瘤治疗的常规模式,具有广阔的应用前景。我们应充分联合中西医肿瘤康复治疗先进技术,进一步完善肿瘤中医康复治疗体系,重视个性化康复,改善患者生活质量,减少肿瘤的复发和转移概率。

(戴小军)

参考文献

[1] 杨永,王笑民,许炜茹,等.肿瘤康复的研究进展[J].医学综述,2018,24(7):1324-1328.
[2] 李韬芝,贾立群,邵文博,等.热毒蕴结型手足综合征临床论治经验撷菁[J].中日友好医院学报,2022,36(04):235-236+258.

第二章

常见肿瘤论治

第一节 头 颈 部 癌

头颈部癌是指原发于头颈部的恶性肿瘤,常见有脑癌、鼻咽癌、舌癌、唇癌等,归属于中医学中"头痛""鼻渊""上石疽""控脑砂""舌岩""唇茧"等病证描述。

一、概述

头颈部癌是一种威胁人民生命健康的常见恶性肿瘤。根据 2024 年中国国家癌症中心发布的中国癌症报告数据显示:2022 年中国脑癌的发病率占所有恶性肿瘤的 1.8%,病死率占 2.2%。脑癌恶性程度较高,进展迅速,中位生存期在 14 个月左右。鼻咽癌在中国南方发病率高,广东省是全世界鼻咽癌发病率最高的地区,人口标化发病率高达男性 30/10 万,女性 13/10 万,若不经正规治疗,其自然生存期一般在 18 个月左右。口腔癌发病率较脑癌、鼻咽癌为低,但相关研究数据显示,我国口腔癌近年呈上升趋势。刘延庆教授认为,中医药治疗头面部肿瘤,在改善生活质量、配合放化疗增效减毒、延长生存期等方面发挥着重要的作用,需贯穿头面部肿瘤治疗的全过程。

二、文献回顾

中医古籍文献中并无与脑肿瘤专门对应的病名,根据脑肿瘤的临床表现,本病可见于"头痛""眩晕""呕吐""中风""癫痫"等病中。如《灵枢·厥病》记载"真头痛,头痛甚,脑尽痛,手足寒至节,死不治",《中藏经》也描述到"头目久痛,卒视不明者,死"。中医古籍中也没有专门与鼻咽癌相对应的病名。《素问·气厥论》

载"胆移热于脑,则辛频鼻渊。鼻渊者,浊涕下不止也",《内经》曾提出"颃颡"一词,相当于现代医学的鼻咽部。历代医家由于条件限制,不能进行鼻咽部的检查,但在长期临床实践中,对类似鼻咽癌的病状多有记载。《医宗金鉴》说:"鼻窍中时流色黄浊涕……若久而不愈,鼻中淋沥腥秽血水,头眩晕而痛者,必系虫蚀脑也,即名控脑砂。"又云:"此疽生于颈项两旁,形如桃李,皮色如常,坚硬如石,不痛不热……初小渐大,难消难溃,既溃难敛,疲顽之证也",名为"上石疽"。《外科正宗》说:"失荣者……其患多生于肩之上,初起微肿,皮色不变,日久渐大,坚硬如石,推之不移,按之不动;半载一年,方生阴痛,气血渐衰,形容瘦削,破烂紫斑,渗流血水,或肿泛如莲,秽气薰蒸,昼夜不歇,平生疙瘩,愈久愈大,越溃越坚,犯此俱为不治。"上述这些典型临床症状极似现代医学中的鼻咽癌颈部淋巴结转移。综上所述,鼻咽癌属于中医"控脑砂""上石疽""失荣"等范畴。舌癌属中医"舌菌""舌岩""舌疮"等范畴,在中医文献中未见有舌癌之病名,但有类似舌部肿瘤的记载。如《丹溪心法》与《疡科心得集》载:"肿突如泛莲,或状如鸡冠,舌本短缩,不能伸舒,言语时漏臭涎……甚至透舌穿腮、汤水漏出,是以又名翻花岩也。"中医虽无唇癌之名,但确有类似描述。如《疮疡经验全书·卷二·茧唇图说》说:"茧唇者,此症生于嘴唇也,其形似蚕茧故名之。若肿起白皮皱裂如蚕茧,故定名茧唇也,始起一小瘤,如豆大,或再生之,渐渐肿大,合而为一,约有寸厚,或翻花如杨梅,如疙瘩,如灵芝,如菌,形状不一。"这是茧唇之病的最早记载。综合历代医家对茧唇所描述的症状"起一小瘤如豆大","或翻花如杨梅""突肿坚硬""日久流血不止""若溃后如翻花,时津血水者属逆"等,符合早期、晚期唇癌症状,所以唇癌属于中医"茧唇"范畴。

三、病因病机

刘教授认为头面部肿瘤总属虚实夹杂,而"火热"是重要病理因素,贯穿疾病发生发展全过程。火性燔灼炎上,易致疮痛。手足三阳经均行于头部,故头谓之"诸阳之会",头面部疾病以阳证为著。故头面部肿瘤患者临证表现多以热象明显,如口干口苦、咽痛、局部红肿热痛等症状。

脑癌发病原因有内外两方面,内为体质素虚而易感外邪,外为诱因或助因,"风""痰""瘀"为脑瘤的关键病理因素[1]。究其病因病机,主要为肾虚精亏,髓海不充,肝肾同源,精血同源,肝肾阴虚则虚火妄动生风,肝火横逆犯脾,脾失运化,肾失蒸腾,痰浊内生,虚风挟痰上扰清窍,痰蒙浊闭,阻塞脑络,血气凝滞,若感受六淫邪毒,直中脑窍或邪气客于上焦,气化不利,经脉不通,瘀血、痰浊内停,内外合邪,上犯于脑,并留结而成块,发为脑瘤。

鼻咽癌病位在颅额,与肺、肝、脾关系密切,"虚""瘀""痰""毒""热"为主要病理特征,是一种全身为虚,局部属实的疾病,外因多由感受时邪热毒所致,内因则多与正气虚弱、情志失调、肝胆湿热有关。其病因病机可概括为以下几个方面:①热毒犯肺,肺开窍于鼻,鼻咽为呼吸之通道,外感风热邪毒,或素食烟酒炙煿之品,热邪袭肺,肺经蕴热,宣发肃降功能失调,热灼津液,炼液成痰,热毒痰湿凝结,瘀阻经络,邪热循经至鼻,聚集成块;②肝胆火热上犯,足厥阴肝经循喉咙上入颅额,肝主疏泄、调畅情志,若情志抑郁日久化热,或暴怒伤肝,肝火循经上犯,灼津成痰,阻滞经脉,气血不畅,瘀血乃生,痰瘀凝结成肿块;③痰湿内阻,外受湿邪,或饮食不节,或思虑劳倦,损伤脾胃,失于运化,水湿内停,凝集成痰,痰湿内困,阻滞经脉,日久而生肿块;④正气虚弱,《医宗必读》云:"积之成也,正气不足,而后邪气踞之",先天禀赋不足,后天脾胃失养或老年正气日渐虚弱可致肺胃阴虚,肝肾不足,虚火灼津,化痰成瘀,日久渐积为肿块。《外证医案汇编》谓:"正气虚则为癌。"

口腔癌病因病机较为复杂。《证治准绳》中记载:"或因七情动火伤血,或因心火传受脾经,或因厚味积热伤脾。"《证治准绳》记载:"中气伤损,唇口生疮。"《医宗必读》记载:"积之成者,正气不足,而后邪气踞之。"《证治准绳》记载:"肾虚唇茧,时出血水,内热口干,吐痰,体瘦……胃火血燥,唇裂为茧,或牙龈溃烂作痛……思虑伤脾,血耗唇皱。"清代吴谦等编著《医宗金鉴·外科心法要诀》中指出:"茧唇脾胃积火成,初如豆粒渐蚕形,痛硬溃若翻花逆,久变三消定主凶。"中医认为口腔癌形成与"正气邪乘,气血失常,郁结壅塞,痰湿为阻,血瘀成痞"相关,外邪入侵、饮食失节、情志不畅、痰湿聚结、气滞血瘀、气血两虚、功能失调等均可导致患者发病,同时病机与心、肝、肾、胃密切相关。

四、刘延庆辨治特点

1. 治疗脑癌重视调节气机升降

脑肿瘤为本虚邪实之病。头属阳而脑属阴,阳气盛则阴邪不得入,正气虚则邪气乘虚而入,邪气入头,大寒至髓,上入络脑,是谓重阴,故头痛、眩晕、呕吐,甚至昏仆不知人。脑为髓海,正常情况下,清气上扬而浊气下降,正气虚时则清气不得上升,浊气不得下降,格于奇恒之腑,则阴浊积于脑而发为肿瘤。正虚为髓海有隙,主要责之肝肾亏虚,髓海不充,治以滋补肝肾,引肝气下行,一方面柔肝潜阳,常选白芍、生赭石、生牡蛎、生龙骨之属,另一方面补肾纳气,熟地黄、山萸肉、龟板、鳖甲就有很好的益肝补肾、潜藏纳气之功。邪实主要责之痰和瘀:或情志失调,气机不畅,瘀血阻滞,痰瘀阻窍;或饮食不节,脾胃健运失职,痰湿内蕴,瘀毒内结,积于清窍;或肝肾精血不足,脑失所养,髓海亏虚,痰浊瘀毒凝结,阻于清窍,清阳不升。痰湿甚者,可选温胆汤加石菖蒲、郁金;瘀血重者,可选通窍活血汤加减;郁久化火或虚火上炎者,火郁发之,兼以引火下行,选金银花、栀子、川牛膝等。如此,肝肾得补,则虚火得降;痰瘀得祛,则清阳得升。

2. 治疗鼻咽癌重视清火热邪毒

刘教授认为火毒为鼻咽癌的一个重要的病理因素。从经脉循行连属的角度来看,鼻咽部主要与手阳明大肠经、足阳明胃经、手太阳小肠经、足少阳胆经、手太阴肺经、足厥阴肝经有密切关系。大肠、小肠与胃相表里。足少阳胆与足厥阴肝为表里两脏,且"风火相煽",共同表现出火的性质。阳明与少阳两阳相熏,煎灼鼻腔,发为火毒。加之许多鼻咽癌患者需要进行放疗,射线热毒损伤,邪热更甚。在临床上多表现为头面局部的肿胀、热痛,肿瘤向颈部淋巴结转移,大便干、小便黄、舌红苔黄、脉大而数等,提示火毒炽盛,常用清肺肝热毒的方法治疗本病,如丹栀逍遥散、泻白散等。热久伤阴,发为肺肾阴虚,则需用滋养肺肾的治法。在日常调护方面,嘱患者忌食辛辣、刺激、香燥之物,宜食凉润生津之品,如梨、荸荠、藕、百合等。

3. 治疗口腔癌重视除心脾积热

口腔癌形成与发展与正邪变化相关,而正气在肿瘤发生及发展中有着决定性作用,患者正气不足,邪气乘虚而入,故而应时刻注意保护、扶养正气,预防外邪入侵,治疗当以扶正祛邪,提升免疫功能为主。心开窍于舌,脾开窍于口。口腔部位肿瘤与心、脾、肾三脏受损关系极为密切:脾湿痰凝、胃火结毒,循足阳明胃经而冲发留注于唇;心火亢盛,母病及子,传之于脾,加之思虑伤脾,亦致使心火煎熬脾湿,痰火内生,循经注唇;心火亢于上则肾水亏于下,肾水枯竭,不济心火,亦可发为肾虚,沿足少阴肾经上乘舌本通口。临床常见心烦口渴、口舌生疮、糜烂、疼痛、尿少短赤、舌尖红苔黄、脉数等,故治以清热解毒、养阴、活血、软坚、化痰、散结之法。

五、刘延庆用药特点

刘教授治疗脑癌,在辨证论治基础上应用不同治法及对应中药,具体为:

①息风止痉。常用钩藤、天麻、白蒺藜、僵蚕、蜈蚣、全蝎等药物,具有镇静、抗惊厥、镇痛、缓解脑血管痉挛的作用,治疗清热养阴为主,寒温并用。②化痰散结。常用半夏、南星、浙贝母、白芥子,具有化痰开郁、消肿软坚的功用。③开窍醒神。常用麝香和牛黄、水牛角和石菖蒲,具有醒神开窍、引经入络的作用。④理气降逆。常用药物有代赭石、半夏、厚朴等,具有降气止呕的作用,可降低脑肿瘤颅内压,减轻恶心呕吐症状。⑤利水消肿。脑癌常伴脑水肿,用猪苓、泽泻、车前子、葶苈子等,可分利小便,减轻脑水肿。

刘教授治疗鼻咽癌以凉润药物为主,兼顾燥湿化痰药物,润燥相济,动静结合,以起到相辅相成之效。大量滋阴润燥药,易加重便溏甚至腹泻,配合淡渗利湿、升清止泻等香燥药物,如炒白术、炒扁豆、炒薏苡仁、砂仁、芡实等,既能上承津液、滋润鼻窍,又能健运脾气以化湿。

刘教授治疗口腔癌以清热解毒、化痰利湿药为主,常用的中药有半枝莲、白花蛇舌草、山豆根、野菊花、夏枯草、鲜生地、土茯苓、木通、川连、生甘草、生薏苡仁等。

刘教授治疗头面部癌常用药对有:

1. 全蝎、蜈蚣

全蝎、蜈蚣均味辛,归肝经。全蝎具有搜风通络、解毒散结之功,《医学衷中参西录》论其"色青,味咸,性微温,善入肝经,搜风发汗,治痉痫抽掣,中风口眼歪斜,或周身麻痹,其性虽毒,专善解毒,消除一切疮疡,为蜈蚣之伍药,其力相得益彰也"。蜈蚣具有搜风解痉、攻毒散结、通络止痛之功,《医学衷中参西录》论其"味微辛,性微温,走窜之力最速,内而脏腑,外而经络,凡气血凝聚之处皆能开之……"全蝎、蜈蚣均入肝经,为息风解痉圣品,相须为用,其力相得益彰,息风解痉作用倍增。此二药均善走窜搜剔,能入络搜除深在之风毒,合用则祛风通络、息风止痉功效增强,二药又因其毒性,有以毒攻毒、散结解毒之功。临床主要用于脑癌络脉不通引起的四肢麻木、抽搐或震颤、疼痛,甚至口眼歪斜、半身不遂等。

2. 全蝎、僵蚕

全蝎、僵蚕均性平,归肝经。全蝎味辛,性平,有毒,归肝经,具有搜风定惊、开痰行滞、解毒散结、通络止痛之功效,为息风定痛,解毒散结要药。僵蚕味咸辛,性平,归肝肺经,具有息风止痉、祛风止痛、解毒散结、化痰软坚之效。二药均善走窜搜剔,能除入络之风痰邪毒,合用则祛风涤痰、息风止痉功效增强。全蝎辛温燥烈,走窜性猛,行表达里,无所不至;而僵蚕气味俱薄,能升能降,升则可入肺,降则可入肝。全蝎得僵蚕则搜风涤痰效果增强,僵蚕得全蝎则活血通络、解毒散结效果增强,二药相须为用,其力相得益彰。临床主要用于头颈部病机属痰湿内蕴、络脉不通者。

六、验案举隅

谢某,男,64 岁,2018 年 12 月 6 日初诊。

【主诉】喉癌手术切除后 6 个月。

【病史】患者 2018 年 5 月因进行性声音嘶哑,伴有咽喉异物感、咽喉疼痛等不适于当地医院行喉镜、颈部 CT 等相关检查,确诊为喉鳞癌,分期不详。2018 年 6 月行手术切除联合术后放疗 30 余次。

【现症】精神欠佳,声音嘶哑,口干咽燥,渴欲饮水,面色无华,疲乏气短,咳嗽、咳痰,痰色黄量较多,纳谷一般,时泛酸水,夜寐尚可,大便干结,小便色黄,舌淡苔少,脉细滑。

【中医诊断】喉菌,证属气阴两虚,痰热壅结。

【治法】益气养阴,化痰散结。

【处方】生黄芪 30 g,南沙参 15 g,北沙参 15 g,猫爪草 30 g,黄芩 10 g,太子参 15 g,七叶一枝花 15 g,决明子 10 g,石斛 10 g,枸杞子 10 g,火麻仁 30 g,熟地黄 15 g,半枝莲 30 g,制南星 15 g,天花粉 10 g,制瓦楞子 20 g,红景天 6 g,肿节风 30 g,莪术 10 g,山萸肉 10 g,红豆杉 3 g,鱼腥草 30 g,金荞麦 30 g,炙甘草 3 g。14 剂。每日 1 剂,早晚分次温服。

2018 年 12 月 20 日二诊,服药后精神好转,咳痰减少,口咽仍干,脉细濡,上方加麦冬、天冬各 15 g,14 剂。每日 1 剂,早晚分次温服。

【随诊】上方服用 1 个月后患者口干咽燥感明显减轻,咳痰消失,中药继续调治至 2022 年 2 月,多次复查喉镜、CT 等未见异常。

> **· 按语**
>
> 此案为喉鳞癌,病位在喉部,与肺关系密切,与肝、脾功能失调相关,以"热、痰、瘀、虚"为主要病理特征,是一种全身为虚,局部属实的疾病。肺主气,司呼吸,主宣发肃降,喉部与鼻咽同为呼吸之道,外感风热邪毒,或素食辛辣炙煿,热邪袭肺,肺经蕴热,灼津伤阴,炼液成痰,痰热互结,阻滞脉络而

成肿块。肝主疏泄，调畅情志，且足厥阴肝经循喉咙上入颃颡，若肝疏泄失职，气机阻滞，郁而化火，循经上犯，灼津成痰，阻滞经络，痰瘀内阻结聚成积。脾主运化，易为湿困，外感湿邪，或饮食不节，或久思劳倦等导致脾病失运，水湿内停成痰饮，痰浊痹阻脉络，日久成肿块。初诊时患者已经过手术及放疗，手术后患者元气大伤、气阴亏虚，加之放疗作为热毒，进一步灼伤阴精，炼液成痰，因而患者一方面有精神欠佳，面色无华，疲乏气短，口干咽燥，大便干结，舌淡苔少，脉细的气阴两虚表现，另一方面痰热内蕴则咳嗽、咳痰，痰色黄量多，时泛酸水，脉滑之证频出。故治以益气养阴、清热化痰、散结消肿，药选生黄芪、红景天、太子参、南沙参、北沙参、石斛、天花粉益气养阴、生津止渴，熟地黄、枸杞子、山萸肉滋补肝肾，黄芩、鱼腥草、金荞麦、半枝莲、七叶一枝花、猫爪草、制南星、肿节风清热祛湿、化痰散结，复加莪术破血行气加强散结之力，决明子、火麻仁润肠通便。二诊时患者精神好转，痰量减少，口咽仍干，考虑正气渐充，痰热渐化，然阴液难以速生，因而加入麦冬、天冬，合党参，取生脉散益气养阴之功，渐生阴液。该案灵活应用益气、养阴、清热、化痰、散结等法治疗喉癌，取得了良好功效。

（何正飞）

参考文献

［1］丁玉洁,赵哲,陈哲,等.基于营卫理论探讨癌性脑病的发病机制［J］.山东中医药大学学报,2023,47(02):142-147.

第二节 肺　癌

原发性支气管肺癌简称肺癌，为起源于支气管黏膜或腺体的恶性肿瘤。根据肺癌的体征、症状，当属中医学"肺积""肺痿""咳嗽""息贲""咯血""胸痛"等病证范畴。

一、概述

肺癌是当前全球最常见的恶性肿瘤之一，《2022年中国癌症报告》数据显示肺癌仍是我国最常见的癌症,在中国的癌症病死率中,肺癌仍然排名第一,2022年有 73 万人死于肺癌。因而在我国,肺癌严重威胁国民的身体健康及生命安全,加重了国家医疗负担。肺癌的临床表现复杂,症状与体征主要由原发肿块、胸内蔓延、远处播散引起,与肿瘤发生的部位、大小、病理类型、病程长短、有无转移及并发症有关。

刘教授提出,肺癌的多学科综合治疗需根据病灶部位、病理类型、TNM 分期及重要脏器功能状态来选择手术、放疗、化疗[1]、靶向治疗、免疫治疗等,有效、合理地运用这些治疗手段,并且中医药治疗全程参与是提高各类肺癌疗效的重要手段。

二、文献回顾

古人对肺癌的认识散见于各类古医籍的记述中。《重订严氏济生方·癥瘕积聚门》有对息贲症状及体征的描述:"息贲之状,在右胁下,覆大如杯,喘息奔溢,是为肺积。"《难经·五十六难》称:"肺之积,名曰息贲,在右胁下,覆大如杯,久不已令人洒淅寒热,喘咳,发肺壅。"《素问·奇病论》云:"病胁下满气上逆,二三岁不已……病名曰息积,此不妨于食。"《诸病源候论校注·癖结候》曰:"此由饮水聚停不散,复因饮食相搏……或胀痛,或喘息,短气,故云癖结。"《东医宝鉴·痈疽篇》曰:"痈疽发于内者,当审脏腑,如中府隐隐而痛者,肺疽也。"此以"疽"字论述了肺癌的恶变性质。《杂病源流犀烛》论述了肺积的成因:"邪积胸中,阻塞气道,气不得通,为痰……为血,皆邪正相搏,邪既胜,正不得制之,遂结成形而有块。"强调了肺癌正气虚损、邪气乘袭的病因。

三、病因病机

刘教授认为,肺癌的病因病机主要为脏腑虚损和邪毒内扰,而邪毒内扰中痰毒内蕴最常见。

1. 脏腑虚损

责之于肺、脾、肾三脏,正气亏虚是肺癌的主要成因:肺气不足,肺阴亏虚,气阴两虚,则肺失宣降;脾气不足,脾胃不和,土不生金,则肺脾两虚;肾不纳气,肾精亏虚,子病及母,则肺肾双亏。肺、脾、肾三脏虚损,先、后天不足,外邪乘虚而入,留着不去,加之水液代谢异常、痰湿停聚,阻滞脉道,与瘀血胶结,久而成积。

2. 痰毒内蕴

肺为五脏六腑之"华盖"，根据脏象学说，在肺癌演变过程中，肺与脾的病理关系主要表现在生气不足和水液代谢失调。"肺为主气之枢，脾为生气之源"，"脾为生痰之源，肺为贮痰之器"，痰毒是肺癌的关键病机及重要病理因素：痰质浊难散，凝聚不动形成包块，与肺癌之初发于局部相似；痰毒易流注，随气升降，传于周身，内而五脏，外至肌肤，与肺癌侵袭转移全身他处相似；肺癌种种病症，亦为痰毒为患，如咳嗽气促为痰湿壅肺，咳血胸痛为痰瘀搏结，肺癌淋巴结转移为痰核流窜皮下肌肤，肺癌脑转移为痰浊蒙蔽清窍；痰毒之邪，黏腻难除，与肺癌迁延难愈的病势特点相似。

四、刘延庆辨治特点

1. 重视调补脾肺肾

肺癌发病根源在于人体正气不足，因而扶正原则须贯穿肺癌治疗全程，尤其重视肺、脾、肾三脏的调补：肺为娇脏，喜润恶燥，肺主气，为气之本，因而各类因素易导致肺脏气虚，阴虚或气阴两虚，临床需随证施治。肺、脾子母二脏关系密切，"肺手太阴之脉，起于中焦"，经脉的联属是肺脾生理、病理相互关联与作用的基础，因而治疗肺癌当时时顾护脾胃，治法包括益气健脾、和胃消食、滋阴养胃、健脾化痰等。正虚之本在肾，补虚不及肾似非其治，且肺肾两脏，金水相生，关系紧密，功能相济，对人体气机升降、精津敷布至为重要，肾为水火之脏，内寓真阴真阳，尤以真阳为用，真阳足则肾精得藏，清阳得升，痰湿得化，五脏得养，因而温肾法当重视。

2. 灵活辨治痰与湿

痰毒是肺癌主要病理特征，临证需审证求因，精准辨治。如症见浊唾涎盛，气急胸痛，痰中带血，发热，舌红干，苔少，脉虚数者，为阴虚内热，痰浊上犯，治以滋阴清肺，化痰降气排毒；症见吐涎沫而不咳，口不渴，舌暗淡，苔白滑，脉虚数者，为肺中虚寒，痰蒙清窍，治宜温阳散寒解毒；症见咳嗽、气急，痰稠而多，舌暗淡，苔厚，脉滑，为顽痰壅滞，治以温阳益气，化痰毒降气；症见胸腔积液，胸闷胀满，舌胖大质红，脉沉，为水积肺痿，肺气上逆，治宜泻肺行水。

五、刘延庆用药特点

刘教授治疗肺癌时扶正与祛邪相结合治疗，随症加减，治疗肺癌的常用抗癌解毒药有白英、半夏、龙葵、蛇莓、七叶一枝花、红豆杉、白花蛇舌草等,而扶正多选用黄芪、党参、麦冬、肉苁蓉、淫羊藿、女贞子、枸杞子、白术、茯苓、山萸肉等滋阴补肾、补肺健脾。常用药对有:

1. 黄芪、太子参

黄芪味甘、性微温,归脾、肺两经,善补肺脾之气,补气以升阳,太子参味甘、微苦,性平,归脾、肺两经,具有益气健脾、生精润肺的功效。两味药主归脾、肺经,黄芪为补气之佳品,扶正抑癌,太子参益气健脾,又能生津润肺,两药合用补气生津,肺脾同调,对于肺脾两虚的患者尤其适合。

2. 麦冬、鳖甲

麦冬味甘、微苦、性微寒,归心、肺、胃三经,具有养阴生津、润肺清心的功效,现代药理研究证明麦冬具有保护心肌、抗心律失常、抗衰老、抗肿瘤、抗辐射等作用。鳖甲性寒味咸,归肝、肾经,具有滋阴潜阳、退虚热、软坚散结的作用,两药合用既补阴之不足,又散结退虚热,适用于肺癌阴虚内热的患者。

3. 肉苁蓉、淫羊藿

肉苁蓉、淫羊藿为常用温肾补阳药对。肉苁蓉甘咸、温,归肾、大肠经,补肾助阳,润肠通便;淫羊藿辛甘、温,归肝、肾经,补肾壮阳、祛风除湿。二药温而不燥,无"壮火食气"之嫌,适用于肺癌肾阳不足的患者。

4. 麦冬、半夏

该药对出自张仲景《伤寒杂病论》的麦门冬汤,"大逆上气,咽喉不利,止逆下气者,麦门冬汤主之"。麦冬与半夏配伍,麦冬滋阴润肺兼清虚火,半夏燥湿化痰兼以散结,两药合用,半夏得麦冬温而不燥,麦冬得半夏滋而不腻,取长补短,相得益彰,针对肺癌阴虚痰阻证型的燥湿相混病机尤为适合。

六、验案举隅

验案一

董某,女,77 岁。2021 年 2 月 22 日初诊。

【主诉】右侧肺癌术后 2 月余。

【病史】患者 2020 年 12 月因咳嗽、咳痰等不适于当地医院查肺肿瘤标志物升高,完善胸部 CT 及 CT 引导下肺部肿块活检等相关检查,考虑肺恶性肿瘤,当月行右侧肺癌切除术,术后行辅助化疗,因难以耐受药物毒副反应而中断治疗,转而求助中医诊治。

【现症】精神欠佳,面色少华,形体消瘦,疲乏气短,时有咳嗽,痰黏难咯,动辄气喘,伴咽痒不适,食欲不振,大便秘结,小便调,夜寐欠佳,舌苔白腻边有齿痕,脉缓而无力。

【中医诊断】肺积,证属气阴两伤,痰湿内蕴。

【治法】益气养阴,祛痰化湿。

【处方】生黄芪30g,熟地黄15g,石上柏30g,半枝莲30g,延胡索10g,枇杷叶20g(包煎),枸杞子10g,山萸肉10g,火麻仁20g,女贞子10g,射干10g,炙甘草3g,白参10g,葛根20g,细辛8g,炙麻黄10g,制南星6g,酸枣仁40g,远志10g,徐长卿30g,羌活15g。14剂,水煎服,每日1剂,早晚分次温服。

2021年3月6日二诊:诉服药后咳嗽症状明显减轻,气喘好转,食欲渐好,夜寐可,获效守方,原方14剂,煎服同前。

【随诊】患者坚持服用中药至今,病情稳定,生活以及精神状态良好。

◆ 按语

　　肺癌是因虚得病,因虚致实,虚以阴虚、气阴两虚多见,实以气滞、血瘀、痰凝、毒聚为主,是一种为全身属虚、局部属实的疾病。本案为老年女性患者,天癸竭,肾元损,元阴元阳不足,累及脾、肺等各脏腑,加之癌瘤本身消耗及手术攻伐正气,导致肺、脾、肾气血精元更伤,脾气虚则失运化,肺气虚则失宣降,肾气虚则失摄纳,故有精神欠佳,面色少华,形体消瘦,疲乏气短,动辄气喘,食欲不振,舌边有齿痕,脉缓无力等肺、脾、肾脏腑虚损表现。脾为生痰之源,肺为贮痰之器,脾气受损,则水湿不化,肺气不足,则津液不布,终致津停湿聚痰生,痰浊与瘀血、气郁胶结,则有咳嗽,痰黏难咯,伴咽痒不适等呼吸道阻滞表现。鉴于患者气阴两伤,痰湿内蕴的病机,治以益气养阴,祛痰化湿。方中黄芪大补脾肺之气,熟地黄、枸杞子、山萸肉滋阴养血、补益肾精,徐长卿、石上柏、半枝莲、羌活祛风清热解毒,射干、枇杷叶以化痰解毒散结,麻黄宣肺平喘,火麻仁润肠通便、助肺肃降,全方共奏补益脾肺、化痰散结的功效。根据患者临床表现随症加减,药证合拍,从而改善患者症状,延长了患者生存时间。

验案二

孙某,男,81岁,2017年5月24日初诊。

【主诉】肺癌术后20余年,胃癌术后3年余。

【病史】患者20余年前发现肺癌,行肺癌根治术,术后辅助化疗6周期。2014年又确诊为原发性胃癌,行胃恶性肿瘤切除术。近期复查胸部CT示:左肺切除,右肺多发结节影,右肺中叶有一新增小结节。为控制病情进展,遂延请刘教授中医药诊治。

【现症】精神一般,面色少华,肢倦乏力,无明显咳嗽,动辄易喘,咳痰色白,质稀量少,纳谷一般,夜寐正常,二便尚调,舌淡黯苔白腻,脉细涩。

【中医诊断】肺积,证属脾肾亏虚,痰瘀毒聚。

【治法】健脾补肾,祛痰化瘀。

【处方】生黄芪30g,半枝莲30g,菟丝子15g,熟地黄15g,制南星15g,红景天6g,百合10g,浙贝母15g,山药10g,丹参15g,红豆杉3g,炙甘草3g,当归10g,藤梨根30g,蛇六谷30g,枸杞子10g,石上柏30g,山萸肉10g。14剂,每日1剂,早晚分服。

2017年6月7日二诊,患者药后精神好转,纳谷一般,夜寐正常,大便自调,舌淡黯苔薄白腻,脉结代,前方加入砂仁6g(后下)、猫爪草30g、山慈菇20g。14剂,每日1剂,早晚分服。

【随诊】患者坚持门诊服用中医药调治,随访至2023年2月,未见肿瘤复发及转移,工作生活恢复正常。

◆ 按语

　　该患者除罹患肺癌外,还合并胃癌,为双重癌,病位在肺、胃,与脾、肾关系密切。患者禀赋不足,后天失养,加之高龄脏腑功能渐衰,再有手术、化疗等抗癌手段对机体阴阳气血的损伤。总之,正气不足、脏腑阴阳失调是本病的主要病因病机,正如《活人机要》云"壮人无积,虚人则有之"。《医宗必读》谓:"积之成也,正气不足,而后邪气踞之。"患者脾肾亏虚故有精神一般,面色少华,肢倦乏力,动辄易喘,脉细之症。肺为娇脏,易受邪毒侵袭,致使肺气肃降失司;郁滞不宣,脉络不畅,气血瘀滞,毒瘀互结,久而形成肿块。脾为生痰之源,肺为贮痰之器;脾失运化,水谷精微不能生化输布,致聚湿生痰,留于肺脏;或饮食不节,水湿痰浊内聚,痰贮肺络,肺失宣降,痰凝气滞,导致气血瘀阻,毒聚邪留,郁结胸中,渐成肿块。因而患者有咳痰色白,质稀量少,舌淡黯苔白腻,脉涩等痰瘀毒聚表现。鉴于患者"脾肾亏虚,痰瘀毒聚"的主要病机,治以健脾补肾,祛痰化瘀,方药选生黄芪、红景天健脾补中,益卫固表,熟地黄、山药、菟丝子、当归、枸杞子、山萸肉补肾养肝,制南星、浙贝母燥湿化痰,散结消肿,半枝莲、丹参、藤梨根、蛇六谷、石上柏清热利湿,活血消肿。药证合拍,患者病情得以稳固,获得长期生存。

（金　凤）

参考文献

[1] 谢飞,王朝霞.lncRNA 00628 通过 TOP2A 影响肺腺癌细胞顺铂敏感性[J].现代肿瘤医学,2024,32(02):197-205.

第三节　乳　腺　癌

乳腺癌是源于乳腺上皮组织的恶性肿瘤。中医古代文献中未见有乳腺癌之病名,乳腺癌属中医的"乳岩""乳癖""乳石痈"等范畴。

一、概述

乳腺癌常被称为"粉红杀手",其发病率位居女性恶性肿瘤的首位。在我国,乳腺癌的发病率呈逐年上升趋势。从发病年龄来看,我国乳腺癌发病率从 20 岁以后开始逐渐上升,45~50 岁达到高值,而近年来其发病有年轻化的趋势。乳腺癌早期常表现为乳房肿块、乳头溢液、腋窝淋巴结肿大等,晚期可因癌细胞发生远处转移,出现多器官病变,直接威胁患者的生命。

乳腺癌常被分为非浸润性癌、浸润癌及其他罕见癌。非浸润性癌又称原位癌,是指病变仅局限于原发部位,未发生转移,可分为小叶原位癌、导管原位癌和乳头湿疹样乳腺癌,预后较好。浸润癌指癌细胞发生浸润,并广泛侵犯周围组织,容易发生癌灶转移,又分为浸润性非特殊癌和浸润性特殊癌,判断预后需结合其他因素。浸润性非特殊癌包括浸润性导管癌、浸润性小叶癌、硬癌、单纯癌等,此型最常见,约占 80%;浸润性特殊癌包括乳头状癌、大汗腺癌、鳞状细胞癌、髓样癌、腺样囊腺癌、黏液腺癌等。除上述常见的病理组织分型之外,还有一些罕见的乳腺癌,病理组织分型多源于肿瘤的镜下特征而非其生物学行为,如梭形细胞癌、印戒细胞癌等。

乳腺癌应采用精准化及综合性的治疗原则,根据肿瘤的生物学行为和患者的身体状况,联合运用多种治疗手段,兼顾局部治疗和全身治疗,以期提高疗效和改善患者的生活质量。中医药可减轻放疗、化疗、内分泌治疗[1]、靶向治疗的不良反应,调节患者免疫功能和体质状况。而对于三阴性乳腺癌这种预后较差的情况,中医药也有着良好的疗效。

二、文献回顾

中医古代文献中未见有乳腺癌之病名。《妇人良方大全》云:"若初起,内结小核,或如鳖、棋子,不赤不痛,积之岁月渐大,巉岩崩破如熟石榴,或内溃深洞,此属肝脾郁怒,气血亏损,名曰乳岩。"《诸病源候论》云:"石痈之状,微强不甚大,不赤,微痛热,热自歇,是足阳明之脉,有下于乳者,其经虚,为风寒气客之,则血涩结成痈肿。而寒多热少者,则无大热,但结核如石,谓之乳石痈。"《疡医大全》云:"乳癖,乃五六十岁老人多生此疾,不成脓不可用凉药敷服,逼令毒入脏腑则危。"

三、病因病机

刘教授认为在乳腺癌的病因病机中,七情内伤是主要内因,气血失调、癌毒留滞是主要病机。

1. 七情内伤是乳腺癌发生的主要内因

《外科正宗》云:"忧郁伤肝,思虑伤脾,积虑在心,所愿不得者,致经络痞涩,聚结成核。"薛己在《薛氏医案》中云:"乳岩乃七情所伤,肝经血气枯槁之证。"乳房外属阳明经,内属厥阴经,《临证指南医案》中云"女子以肝为先天也"。七情内伤,肝郁气滞,思虑伤脾,痰浊内生,痰气互阻,经络壅塞,结于乳而成癌瘤。

2. 气血失调是乳腺癌发生发展的重要病机

《医宗金鉴》云:"乳岩由肝脾两伤,气郁凝结而成。"《妇人良方大全》亦云:"肝脾郁怒,气血亏损,名曰乳岩。"肝主疏泄,调畅全身气机活动,通达气血运行,肝喜条达而恶郁滞。肝气郁结,疏泄功能失司,气机升降失调,气滞无法推动水液、精血运行,进而生痰化瘀。结合现代女性生活方式和生活、社会压力等,刘教授认为,乳腺癌患者多为饮食、作息不节,正气内虚,受七情所伤,肝郁脾虚,冲任失调,气血运行不畅,继而导致痰瘀互结,日久成毒,化为癌瘤。

3. 癌毒留滞是乳腺癌发生发展的核心病机

刘教授认为,癌毒结聚是导致癌病发生发展的核心病机,乳腺癌的发生发展与痰瘀毒结聚、留滞有着密切关系。《中藏经》云:"夫痈疽疮肿之所作也,皆五脏六腑蓄毒之不流则生矣,非独营卫壅塞而发者也。"七情内伤,肝郁脾虚,气血失调,造成生理或病理产物蓄积体内,机体阴阳失衡,内环境紊乱,诱发癌瘤的发生。《妇人良方大全》云:"气血者,人之神也。然妇人以血为基本,苟能谨于调护,则血气宜行。"乳腺癌患者,精元亏耗,正气衰弱,肝郁气滞,脾虚不运,水湿不运则生痰,气虚气滞则成瘀,痰瘀互结,癌毒内生,留滞日久,化为癌瘤。

四、刘延庆辨治特点

刘教授认为,乳腺癌的治疗当疏肝柔肝、兼顾脾肾、理气和血、祛毒防变。

1. 疏肝柔肝为第一要务

刘教授认为,肝体阴而用阳,喜条达而恶抑郁,《临证指南医案》中云"女子以肝为先天",在乳腺癌的治疗中应全程注意调理肝的功能。《外证医案汇编》中有言:"若治乳,从一气字著笔,无论虚实新久,温凉攻补,各方之中夹理气疏络之品,使其乳络疏通,气为血之帅,气行则血行,阴生阳长,气旺流通,血亦随之而生,自然壅者易通,郁者易达,结者易散,坚者易软。"治当疏理肝气,养血柔肝。乳腺癌患者多七情内伤,肝气郁滞,故常有焦虑抑郁等情绪,要注意多对患者进行心理疏导。

2. 同时固护先后天之本

肾为先天之本,是脏腑调节的枢机,脾为后天之本,是机体供给的根本。久病伤脾肾,加之手术、放化疗攻邪力度峻猛,耗气伤精,导致肝阴灼伤,肝肾阴虚,冲任失调,久之阴损及阳,亦会出现脾肾阳虚之证。故治疗要注意辨证,在滋补肝肾之阴的同时,还要兼顾脾肾之阳。

3. 理气和血以调补冲任

《妇人良方大全》云:"故妇人病有三十六种,皆由冲任劳损而致。"冲任亏虚,则气血运行失常,气虚无力推动血行,气滞血瘀,痰浊内生,久而痰瘀互阻,酿而为毒,化为癌瘤。刘教授认为,冲脉者,气渗诸阳,血灌诸阴,而任脉为诸阴之长，调补冲任主要就是理气和血，要注意补不能过，过则瘀毒内留；行也不能过，过则耗气伤阴，所以治当行气和血，养阴固精，以中正平和之力，起拔毒养正之功。

4. 化痰散瘀以祛毒防变

肝气滞则瘀血阻络，脾肾虚则痰浊内生。刘教授认为，痰瘀互结是乳腺癌发生发展的主要途径，而患者术后气血亏虚，正气乏源，加之放化疗耗气伤精，炼液为痰，阻络生瘀，使得痰瘀益重，余毒未清，又添新毒，也是乳腺癌患者复发转移的重要原因。癌毒日久，正气耗伤，邪气愈盛，正邪搏结，《蠢子医》云："毒症非毒药不行，毒症还须毒药攻"。刘教授认为，癌毒日久，痰瘀蓄积，毒邪深入脏腑，非攻不克，当使用毒药治之。

五、刘延庆用药特点

疏理肝气，养血柔肝多选用柴胡、当归、芍药、陈皮、川芎、香附、郁金等；若肝郁化火，多选用牡丹皮、栀子、夏枯草、蒲公英等；滋补肝肾阴多选用山萸肉、牛膝、女贞子、墨旱莲、桑葚子等；温补脾肾阳多选用黄芪、党参、白术、山药、杜仲、牛膝、补骨脂、菟丝子等；行气和血，养阴固精多选用地黄、当归、芍药、川芎、陈皮、枳壳、香附、郁金、八月札等；以毒攻毒多选用白花蛇舌草、猫爪草、白英、山豆根、半枝莲、石见穿、山慈菇、僵蚕、薏苡仁、莪术、夏枯草、蜂房等。刘教授治疗乳腺癌常用药对如下：

1. 柴胡、郁金

柴胡、郁金均味辛、苦，性寒，归肝、胆经，皆有疏肝理气之功。柴胡质轻走表，偏入气分，解肌退热，疏肝解郁，升阳举陷。郁金味苦，偏入血分，长于活血行气止痛，解郁清心，利胆退黄，凉血。《唐本草》谓其："主血积，下气，生肌，止血，破恶血，血淋，尿血，金疮。"二药合用，入于气血，理气活血，行气解郁之力增强，兼有活血止痛、利胆退黄之功，常用于乳腺癌气滞血瘀甚者。

2. 陈皮、香附

陈皮、香附两药均味辛、苦，性温，均归脾经，皆有理气之功。陈皮偏入中焦脾胃，理气健脾，兼有燥湿化痰之功，脾为生痰之源，脾气不畅则痰湿易生，陈皮理气除痰并举以使中州气机和畅，清气升扬，浊气下趋。《神农本草经》："主胸中瘕热，逆气，利水谷，久服去臭下气。"香附偏入肝胆，疏肝理气，调经止痛，肝性疏泄，调畅周身气机，肝气条达则气机复常。陈皮、香附二药相须，脾肝气机共治，理气作用得以增强,常用于乳腺癌肝郁气滞重者。

3. 当归、川芎

当归、川芎均性味辛温,归肝、心经,是理血对药的代表配伍之一,从中医方剂数据库中检索出含有当归、川芎的方剂共计1242首。二药伍用,名曰佛手散,又名芎归散,出自《普济本事方》。《医宗金鉴》中云:"命名不曰归芎,而曰佛手者,谓妇人胎前、产后诸疾,如佛手之神妙也,当归、川芎为血分之主药,性温而味甘辛,以温能和血,甘能补血,辛能散血也。"当归性柔而润,补血调经,活血止痛,祛瘀消肿,润燥滑肠;川芎辛温香窜,行气活血,祛风止痛。当归以养血为主,川芎以行气为要,二药伍用,互制其短而展其长,气血兼顾,行气活血、散瘀止痛之力彰。此外,二药润燥相宜,当归之润可制川芎之燥;川芎之燥又可制当归之腻,使祛瘀而不伤气血,补血而不致气滞血瘀,常用于乳腺癌气滞血瘀者。

4. 蜂房、僵蚕

蜂房、僵蚕均性平,归肝经。蜂房甘平有微毒,甘平可补血,小毒可攻毒拔瘤,故有去腐生肌,消炎止痛的功效;僵蚕辛咸,气味俱薄,升多降少,故有息风解痉、散风止痛、化痰散结的功效。二药伍用,一补一散,可使活血拔毒而不伤正,补血生新而不留瘀,共奏活血化瘀、散风止痛、化痰散结、去腐生新之效。蜂房、僵蚕为虫类药物,即"蠕动之物",攻拔走窜,善行搜剔,在肿瘤病治疗过程中,多用于散痰气郁结而化血毒之瘀,能直达病所,能起到他药所不能之效,常用于乳腺癌患者手术、放化疗后伴痰郁气结、邪毒内扰者。

六、验案举隅

刘某,女,35岁,2021年11月20日初诊。

【主诉】右乳腺癌术后2年余。

【病史】患者2019年9月11日行右乳腺癌切除术,术后标本免疫组化示:右乳腺癌,ER(-),PR(-),Her-2(2+)。术后行辅助化疗6周期,放疗30次,靶向药物治疗19周期。患者经综合治疗后感疲倦乏力等不适,遂延请刘教授中医药调治。

【现症】神清,精神一般,面色萎黄,形体消瘦,语声低微,疲乏无力,平素怯寒,纳谷尚可,大便溏薄,日行3~4次,舌淡紫,苔薄白,脉细。

【中医诊断】乳岩,证属肝郁脾虚。

【治法】健脾益肾,疏肝理气。

【处方】生黄芪 30 g，白术 10 g，薏苡仁 30 g，炙鸡内金 20 g，制香附 10 g，柴胡 10 g，郁金 10 g，诃子肉 15 g，山萸肉 10 g，熟地黄 15 g，姜黄 10 g，枸杞子 10 g，鹿血晶 2 g（另服），红景天 6 g，半枝莲 30 g，漏芦 20 g，红豆杉 5 g，石榴皮 15 g，炙甘草 3 g。14 剂，每日 1 剂，早晚分服。

2021 年 12 月 22 日二诊，患者药后精神好转，大便自调，疲乏无力感减轻，舌淡紫，苔薄白，脉细弦。获效守法，原方去白术，续服 14 剂，继续调治。

【随诊】患者坚持中医药治疗 2 年余。多次复查血常规、肝肾功能、肿瘤标志物及 CT 影像学检查均未见异常。身体状况良好，起居有序，一直正常上班。

◆ 按语

　　乳腺癌病位在乳房，病根在肝肾，病机特点是内虚与毒聚并存，此例患者内虚病机为禀赋不足、冲任失调、忧郁伤肝、思虑伤脾、肝气郁结，加之手术、放疗、化疗及靶向毒物攻伐机体，致使肝肾阴虚、脾气不足，表现为面色萎黄、形体消瘦、语声低微、疲乏无力、平素怯寒、大便溏薄、舌淡脉细等脾肾亏虚之象。患者乳腺癌综合治疗后，仍可能伴有癌毒残留，癌毒积聚，病机多为肝气郁结，瘀毒留滞，表现为舌紫。结合患者肝郁脾虚兼有瘀毒内结的病机特点，药选生黄芪、白术、薏苡仁、炙鸡内金健脾益气、燥湿化湿、消食理脾，诃子肉、山萸肉、熟地黄、枸杞子、鹿血晶滋补肝肾、柔肝和营，制香附、柴胡、郁金、姜黄疏肝理气、活血解郁，红景天健脾益气、活血化瘀，半枝莲、漏芦、红豆杉清热解毒、散结消癥。患者脾虚便溏，辨证应用石榴皮，合山萸肉、诃子肉收敛固涩、涩肠止泻。全方共奏健脾补肾、疏肝理气，兼以解毒化瘀、清热化湿之功，药证合拍，与手术、放化疗配合，发挥了增效减毒的作用。

（王子承）

参考文献

［1］中国抗癌协会乳腺癌专业委员会.中国早期乳腺癌卵巢功能抑制临床应用专家共识（2024 年版）［J］.中国癌症杂志，2024，34（03）：316-334.

第四节　食　管　癌

食管癌是发生在食管上皮组织的恶性肿瘤,好发于食管的三个生理狭窄的部位,包括食管和胃交界的位置、左主支气管跨越食管的部位以及食管裂孔疝部位。典型的临床表现是进行性的吞咽困难。中医学称之为"噎膈"。

一、概述

食管癌[1]是全球八大常见恶性肿瘤之一,国家癌症中心杂志(JNCC)调查的数据显示,2022年中国约有22万食管癌新发病例,占全部癌症发病数的4.6%;死亡病例约19万,占全部癌症死亡人数的7.3%。我国是食管癌的高发国家,又是食管癌病死率最高的国家,其发病率在我国大陆地区居各类肿瘤第7位,病死率居第5位。食管癌的发病率在我国呈现明显的地区差异,某些地区的绝对高发与周边地区的相对低发形成鲜明的对比,构成我国食管癌最典型的流行病学特征。食管癌的组织学类型分为食管鳞状细胞癌和食管腺癌。不同的组织学类型食管癌的发病水平、地理分布、时间变化趋势及发病危险因素存在较大差别。在我国,食管鳞状细胞癌占食管癌的90%以上,而在欧美等低发地区,食管癌的组织病理学类型以腺癌为主。两种组织学类型食管癌发病率的时间变化趋势也存在较大差异,全球食管鳞状细胞癌呈下降趋势,而食管腺癌则呈上升趋势,但是相同组织学类型的癌症发生率趋势在不同地区也不尽相同。总体而言,我国食管癌发病呈下降趋势,食管腺癌与鳞癌的比例保持相对稳定,但由于我国人口基数大,食管癌所带来的健康负担仍然较重。

刘教授在中医药治疗食管癌以及防止食管癌复发转移方面有着丰富临床经验,食管癌分早、中、晚期,刘教授认为在治疗上要把中西医治疗食管癌的方法结合起来,在辨病与辨证的基础上,酌情配合手术及放化疗,内治与外治相结合,采用药物与心理以及一些单方、验方等特色疗法[1],治疗多以清热解毒、祛瘀消瘤、顺气化痰、健脾益气、养阴润胃、扶正固本为法则,充分发挥中医药对食管癌的治疗作用。

二、文献回顾

食管癌属中医学"噎膈"的范畴,以吞咽食物哽噎不顺,饮食难下,或纳而复出为主要症状。情志失调、脾胃失调引起气机升降失衡,进而导致痰、瘀是食管癌发生的基本病理过程。郁则血行不畅,久之瘀于食管形成肿块导致咽下困难,易形成痰瘀互结;脾运化失常,气聚而为痰,痰气互结交阻于食管,易形成气滞痰阻。食久不下又或血耗气郁,痰因火结形成热毒伤阴。肾阴不足,津液亏损,可发生噎膈,其病位在食管和胃,与肝、脾、肾有关。诸病而命门火衰温煦乏力,脾胃虚寒,最终也可成为噎膈。本病首见于《素问·阴阳别论》:"三阳结,谓之膈。"《素问·通评虚实论》曰:"膈塞闭绝,上下不通,则暴忧之病也",明确指出发病脏腑与大肠、小肠、膀胱有关,精神因素对本病的影响很大。隋代巢元方将噎膈分为气、忧、劳、食、思五噎;忧、恚、气、寒、热五膈。《脉因证治·噎膈》中指出:"血液俱耗,胃脘亦槁。"《证治汇补·噎膈》云:"有气滞者,有血瘀者,有火炎者,有痰凝者,有食积者,虽有五种,总归七情之变。"

《医贯·噎膈论》载:"肾主五液,又肾主大小便,肾水既干,阳火偏盛,煎熬津液,三阳热结。"《景岳全书》载:"噎膈一证,必以忧愁思虑,积劳积郁,或酒色过度,损伤而成。"清代叶天士在《临证指南医案·噎膈反胃》中指出"脘管窄隘"为本病的主要病机。总之,本病病理性质属本虚标实,病因一般为情志失调、饮食不节和年老体虚,单独或共同致病。

三、病因病机

刘教授认为食管癌的病因为脾胃虚弱,情志抑郁,恼怒伤肝,肝郁气滞,瘀血阻滞等,饮食不节、嗜酒无度、过食肥甘厚味等也是食管癌主要病因。刘教授认为,食管癌的病机为气、痰、瘀交结,瘀毒内生,阻于食管,病理性质总属本虚标实。辨证治疗上常采用健脾益气、清热解毒、疏肝理气、养阴润胃等。

刘教授结合经典理论的阐述,临床经验的总结及当代医学认识的发展,把食管癌的病因病机归纳如下:

1. 久病体弱,脾肾亏虚

刘教授认为,正气虚损,脏腑失调在食管癌发病过程中起着重要作用。清代尤怡《金匮翼·膈噎反胃统论》曰:"噎膈之病,大都年逾五十者,是津液枯槁者居多。"说明体虚是噎膈发病的前提,虚有气虚、血虚、阴虚、阳虚之分。张景岳指出："脾胃不足及虚弱失调之人,多有积聚之病。"元代朱丹溪《丹溪心法》曰:"噎膈、反胃虽各不同,病出一体,多由气血虚弱而成。"指出气血虚弱与发病关系。而气能生津,津血同源,气虚血弱则津液亏虚,故津液亏虚也是噎膈产生原因之一。《古今医统》亦曰:"气血日亏,相火渐炽,几何不致于噎膈。"《外证医案汇编》曰:"正气虚则成岩。"因此正气虚弱是食管癌形成的内在主要因素。久病体弱,正气内虚,邪气侵犯,故而饮食渐少;精血亏虚,津液失布,从而痰气交阻,形成噎膈。

2. 情志抑郁,痰气瘀阻

刘教授认为,情志因素与噎膈的发生密不可分。情志失调,肝失疏泄也是食管癌发生过程中的重要因素。隋代巢元方《诸病源候论》曰:"忧恚则气结,气结则不宣流,使噎。"《素问·通评虚实论》指出:"隔塞闭绝,上下不通,则暴忧之病也。"《景岳全书·噎膈》有云:"噎膈一证,必以忧愁思虑,积劳积郁,或酒色过度,损伤而成。"忧思伤脾,脾伤则气结,津液失布,湿聚酿痰,痰气交搏,痰瘀之毒内生,阻于食道,遂成噎膈,而见吞咽困难。怒则伤肝,肝失疏泄,气机升降失调,气滞、血瘀、痰浊三者互结,瘤毒阻于食道,饮食不下而发噎膈。

3. 饮食不节,脘管损伤

刘教授认为,饮食不节,环境因素亦是本病发生的重要原因。《医学统旨》记述:"酒面炙煿,黏滑难化之物,滞于中宫,损伤脾胃,渐成痞满吞酸,甚则为噎膈、反胃"。长期吸烟、嗜酒过度,或过食甘辛辣燥热之品,致使肠胃积热,酿成痰浊,日久痰热互结,食管失于濡润,引发噎膈。进食过快过热,食物粗糙或霉变,刺激食管,久而食管脉络受损,血瘀阻于食管而引发本病。我国曾对河南、河北、山西三省交界地区食管癌高发地区进行流行病学调查,发现食管癌的发生与不良的生活、饮食习惯密切相关。当地居民喜食热食及腌制食品,且进食速度较快,这些物理及化学因素可导致食管损伤,刺激黏膜增生,最终导致食管癌的产生。

四、刘延庆辨治特点

刘教授认为痰气阻滞多为食管癌初起证型,多由情志不畅,气滞痰阻,互结积聚所致,常表现为食入不畅,胸膈痞闷,伴有隐痛、时有嗳气,治疗宜开郁降气、化痰散结兼以清热解毒。另外痰阻气滞易致血行不畅而生瘀,因此本病多存在血瘀的病理变化,当活血行气散瘀。年迈体虚或病变日久,瘤毒入于阴络者,多阴虚内热,常见吞咽困难,咽喉干痛,潮热盗汗,当以滋阴润燥、清热生津为治疗原则。面色苍白,形寒肢冷,面足浮肿,饮食不下,泛吐清水或涎沫为脾肾虚衰,治疗原则为温补脾肾,软坚散结。此外,刘教授认为癌症的发生、发展的根本原因在于正邪双方力量的对比。对于治疗食管癌,病情初期未进行放化疗、免疫靶向治疗者,用药当以攻邪为主。病情处于中晚期或者放化疗、免疫靶向治疗以后,病体虚弱,治疗用药当以扶正为主。当病情出现紧急危重证候,如大出血时,其本虽在癌肿,但出血为标,若不及时止血,则命危矣,当治标,紧急止血,血止后方能考虑抗癌治疗以治其本。

五、刘延庆用药特点

刘教授治疗多以清热解毒、祛瘀消瘤、顺气化痰、健脾益气、养阴润胃、扶正固本为法则。选用方面:常用土鳖虫、蜂房、牡蛎、苦参等清热解毒,软坚散结,祛瘀消瘤;常用红花、当归等活血化瘀;常用青皮、佛手、玫瑰花等行气解郁;常用生地、南沙参、北沙参、麦冬、石斛养阴生津;常用人参、党参等健脾益气。刘教授认为在治疗上要把中西医治疗食管癌的方法结合起来,在辨病与辨证的基础上,配合手术及放化疗、靶向免疫治疗,内治与外治相结合,采用药物与心理以及一些单方、验方等特色疗法。刘教授治疗食管癌常用药对有:

1. 沙参、麦冬

沙参、麦冬均味甘、微苦,入肺、胃经,味甘柔润能养阴,苦寒能泄热,两者配伍,加强补气养阴、清热生津的作用。此药对来自吴鞠通《温病条辨》中的沙参麦冬汤,是治疗燥伤肺胃阴伤的主方,为甘寒养阴的代表方之一。甘寒可复胃阴,胃液充足,则可上济肺阴,培土生金而治疗燥伤肺胃阴分,常用于食管癌阴虚津伤者。

2. 山慈菇、红豆杉

红豆杉、山慈菇均为常见抗肿瘤中药,红豆杉提取物紫杉醇为临床应用广泛的细胞毒类药物,山慈菇清热解毒、化痰散结之力宏,常与其他清热解毒、消癥散结类中药配伍使用,紧扣肿瘤类病证热毒蕴结的核心病机。红豆杉、山慈菇两药相伍,相须为用,清热解毒、消癥散结之力更强,常用于食管癌痰毒阻结者。

3. 冬凌草、浙贝母

冬凌草、浙贝母均味苦性寒,同归肺经,均有清热解毒、消肿散结之效。冬凌草偏入肝、胃经,重在清热解毒、活血止痛,为民间常用抗肿瘤草药。浙贝母偏入上焦心肺,专事清热化痰、止咳,解毒散结消痈,二者相伍,清热解毒、消肿散结之力增强,兼有活血消癥之力,常用于食管癌血瘀痰结者。

六、验案举隅

居某,男,57 岁。2020 年 1 月 16 日初诊。

【主诉】食管癌术后 4 月余。

【病史】患者 2019 年 8 月初因吞咽困难进行性加重,于当地医院查胃镜示:食管距门齿 20～25 cm 处可见不规则隆起性病变阻塞管腔,约环 1/2 周,黏膜破坏,表面附着污秽物,组织脆,触之易出血。诊断为食管病变,考虑食管癌可能性大。2019 年 8 月 24 日进行手术切除,术后病理检查结果示:(食管)髓质型鳞状细胞癌Ⅱ级。术后稍有进食梗阻感,未进行放化疗。

【现症】精神欠佳,面色无华,疲倦乏力,口燥咽干,渴欲饮水,咳嗽痰多,声音嘶哑,纳食尚可,睡眠尚可,二便正常,舌暗淡,苔少薄白,脉细涩。

【中医诊断】噎膈,证属气阴两虚,血瘀痰结。

【治法】益气养阴,祛瘀化痰。

【处方】黄芪 40 g,熟地黄 15 g,天门冬 10 g,麦门冬 10 g,南沙参 10 g,北沙参 10 g,丹参 15 g,当归 15 g,白花蛇舌草 30 g,野葡萄根 30 g,鸡血藤 30 g,猫爪草 30 g,半枝莲 30 g,补骨脂 15 g,蜂房 20 g,女贞子 15 g,墨旱莲 15 g,枸杞子 10 g,菟丝子 15 g,红景天 6 g,苏梗 10 g,陈皮 10 g,甘草 3 g。14 剂,水煎服,每日 1 剂,早晚分次温服。嘱其加强饮食营养,戒除烟酒,适当锻炼,同时保持心情舒畅,定期复查。

2020 年 2 月 4 日二诊:服药后精神渐好,咳嗽、咳痰减轻。上方基础上加天龙 15 g、全蝎 10 g 加强攻毒消结之力,玉蝴蝶 6 g 清肺润咽,继续调治。

【随诊】2020 年 5 月复查颈部 CT、肝功能、血清肿瘤标志物等,均未见异常。坚持中药治疗,目前病情平稳,定期复查各项指标均正常。

◆ **按语** ⌒∽⊙

　　患者为中老年男性,气血阴阳日渐不足,脏腑功能减退,加之手术伐伤正气,复感外邪六淫,或七情饮食所伤,邪气内生,致气滞、痰阻、血瘀等互结于食管,日久生癌,阻塞食管。疾病性质为本虚标实,病位在食管,属胃气所主,与肝、脾、肾密切相关。由于肝、脾、肾功能失调,导致气、血、痰互结,津枯血燥而致食管狭窄、食管干涩是噎膈的基本病机。气虚故有精神欠佳,面色无华,疲倦乏力,舌质偏淡;阴伤则有口燥咽干,渴欲饮水,舌苔偏少,脉细;血瘀痰结故有咳嗽痰多,声音嘶哑,舌暗脉涩。因而本病的治疗扶正与攻毒兼顾,治以益气养阴,祛瘀化痰。药用黄芪、红景天健脾补气,天冬、麦冬、南沙参、北沙参润胃养阴,枸杞子、熟地黄、女贞子、墨旱莲、菟丝子滋补肝肾,丹参、当归、鸡血藤、红景天养血活血、化瘀通络,猫爪草、蜂房化痰散结、解毒消肿,复加补骨脂补肾壮阳,于阳中求阴,陈皮、苏梗理气健脾以防滋腻碍脾,白花蛇舌草、半枝莲、野葡萄根解毒抗癌。患者体力逐渐恢复时,攻补兼施,增加天龙、全蝎攻毒散结。诸药相合,既针对主要病机,又发挥中医药辨证论治之优势,起到事半功倍的疗效。

（王海波）

参考文献

[1] 白杨,曹珊,韩倩倩,等.中药复方抗食管癌研究进展[J].中国实验方剂学杂志,2022,28(13):277-282.

第五节　胃　癌

胃癌是源于胃黏膜上皮细胞的消化道恶性肿瘤,发病部位包括贲门、胃体、胃大弯、胃小弯、幽门等。临床表现类似于中医古籍中"胃反""反胃""翻胃"等病证描述。

一、概述

胃癌作为一种常见的消化道恶性肿瘤,目前已成为世界范围内的第三大癌症死因[1]。世界卫生组织国际癌症研究机构(IARC)公布的全球最新癌症数据表明,2022年中国胃癌新发及死亡病例数分别为35.87万及26.04万,均位居全部癌症新发病例及死亡病例的第5位及第3位。我国属于胃癌高发国家,2022年胃癌年龄粗发病率在男女性别中分别为34.20/10万和16.23/10万。

刘教授认为,中医药在延长胃癌患者生存期,改善生活质量及配合放化疗等其他治疗手段增效减毒方面发挥着举足轻重的作用。近期刘教授课题组收集了

2012 年 3 月至 2020 年 10 月当地多家医院的 2 136 例胃癌病例,开展的真实世界研究结果表明,辨证论治思想指导下的扶正清毒方药[2]配合现代中药制剂的中医药综合治疗能延长远处转移胃癌患者的总生存期。中医药作为胃癌综合治疗的重要组成部分,需贯穿胃癌治疗的全程始终,充分发挥中医药对各期胃癌及各阶段治疗时期的特色价值,守正创新,更好地服务于临床广大胃癌患者。

二、文献回顾

胃癌,谓"胃反""反胃""翻胃"等中医病名,起于临床症状描述,始见于《金匮要略·呕吐哕下利病脉证治》篇"朝食暮吐,暮食朝吐,名曰胃反"。明代赵献可在《医贯》一书中言:"翻胃者……朝食暮吐,暮食朝吐,或一两时而吐,或积至一日一夜,腹中胀闷不可忍,而复吐原物,酸臭不化,此已入胃而反出,故曰翻胃。"清代叶天士《临证指南医案》曰:"食不良久复出,或隔宿吐出者,名曰反胃。"胃癌的病因病机,散见于历代古籍中。元代朱震亨《丹溪心法》提到:"翻胃,大约有四:血虚,气虚,有热,有痰。"隋代巢元方《诸病源候论·胃反候》强调:"脏冷则脾不磨,脾不磨则宿谷不化。其气逆而成胃反也。"有关胃癌的治疗,历代医家均强调以仲景《伤寒论》"观其脉证,知犯何逆,随证治之"为绳墨规矩,明代张介宾在《景岳全书》中也强调:"治反胃之法,当辨其新久及所致之因……虚在上焦……若寒痰胜者,宜小半夏汤之类主之。虚在中焦……宜五君子煎,理中汤,温胃饮,圣术煎之类主之。虚在下焦……宜六味回阳饮,或右归饮之类主之……"

三、病因病机

刘教授认为胃癌的病因,内因不外乎悲愤气结、思虑伤脾、肝郁气滞、荣卫俱虚、血气不足等;外因多为六淫侵袭、纵食生冷、伤于酒色、顽痰恶阻等。关于病机,刘教授首重脾阳虚论断,认为胃部癌肿多为真火衰微,脾胃虚寒,火不暖土,寒凝毒聚而成。

1. 阳虚寒凝是始因

阳气多寡与生命长短有关,《素问·生气通天论》曰:"阳气者,若天与日,失其所,则折寿而不彰"。清代郑钦安认为:"可知阳者阴之主也,阳气流通,阴气无滞,自然百病不作,阳气不足,稍有阻滞,百病丛生。"《灵枢·百病始生》言:"积之始生,得寒乃成,厥乃成积。"上述均阐释了肿瘤的阳虚成因。刘教授认为,肿瘤本虚标实,本虚根于正阳亏虚,气化、温煦、推动无力,继则气机不畅,精血津液生成、敷布及排泄受阻,痰湿、食浊、瘀毒阻络,而成邪阴之标实。清代沈金鳌《杂病源流犀烛》言:"积聚癥瘕痃癖,因寒而痰与血食凝结病也。"肿瘤作为有形邪阴,可进一步阻滞阳气通达,日久局部变生瘀热,故在发病过程中常有局部实热与整体虚寒并见,即真寒假热的临床表现。胃癌成因源于真火衰微,脾胃虚寒,火不暖土,水寒土湿。隋·巢元方《诸病源候论·胃反候》强调:"脏冷则脾不磨,脾不磨则宿谷不化。其气逆而成胃反也。"

2. 癌毒鸱张为病理

癌与毒的关联始见于宋代杨士瀛《仁斋直指附遗方论》:"癌者上高下深,毒根深藏,穿孔透里",强调了癌是深藏毒邪所致。癌毒概念尚未统一,基于"种子土壤学说",刘教授以为癌毒种子体阴用阳,萌芽于寒湿坤土,沉伏隐匿,为有形邪阴,同时具有生长迅猛、易伤正气、易流注、易相兼为病等邪阳属性,故又为妄动相火。胃乃阳明燥土,坤土承载万物,以阳气为用,若脾肾阳虚,釜底无薪,化生无权,则气血乏源,脏腑虚损,六淫、虫毒、药毒、食毒等乘虚侵袭,脾胃升降气机失调、精血津液流通不畅、水谷糟粕停留蓄积,胶结缠绵变生癌毒,故胃之癌毒更易阳虚寒凝,兼夹痰浊、水湿、瘀热、食积等病理产物痹阻胃络。

四、刘延庆辨治特点

1. 扶阳祛毒是大法

鉴于胃癌寒凝毒聚病机,刘教授认为扶阳祛毒是根本大法。人身阳气有上、中、下三焦之分,心肺之阳位上,脾胃之阳安中,肝肾之阳居下[3]。肾阳为先天之阳,全身阳气之根,郑钦安谓:"唯此一丝真阳为人生立命之本。"肾阳真火,气化之本源,脾胃如釜,元阳为釜底之火。肾阳充足,三焦阳气才能正常气化、温煦,气血精津通畅无阻则无以形成癌毒。脾阳为后天之阳,源源化生以资全身,明代汪绮石在《理虚元鉴》中言"阳虚三夺统于脾",即阳虚成劳虽有夺精、夺火、夺气之异,但脾阳充旺,健运有权,则"三阳自泰,后天有继也"。故阳虚之治,在扶脾肾之阳,包括温中健脾、补肾助阳、回阳救逆、扶阳开窍、温化寒毒等具体治法。癌毒是阳气化功能减退,致使阴精无法畅达,停滞机体某处,而生成的"垃圾阴精",是阴成形太过的结果。现世医家多为癌毒实热表象所惑,重攻伐,一味以苦寒之品清热解毒、消癥散结,此为治标不治本,起初虽有疗效,久则耗伤阳气,癌毒无以震慑。《外科证治全生集》谓:"世人但知一概清火以解毒,殊不知毒即是寒,解寒而毒自化,清火而毒愈凝。"若时时顾护阳气,待阳气日渐充实,邪阴慢慢消散,气血一旦通畅,郁热自然消失。

2. 辨阳虚三焦部位

刘教授强调胃癌论治,当根据进食与呕吐间隔的长短明辨阳虚的三焦部位,方能谨守病机,各司其属。辨析要点为:若食入即吐,恶心泛泛,伴气冲胸膈,则为上焦阳虚;若食后片刻乃吐,则寒在中焦;若食后弥久方吐,则寒在下焦。明代张介宾《景岳全书》对此有详细阐释:"反胃一证,本属火虚……若寒在上焦,则多为恶心,或泛泛欲吐者,此胃脘之阳虚也。若寒在中焦则食入不化,每食至中脘,或少顷或半日复出者,此胃中之阳虚也。若寒在下焦,则朝食暮吐,暮食朝吐,乃以食入幽门内,火不能传化,故久而复出,此命门之阳虚也。"

3. 郁热痰瘀须兼顾

胃癌阳虚气化无权,加之癌毒滞络,易继发郁热、痰浊、瘀血等病理因素,与毒邪胶结,进一步耗伤正气。《卫济宝书》载"癌疾初发,却无头绪,只是肉热痛",《丹溪心法》言"凡人上、中、下有块者,多是痰",《医林改错》谓"结块者必有形之血也",分别强调了郁热、痰浊、瘀血对癌瘤形成的影响。刘教授认为胃癌之毒易附他邪,临证不可忽视,常以扶阳祛毒法为主,辅以顺气和中、清热解毒、活血化瘀、除痰散结等治法。如胸膈痞甚而翻胃,证属上焦阳虚气滞者,治以扶阳理气祛毒,合入丁沉透膈散或五膈宽中散以降逆平冲、理气宽中;见发热、口渴、舌红苔黄、脉弦数等症,证属局部郁热者,治以扶阳清热解毒,即应用细辛、桂枝辛温之品开郁荡结、托毒透邪的同时,配伍白花蛇舌草、藤梨根等清热解毒药以熄妄动相火;胃脘刺痛夜间尤甚,舌质紫暗或有瘀斑,脉细涩,证属瘀阻胃络者,治以扶阳活血解毒,加入膈下逐瘀汤、桃核承气汤或下瘀血汤等增强祛瘀之力;胃脘胀闷,苔白厚腻,脉濡滑,遍身结块,证属痰浊结聚者,治以扶阳化痰解毒,合入二陈汤燥湿化痰、理气和中,且入昆布、鳖甲、牡蛎等增强软坚散结之功。此外,若阳虚合并气虚津伤、精血阴亏等证,治疗当兼以益气生津、养血滋阴,谨守病机,以护周全。

五、刘延庆用药特点

刘教授论治胃癌常效法仲景,用桂枝、附子、干姜等温热药扶阳散寒。桂枝助阳化气、温通经脉、解表散寒,与细辛、麻黄相伍,取其宣发肺气、外透伏寒之功;与人参、黄芪、甘草相配,健脾补肺、振奋心阳,扶上焦之阳以助气血通畅,宣导阴邪。干姜温中散寒、回阳通脉、燥湿消痰,常合豆蔻仁、砂仁扶中焦之阳,兼以散寒化湿，温中止呕；与半夏联用，则辛开燥降，升清降浊，相辅相成。附子为纯阳之品，常合补骨脂、肉桂、肉苁蓉、菟丝子等扶下焦之阳以养先天，亦与干姜、大枣、人参等温补脾胃以助后天。刘教授抓住胃癌脾肾阳虚、癌毒盘踞的特征，常用桂枝汤、麻黄细辛附子汤等扶阳开窍，大小建中汤、理中汤等温中降逆，四逆汤、肾气丸、六味回阳饮等潜纳回阳，如此温补先后天阳气，则三焦冰释，真阳敷布，伏寒外透，癌毒消散。

癌毒具有"毒根深茂藏"的特点，虫类药作为血肉有情之品，其性峻猛、喜走窜，擅长入络搜毒。为加强药物直达病所，刘教授常根据胃癌病期及正邪强弱的不同应用虫类药物。胃癌早期，癌毒初成，阻滞络脉，然正气尚可，当以毒攻毒，选攻毒散结通络类，如壁虎、斑蝥、全蝎；胃癌中期，肿瘤不断消耗精血营养，加之手术、放化疗等对正气的攻伐，络脉空虚，瘤毒易于流窜，宜选搜风解毒通络类，如地龙、蜈蚣；胃癌晚期，形容枯槁，阴阳即将离决，癌毒鸱张，当以扶正为主，选补益培本通络类，如蛤蚧、冬虫夏草、龟甲等。由于毒生病络贯穿胃癌病程始终，络脉瘀滞是其重要特点，如无出血等禁忌证，间断应用活血解毒通络类虫药如水蛭、土鳖虫等，可改善络脉瘀滞的病理状态。

六、验案举隅

蒋某，女，52岁，2021年6月1日初诊。

【主诉】阵发性腹痛1月余。

【病史】患者2020年12月行腹腔镜辅助胃癌根治术，术后病理示：（胃）糜烂型腺癌Ⅱ级，灶区印戒细胞癌，癌组织侵及黏膜固有层与黏膜肌层交界处，未见脉管与神经侵犯，R0切除，未见淋巴结癌转移（0/19）。术后复查MRI示：肝内多发占位，结合病史考虑转移瘤。2021-1-21至4-11行奥沙利铂＋替吉奥化疗3程，复查CT示肝脏多发占位较前缩小，2021-5-21行经肝动脉栓塞化疗1次，复查MRI示肝脏多发占位较前略缩小。因肝功能损害未再行后续介入治疗。

【现症】时有腹痛，伴疲乏，口干，精神欠佳，纳谷一般，夜寐欠安，二便调，舌淡胖有瘀点，苔白厚，脉细弱。

【中医诊断】胃癌，证属脾胃虚寒，气滞血瘀。

【治法】扶阳温中，理气活血。

【处方】生黄芪40 g，人参15 g，熟地黄15 g，藤梨根30 g，红景天6 g，蜂房

20 g,野葡萄根 30 g,苏梗 10 g,谷芽 10 g,麦芽 10 g,丹参 15 g,白毛藤 30 g,焦楂曲 10 g,三棱 10 g,鸡血藤 30 g,徐长卿 30 g,炙甘草 3 g,莪术 10 g,红豆杉 3 g,延胡索 10 g,天冬 15 g,麦冬 10 g,制南星 15 g。14 剂。每日 1 剂,早晚分服。

2021 年 6 月 25 日二诊,患者药后腹痛见止,疲乏等减轻,获效守方,加鸡内金 10 g 增强健脾养胃、化食消积之力。

【随诊】患者 2021 - 8 - 3 至 2021 - 12 - 24 口服替吉奥化疗后未再行化疗、介入等治疗。一直坚持门诊服用中医药调治以善后,随访至 2023 年 5 月,工作生活恢复正常,临床好转。

◆ 按语

本例胃癌以腹痛为主症,机体整体为"虚",局部属"实",兼有"不荣则痛"及"不通则痛"的病理特点,四诊合参,辨其"脾胃虚寒、气滞血瘀"为主要病机,贯穿病程始终,方药上以扶阳温中,理气活血药物为主,其中生黄芪、人参甘温建中益气,熟地黄甘温养阴补血、阴中求阳,谷芽、麦芽、焦楂曲、鸡内金健脾助运、消食化积,与参、芪消补并用以通一身之阳。患者口干、脉细,有阴伤之嫌,予天冬、麦冬甘寒化阴、生津润燥。胃癌晚期,舌有瘀点,苔质白厚,虑其痰湿、瘀毒胶结且有化热之势,予徐长卿、苏梗祛风化湿、理气和胃,藤梨根、野葡萄根健胃解毒、清热利湿,丹参、鸡血藤养血活血、通络止痛。患者以腹痛为主诉,辨证应用延胡索、三棱、莪术破血行气消积以增强止痛之功,选药轻快灵活,药证合拍,效如桴鼓。

（侯 超）

参考文献

［1］ A. Thrift and H. El-Serag. Burden of Gastric Cancer ［J］. Clin. Gastroenterol. Hepatol., vol. 18, no. 3, pp. 534 - 542, 2020.

［2］ C. Hou, D. Yang, Y. S. Zhang, et al. Effect of Fuzheng Qingdu Therapy for Metastatic Gastric Cancer is Associated With Improved Survival: A Multicenter Propensity-Matched Study ［J］. Integr cancer therapies, 2021, 20.

［3］ 陈光顺,潘虹. 立足"阳主阴从"探析胃癌的辨治思路［J］. 新中医,2013,45(12):10 - 11.

第六节 大 肠 癌

大肠癌又称结直肠癌,即大肠黏膜上皮起源的恶性肿瘤,包括结肠癌与直肠癌,是常见消化道恶性肿瘤,常有排便习惯改变、腹痛、便血、腹泻便秘交替等临床表现,属于中医的"肠蕈""脏毒""肠癖""下痢"等病证。

一、概述

大肠癌属于消化系统常见的恶性肿瘤之一,近年来发病率有明显的上升趋势,且呈现越来越年轻化的特点。据统计,结直肠癌位居恶性肿瘤致死原因的第五位,发病率在我国以年均 4.2% 的速度上升。西医常用的治疗手段有手术、免疫治疗、化疗、放疗和靶向治疗等,尽管目前取得了一定的进展,但治愈率仍未达到满意水平,目前仍有 50% 的患者出现复发和转移。对大多数晚期患者来说,治疗的目的是延长生存期,提高生活质量。中医药在提高结直肠癌患者生活质量及延长生存时间等方面有一定优势[1]。

二、文献回顾

大肠癌的病因病机描述散见于历代古籍中。《景岳全书》指出:"饮食失节,起居不时,以致脾胃受伤,则水反为湿,谷反为滞,精华之气不能输化,致合污下降而泻利作矣。"《诸病源候论》曰:"肠蕈者,寒温失节,脏之气虚弱而饮食不消,聚结在内,染渐生长块段,盘牢不移动者是也。"《外科正宗·脏毒论》中有记载:"纵食膏粱,或兼补术,蕴毒结于脏腑,火热流注肛门,结而为肿。"《医林改错》中言:"气无形不能结块,结块者,必有形之血也。血受寒则凝结成块,血受热则煎熬成块。"金代窦汉卿《疮疡经验全书》谓"脏毒者……皆喜怒不测,饮食不节,阴阳不调,脏腑不和,……,或食五辛炙煿等味,蓄毒在内,流积为痈。"以上文献阐释了大肠癌病因的内外两方面,对于近代医家深入探讨大肠癌的病因病机具有一定的启发意义。

三、病因病机

刘教授认为结直肠癌是各种致病因素影响大肠正常的传导功能,湿热瘀毒蕴积于肠内,瘀结不通,日久变生而成。其病因主要有内外两方面因素,内因责之脾、胃脏气虚弱,外因强调湿热为患。

1. 脏腑虚损在脾胃

本病病位在大肠,与脾胃功能失调密切相关。脾主运化,胃主受纳,脾升胃降,共同调节机体对饮食的腐熟和运化。如脾胃受伤,或脾气亏虚,运化失司,则易致水湿内停,聚于大肠,与体内痰瘀交结,日久变生瘀毒而成本病,且容易出现淋巴结转移,脾胃弱则血生不足,肝失所养,易出现肝转移,脾胃虚弱则肺气不足,多见肺转移。《诸病源候论》曰:"肠覃者,寒温失节,脏之气虚弱而饮食不消,聚结在内,染渐生长块段,盘牢不移动者是也。"

2. 强调湿热为患,兼有气滞血瘀

大肠癌多因饮食不节,恣食肥甘厚腻,爱好辛辣炙煿或酗酒等,伤及脾胃,脾失健运,湿热内生,蕴结成毒,流注大肠。内因则由于七情内伤,脾失运化,肝失疏泄,气机不畅而成气滞,气为血之帅,气滞则血瘀,日久蕴结成肿块。清代高秉钧《疡科心得集》谓:"阴络伤则血内溢而便血,人惟醉饱房劳,坐卧风湿,生冷停寒,酒面积热,使阴络受伤,肠胃虚损,外邪得以乘之,以致营血失道,渗入大肠而下,久则元气愈陷,湿热愈深,而变为脏毒矣。"

四、刘延庆辨治特点

1. 健脾益气,调补气血

刘教授认为,大肠为脾胃所主,而脾胃为后天之本,气血生化之源,若脾胃之气衰败,则气血无以化生,患者体质屡弱,抗病能力下降,病情容易进展。在大肠癌的各个阶段,都应健脾和胃、调补气血,必要时兼以补肺气、养肝血、壮肾阳等,以延缓疾病进展,提高患者生活质量。尤其大肠癌病至终末期,出现脾肾阳虚、气血亏虚的正虚邪恋表现,如久泻久痢,面色苍白,形瘦乏力,或腰酸膝软,畏寒肢冷,腹部冷痛,喜温喜按,五更泄泻,舌淡胖或有齿印,舌苔薄白,脉沉迟或沉细等。此时应扶正为主,祛邪为辅,治以温补脾肾、补益气血为基本法则。

2. 清热利湿,理气活血,通腑散结

大肠癌初期多呈湿热内蕴,邪胜正不虚的状态,表现为腹痛、腹胀,大便滞下,里急后重,大便黏液或便下脓血,或大便难,胸闷,口渴,口苦口干,恶心,纳差,小便短赤,舌红,苔黄腻,脉滑数等,治以清利湿热、解毒散结为主。病情进展则兼夹气滞血瘀、癌毒内结的病机特点,表现为腹部刺痛或胀痛,痛有定处,腹部

可扪及肿块,便下黏液脓血,血色紫暗,伴里急后重,舌质暗红或有瘀斑,舌苔黄腻,脉弦数等,治以行气活血、解毒散结为主。大肠为六腑之一,"六腑以通为用""泻而不藏"是其生理特点,需要不断地传导和排泄,是个虚实更迭,动而不居的过程,宜通而不宜滞,大肠腑气传化受肺气肃降调控,肺失肃降则腑气难通,湿热瘀毒无以排泄,久而变生癌结肿块,临床多用通腑祛邪治法,具体包括理气祛湿、化瘀解毒、通腑泻浊等。

五、刘延庆用药特点

1. 辨证用药

脾胃虚弱者,慎用苦寒、滋腻之品,喜用四君子汤益气健脾;脾肾阳虚者,温肾健脾,祛湿散寒,方选参苓白术散合四神丸加减;肝肾阴虚者,滋补肝肾,养阴清热,方选知柏地黄汤加减;气血双亏者,补气养血,扶脾益肾,方选八珍汤合当归补血汤加减;气阴两伤者,生脉饮加减益气养阴;瘀毒内结者,方选下瘀血汤或膈下逐瘀汤加减化瘀解毒散结;湿热内蕴者,治以清肠泄热、祛湿止痢,方选槐角丸或白头翁汤加减。

清热利湿常用药有白头翁、马齿苋、凤尾草、败酱草、白花蛇舌草、藤梨根、半枝莲、七叶一枝花、红藤、土茯苓、白英等;祛痰化湿常用药有陈皮、半夏、胆南星、茯苓、夏枯草等;常用虫类药物有壁虎、土鳖虫、蜈蚣、全蝎等;理气常用药有大腹皮、厚朴、木香、佛手、枳壳等。

2. 辨症用药

心悸失眠者,酌加炒枣仁、柏子仁、远志等;大便带血者,酌加艾叶、白及、地榆炭、槐花炭、三七粉等;腹泻明显者,酌加补骨脂、赤石脂、瘪桃干等。

3. 常用药对

(1) 七叶一枝花、败酱草。

七叶一枝花、败酱草均性味苦寒,归肝经,皆有清热解毒,消肿排痈之效。七叶一枝花偏入心、肺经,兼能消肿止痛、凉肝定惊,《神农本草经》言其"主治惊痫,摇头弄舌,热气在腹中,癫疾,痈疮,阴蚀,下三虫,去蛇毒。"败酱草偏入胃、大肠经,长于消痈排脓,祛瘀止痛,临床上常与红藤、薏苡仁、桃仁、牡丹皮、大黄等配伍,用治肠痈。七叶一枝花、败酱草二者同用,相得益彰,清利湿热之力更强,可从根本上解决肠癌"湿热毒聚"之病机,且有消肿止痛、祛瘀排脓之功。

（2）野葡萄根、红藤。

野葡萄根、红藤两药均性平,归肝经,皆有清热解毒、活血消积之功。野葡萄根偏入下焦肾经,行血消积之力强,《分类草药性》言其"治痔疮,遗精白浊"。红藤偏入大肠经,兼有祛风止痛之功,《中药志》谓其"祛风通经络,利尿杀虫。治肠痈,风湿痹痛,麻风,淋病,蛔虫腹痛"。野葡萄根、红藤伍用相须,则清热解毒、活血消积之力[1]更强,用于肠癌血瘀热毒甚者,且有祛风通络之功。

六、验案举隅

张某,男,37 岁,2020 年 8 月初诊。

【主诉】大肠癌术后 5 月余,反复便溏 1 月余。

【病史】患者自 2019 年 4 月起经常出现黑便,经治未愈。2020 年 3 月于当地医院行 B 超检查发现右腹部实质肿块占位,即行剖腹探查,术中发现横结肠中段有 3 个约 4 cm×5 cm×5 cm 大小的肿块,横结肠系膜有 1 个约 1 cm×1.2 cm 大小的淋巴结,行阑尾切除及横结肠部分切除术;病理检查示"溃疡型黏液腺癌"。术后行化疗 4 个疗程(具体方案不详),胃肠道反应较明显,1 月前出现便溏,反复不愈,遂延请刘教授中医诊治。

【现症】大便溏薄,日行 3～4 次,粪色黄褐而臭,肛门灼热,神疲乏力,夜寐尚安,纳后胃脘不舒,腰膝酸软,舌质淡有齿印,苔黄腻,脉滑。

【中医诊断】肠癖,证属脾肾亏虚,湿热内蕴。

【治法】健脾补肾,清热祛湿。

【处方】生地黄 30 g,熟地黄 30 g,太子参 12 g,白术 9 g,茯苓 15 g,川石斛 12 g,八月札 15 g,红藤 15 g,菝葜 30 g,野葡萄根 30 g,川黄连 5 g,苏叶 9 g,生薏苡仁 30 g,怀山药 30 g,乌梅 9 g,木香 9 g,鸡内金 12 g,谷芽、麦芽各 30 g,菟丝子 12 g,补骨脂 12 g。14 剂,水煎服,早晚分次温服。

【随诊】患者服药 14 剂,诉每日大便次数减少,无胃脘不适,纳食增加。原方续服,1 月后,大便恢复正常,纳食正常,体重增加。继续以上方为基础随证加减,症情稳定,多次复查未见复发和转移。

◆ 按语

本例患者为中青年男性,此年龄段患大肠癌,常因寒温失调,饮食不节,或酗酒厚味,或饮食不洁,损伤脾胃,运化失司,湿热内生,热毒蕴结,流注大肠,蕴毒结于肠结而为肿,或因忧思伤脾,郁怒伤肝,肝气郁结,横逆犯脾,致脾胃虚弱;或因脾胃素虚,运化失司,痰湿内生,留滞肠道,湿热邪毒蕴结,浸淫肠道,气血不畅而气滞血瘀,积结成块。此外,患者经过肿瘤的手术及化疗,脾肾功能受到进一步伤害。因而,对该病患而言,湿热为病之标,故有粪色黄褐而臭,肛门灼热,舌苔黄腻,脉滑之症。脾肾亏虚为病之本,而有脾虚失摄,血不循经之便血,脾虚湿盛之便溏,以及神疲乏力,纳后胃脘不舒,腰膝酸软,舌质淡有齿印等脾肾亏虚表现。因而遣方用药时当谨守病机,权衡利弊,始终注意保护患者的胃气,治以健脾补肾,清热祛湿。药选太子参、白术、茯苓、木香、生薏苡仁、怀山药健脾祛湿,熟地黄、怀山药、补骨脂、菟丝子温肾益精,川黄连、红藤、菝葜、野葡萄根清热利湿,活血解毒,复加生地黄、川石斛养阴生津,八月札、苏叶疏肝理气、活血消肿,鸡内金、谷芽、麦芽健脾消食,乌梅涩肠止泻。全方攻补兼施、温清并用、补涩兼施,切合病机,故取得较好疗效。

(褚泽文)

参考文献

[1] 任凤梅,杨超,曾晶晶,等.薯蓣丸调控 M1/M2 型肿瘤相关巨噬细胞极化抗大肠癌进展的作用机制[J].中国实验方剂学杂志,2023,29(13):20-26.

第七节　肝　癌

原发性肝癌是指起源于肝细胞或肝内胆管上皮细胞的恶性肿瘤。发病时常见的临床表现有诸如上腹癥块、胁痛、黄疸、腹水等。可与中医的"肝积""胁痛""黄疸""积聚""臌胀""癥瘕"等互参。

一、概述

肝癌是全球最常见的恶性肿瘤之一,其发病率居所有恶性肿瘤的第 6 位,病死率居第 4 位[1]。我国肝癌大多在慢性肝病或肝硬化基础上发展而成,具有起病隐匿、潜伏期长、高度恶性、进展快、侵袭性强、易转移、预后差等特点[2]。肝癌缺乏特异性症状,当临床症状明显时,病情大多已进入中晚期,单一治疗手段疗效有限,易出现肿瘤的复发转移,5 年生存率不理想,总体预后较差,因此在治疗上强调多学科综合治疗模式,以期改善患者生存质量、延长生存期。

刘教授认为,部分中晚期肝癌患者在确诊时就不再适宜手术根治治疗,放、化疗等又有明显的毒副作用,且患者机体长期与癌瘤抗争,消耗日久,正虚之体,难耐峻猛攻伐之品,而中医中药在预防肿瘤发生、减轻患者痛苦、减少复发转移、延长生存期等方面具有独特优势。中医中药通过扶正祛邪、增效减毒,在肝癌不同阶段和程度上加强手术和现代医学局部治疗的疗效以提高远期效果。对于不符合手术适应证或对现代医学治疗不耐受的患者,中医治疗可减缓其病情的发展、延长生存时间,争取带瘤生存。对于终末期的肿瘤患者,中医治疗可改善患者的临床症状、提高生活质量[3]。中西医结合治疗取长补短,充分发挥各自作用,为肝癌的治疗提供了更加可靠有效的手段和途径。

二、文献回顾

中医古籍中无肝癌病名,但中医学对肝癌的认识渊源日久。积,堆积、积块也,为有形块物,长在肝内者为"肝积"。肝积病名散见于古籍文献中,如《灵枢·五变》曰"恶则邪气留止,积聚乃伤";《难经·五十六难》曰"肝之积名曰肥气,在左胁下";《诸病源候论》载"诊得肝积,脉弦而细,两胁下痛","癥者,由寒温失节,致腑脏之气虚弱,而饮食不消,聚结在内,盘牢不可移动者,是癥也,言其形状可征验也。若积引岁月,人即柴瘦,腹转大,遂致死"。《济生方》言"肥气之状,在左胁下,大如覆杯,肥大而似有头足,是为肝积";《灵枢·水胀》谓:"腹胀身皆大,大与肤胀等也,色苍黄,腹筋起,此其候也"。《圣济总录》云"心间烦闷,腹中有块,痛如虫咬,吐逆喘粗,此是血黄","积气在腹中,久不瘥,牢固推之不移者,癥也,饮食不节,致脏腑气虚弱,饮食不消,按之其状如杯盘牢结,久不已,令人身瘦而腹大,至死不消"。

三、病因病机

刘教授认为肝癌的病因,不外乎正虚与邪实两个方面。清代《外证医案汇编》云:"正气虚则成岩。"当人体正气不足,难以御邪时,易为邪气所侵,即"邪之所凑,其气必虚"。因而正虚是癌病产生的内在因素。清代王清任言"诸病之因,皆由血瘀",瘀为疾病产生的重要因素,刘教授认为肝癌的成因离不开毒,如湿热之毒、瘀结之毒,由瘀到毒再到瘀毒是一个量变到质变的过程,因瘀致毒,因毒生瘀,瘀为常,毒为变,瘀是毒形成的基础,毒为瘀的发展和转归[3]。瘀久化毒,久毒致瘀,毒瘀互结,更加重本虚,最终正气亏虚,而致瘀毒缠绵,化生变证,终成癥积。

四、刘延庆辨治特点

1. 扶正抑癌为本，兼顾理气活血

肝癌病理属性总属本虚标实,正虚为疾病发生之本,故扶正抑癌为根本大法。肝恶性肿瘤多为脾胃虚弱,而致毒邪入侵,变生疾病。足太阴脾经与足阳明胃经相互联络,互为表里。胃主通降,以降为和,脾主升清,若脾胃升降失常,则气血生化无源,治疗时当重视调理脾胃,扶助正气,使人体自身发挥抗邪之力。此外,大部分肝癌的患者表现为气滞血瘀证,早期以气滞为主,随着病情进展,血瘀征象加重,在治疗时兼顾理气活血,祛瘀生新,恢复气血运行,助力抗邪。

2. 瘀毒互结，久病入络，治当祛瘀化毒，通络解毒

肝癌系瘀毒互结所致,瘀久化毒,久毒致瘀,故祛瘀不化毒,则瘀之源不去,化毒而不祛瘀,则毒无出路以退。肝病病程缠绵,迁延日久,正如叶天士《临证指南医案》所言:"初病在经,久病入络",病邪深入,血络受病,故肝癌病位在肝络,治疗上当通络解毒。

3. 中西结合，效用尤佳

对肝癌患者而言,手术仍是治疗的首选方案,术后根据具体情况选择相应的放化疗方案为其常规手段,靶向治疗、免疫治疗等在临床应用愈加广泛。然在过去西医的治疗核心是最大限度地清除患者肿瘤负荷,虽能使癌瘤变小或者消失,但肝癌的"痰毒瘀浊"仍然存在,"癌瘤者,非阴阳正气所结肿,乃五脏瘀血浊气痰滞而成"。术后辅以中药调理,旨在改善肿瘤微环境,去除肝癌代谢产物。中西医结合在改善肝癌患者临床症状、减轻痛苦、提高患者生活质量方面具有独特优势。

五、刘延庆用药特点

1. 芪参扶正，草莲解毒，虫藤通络，活血化瘀

刘教授在治疗肝癌时,因人制宜,辨证施治,扶正与祛邪相结合,兼顾理气活血,瘀毒互结,必当祛瘀化毒,病位在络,尤重通络解毒,络之为病,非虫蚁搜剔不能至,非藤络不能达,非辛散不能透,此乃刘教授用药之心得。

2. 常用辨证用药

刘教授常用补益类中药有黄芪、党参、熟地黄、丹参等。常用药对为黄芪与熟地黄:黄芪补气健脾、生津养血、行滞通痹,熟地黄补血养阴、填精益髓,现代药理研究证明,黄芪的抗肿瘤作用表现为抑制肿瘤细胞、抗肿瘤细胞转移、抗血管新生和免疫调节,熟地黄的抗肿瘤作用表现为抑制肿瘤细胞和增强免疫作用。黄芪偏于阳而补气,熟地黄偏于阴而滋阴,二药相合,一阳一阴,相互为用,共奏滋阴补气之功。

清热解毒抗癌类中药有:白花蛇舌草、半枝莲、败酱草、鱼腥草等。常用药对为白花蛇舌草与半枝莲:白花蛇舌草、半枝莲均性味苦寒,均有清热解毒、利水渗湿的功效,皆是常见的抗肿瘤中药,白花蛇舌草兼有凉血解毒消痈之效,尤擅治疗胃肠道肿瘤及肺部肿瘤,半枝莲偏入肺、肝、肾经,兼有散瘀止血之效,两药合用,相须配伍,优势互补,互相促进,既能增强清热解毒、利湿抗癌疗效,又有散瘀消痈、凉血止血之功。

活血化瘀类中药有:全蝎、僵蚕、蜈蚣、地龙、鸡血藤、红花等。常用药对为全蝎与僵蚕:全蝎、僵蚕均归肝经。二药均善走窜搜剔,能除入络之风痰邪毒,合用则祛风涤痰、息风止痉功效增强。且全蝎辛温燥烈,走窜性猛,行表达里,无所不至;而僵蚕气味俱薄,能升能降,升则可入肺,降则可入肝。全蝎得僵蚕则搜风涤痰效果增强,僵蚕得全蝎则活血通络、解毒散结效果增强,二药相须为用,其效力相得益彰。

六、验案举隅

验案一

游某,男,64岁,2020年11月17日初诊。

【主诉】肝细胞肝癌靶向治疗后3月,腹胀便溏1周。

【病史】患者3月前超声体检无意中发现右肝直径7cm低密度病灶,后完善CT增强扫描及血清AFP检查诊断为肝细胞肝癌,因门静脉主干癌栓及肝门部肿大淋巴结,未行手术治疗,予仑伐替尼12 mg qd靶向治疗。1周前出现腹胀、便溏等不适,反复不愈,故延请刘教授诊治。患者既往乙型病毒性肝炎26年,饮酒史数十年,已戒。

【现症】面色黧黑少华,精神欠佳,声低气短,寡欢易怒,纳呆,腹胀便溏,食后尤甚,口苦口干不欲饮,小便短赤,夜寐易醒,舌苔黄腻,舌质暗红,舌底络脉瘀张。脉弦细涩。

【中医诊断】肝积,证属肝郁脾虚,湿热瘀阻。

【治法】疏肝健脾,清热祛湿,化瘀解毒。

【处方】逍遥散主方加减。

柴胡 15 g,茯苓 20 g,白术 20 g,当归 20 g,白芍 30 g,厚朴 15 g,佛手 15 g,苏梗 15 g,薏苡仁 30 g,山楂 30 g,神曲 20 g,地龙 30 g,全虫 8 g,鸡血藤 30 g,白花蛇舌草 30 g,半枝莲 30 g,生黄芪 30 g,甘草 8 g,生姜两片。14 剂。每日 1 剂,早晚分服。

2020 年 12 月 3 日二诊,患者药后纳食增加,腹胀减轻,无明显口苦,睡眠明显改善,获效守方,原方继进。三诊后患者临床诸症较前明显改善,精神状态较佳。一直坚持门诊服用中药。目前尚在治疗随访过程中。

◆ 按语

　　中老年肝癌患者,有寡欢易怒,纳呆腹胀,大便溏薄,声低气短等肝气郁结、脾气虚弱表现,基本病机为肝郁脾虚。肝体阴而用阳,与脾、肾、胆关系密切。肝藏血而以疏泄为用,肝气条达,气机通畅,五脏乃和,六腑则安。外感六淫或七情内伤,致肝气郁结,疏泄无权,则脏腑经络失调,气机不畅,造成气滞血瘀,邪毒结聚成块,日久成积。脾为后天之本,脾气健运,需要肝气调达,肝郁化火,木旺克土,横犯脾胃,必致脾虚。患者嗜好饮酒,感染乙型肝炎病毒多年,酒虫之毒为湿热邪气,经年累月蛰伏肝络,导致气血津液的疏泄失常,隧道堵塞,化生癌毒,内蕴日久则湿热瘀毒并聚,耗损正气,故见面色黧黑少华,精神欠佳,口苦口干不欲饮,小便短赤,舌苔黄腻,舌质暗红,舌底络脉瘀张,脉弦细涩等湿热瘀阻及正气亏虚之象。针对患者肝郁脾虚,湿热瘀阻的病机,治以疏肝健脾,清热祛湿,化瘀解毒,方选逍遥散为基础方疏肝健脾,其中当归、白芍养肝血、柔肝阴,柴胡疏肝理气,茯苓、白术健脾渗湿燥湿,厚朴燥湿除满消胀,佛手加强疏肝和胃化痰之力,酌加黄芪健脾利水消肿,苏梗、薏苡仁健脾理气化湿,山楂、神曲健脾消食,针对湿热瘀结的病理状态,药选白花蛇舌草、半枝莲清热解毒祛湿,地龙、全虫化瘀通络、攻毒散结。总体来说,治疗肝癌定不能图一时之快攻邪而不扶正,扶正时亦不可遗忘正之所伤乃癌毒盘踞日久。扶正祛邪需谨守透络祛邪。辨证用药需时刻关注患者的主观临床症状。

验案二

张某,男,60岁,2015年2月26日初诊。

【主诉】肝细胞肝癌术后2年余,颌下淋巴结肿胀3天。

【病史】患者2012年7月2日因门诊体检发现肝占位,诊断为"1. 肝占位:原发性肝癌? 2. 肝硬化"于当地医院住院治疗,住院期间查上腹部CT示:肝右前叶肿块,门脉增粗。2012年7月10日行右肝部分切除术,术后病理示:肝细胞性肝癌,中分化,周围肝组织有结节性肝硬化形成趋势。3天前出现颌下淋巴结肿胀,门诊B超示颌下两枚肿大淋巴结,大小分别约25 mm * 10 mm及24 mm * 11 mm。遂延请刘教授中医药诊治。既往有多年慢性乙型病毒性肝炎及肝硬化病史。

【现症】精神欠佳,面色少华,形体消瘦,双侧颌下淋巴结肿胀不适,纳寐尚可,二便调,舌淡暗苔白厚,脉弦细。

【中医诊断】肝积,证属肝肾阴虚,痰湿瘀阻。

【治法】滋补肝肾,祛痰除湿,化瘀解毒。

【处方】生黄芪30 g,全蝎10 g,猫爪草30 g,浙贝母15 g,炙甘草3 g,熟地黄15 g,三棱10 g,夏枯草30 g,七叶一枝花30 g,丹参15 g,莪术10 g,山慈菇30 g,枸杞子10 g,红花10 g,石见穿30 g,八月札30 g,黄连2 g,当归10 g,生鳖甲20 g(先煎),制香附10 g,红景天6 g,蜈蚣3条,制南星15 g,菟丝子15 g,昆布15 g。14剂,每日1剂,早晚分服。

2015年3月19日二诊,患者药后病情平稳,精神好转,纳寐正常,颌下淋巴结大小稳定,舌淡暗,苔白厚,脉细弦。前方加天龙15 g,因山慈菇、七叶一枝花缺药,改用虎杖30 g,续服14剂。

2015年4月2日三诊,患者出现右上腹隐痛,MRI检查示:肝多发囊肿。患者纳谷尚可,夜寐稍差,二便如常,舌淡紫苔薄白稍腻,脉细弦,前方加川朴10 g,续服14剂。

2015年4月23日四诊,患者精神好转,下颌部肿胀减轻,纳谷尚可,夜寐佳,二便正常,舌淡苔薄白,脉细弦,前方加拳参30 g。

患者坚持中药调治至2019年3月,诉精神可,纳寐正常,MRI检查示肝脏病灶稳定。CEA:3.71 ng/mL,AFP:2.25 ng/mL。随访至2022年3月,患者尚健在。

◆ 按语

　　肝癌久病常有肝血不足、肾阴亏虚的病机特点。肝体阴而用阳,以血为体,以气为用,肝病应注重养血以柔肝缓急。肝肾乙癸同源,养肝不忘补肾,子母同调可事半功倍,因而养肝血的同时常合入补肾益精之品。患者为中老年男性,感染乙型肝炎病毒并患有肝硬化多年,湿邪虫毒长期郁结肝络,肝气失于疏泄,横逆犯脾,脾运化失职,痰浊内生,助长湿邪,加之久病成瘀化毒,暗耗肝肾之阴,阴损及阳,故见精神欠佳,面色少华,形体消瘦,双侧颌下淋巴结肿胀不适,舌淡暗苔白厚,脉弦细等肝肾阴虚、痰湿瘀阻的表现。治以滋补肝肾,祛痰除湿,化瘀解毒。药选熟地黄、枸杞子、当归、鳖甲、菟丝子养肝血、滋肾阴;红景天、生黄芪益气健脾,补气生津;八月札、制香附疏肝理气、活血通经,另有引经报使之能;三棱、莪术、红花、丹参、蜈蚣、全蝎破血行气,攻毒消积;猫爪草、浙贝母、制南星、夏枯草、昆布化痰散结;山慈菇、石见穿、七叶一枝花、黄连等清热解毒、活血化湿。全方标本兼顾,随症加减,故有良效,患者获得长期生存。

(陈　珏)

参考文献

[1] Siegel R L, Miller K D, Fuchs H E, et al. Cancer Statistics [J]. CA Cancer J Clin, 2021,71(1):7 - 33.
[2] 郭若闻,杨森,曹林,等.原发性肝癌的中西医结合治疗进展[J].中西医结合肝病杂志, 2019,29(06):573 - 576.
[3] 钟霞,焦华琛,李运伦,等.瘀毒概念探微[J].中华中医药杂志,2019,34(06):2377 - 2380.

第八节　胰　腺　癌

　　胰腺癌是指起源于胰腺导管上皮及腺泡细胞的恶性肿瘤。古代医籍文献中并无明确的"胰腺癌"之名,但是结合中医经典论述和现代临床表现以及现代医学的生理病理,可将胰腺癌归属于"心积""脾积""癥瘕积聚""黄疸""腹痛""痞块"的范畴[1]。

一、概述

胰腺癌是一种恶性程度极高的消化系统实体肿瘤,发病率在世界范围内呈持续上升的态势[2,3]。胰腺癌起病隐匿,缺乏特异性的临床症状和体征,早期诊断困难,当出现明显症状时大多已进入晚期,由于治疗效果差,且进展快,易发生早期转移,预后极差。

刘教授认为,因胰腺位置及功能的特殊性,手术、放化疗等治疗方案对大部分患者效果欠佳,故中医药治疗成为胰腺癌防治的重要方法。在诊疗过程中,立足整体观念,根据患者的不同症状进行辨证论治,因人因证施治,既能起到增效减毒的作用,又可在改善患者的痛苦症状、提高患者生活质量、延长生存期上发挥重要作用,配合现代医学的治疗手段协同增效,防止复发,为胰腺癌患者带来了极大的生存希望。

二、文献回顾

《难经·五十五难》云:"积者,阴气也,其发有常处,其痛不离其部,上下有所终始,左右有所穷处。"指出了固定疼痛是积证的表现。《难经·五十六难》曰:"心之积,名曰伏梁,起脐上,大如臂,上至心下。久不愈,令人病烦心……脾之积,名曰痞气,在胃脘,覆大如盘。久不愈,令人四肢不收,发黄疸,饮食不为肌肤。"分别指出"伏梁"属心之积证,"痞气"属脾之积证。"伏梁"的固定疼痛源于脐上至心下有长条形包块,此类似于胰体尾癌或囊腺瘤,多表现为上腹部巨大结块,即"起脐上,大如臂",或并发假性囊肿,或出现腹腔播散、转移的情况;而"痞气"的固定疼痛是因为胃脘部有圆形盘状积气,类似于胰头癌,多伴有黄疸、脂肪泻和体重减轻等表现,此即所谓"发黄疸""饮食不为肌肤"。

三、病因病机

因中医古籍中无确切胰腺癌之名,在胰腺癌的认识上应从"胰属脾"[4]的观点论治。《难经·四十二难》曰:"脾重二斤三两,扁广三寸,长五寸,有散膏半斤,主裹血,温五脏,主藏意",王清任《医林改错》又言:"脾中有一管,体象玲珑,易于出水,故名珑管","散膏""珑管"均指现代医学之胰腺。历代经典原文可见,脾胰为一个脏器,胰腺对应于传统五脏中的脾。刘教授赞同"病位在胰,其属为脾"[5]的观点,认为胰腺癌的发病是由于脾气亏虚,痰湿内生,加以七情内伤,饮食不节等,而致肝脾不和,土虚木郁,气滞血瘀,痰湿阻遏,日久化热,胶结成积,积而难去,更伤正气,变生癌毒,浸淫蔓延,发为胰腺癌。

四、刘延庆辨治特点

1. 健脾和胃,扶正祛邪

从"胰属脾"观点来看,胰腺癌本质上属于脾胃病范畴,为脾胃损伤、癌毒侵犯所致的恶性病变。肿瘤病理属性总属本虚标实,其中脾胃亏虚为本,癌毒侵犯为标,如李东垣所言"饮食劳倦而胃气元气散解,不能滋荣百脉,灌溉脏腑,卫护周身""脾病,当脐有动气,按之牢若痛,动气筑筑然,坚牢如有积而硬,若似痛也,甚则亦大痛,有是则脾虚病也"。故在治疗上当以脾胃为本,扶正与祛邪相结合。

2. 宣畅气机,行气通腑

胰腺在生理功能上属腑,病理以"腑病多实"为特点,腑实宜泻,"六腑以通为用,以降为顺,降中寓升"。此外,"心积""脾积"属积证,有形之积源于无形之聚,《素问·至真要大论》言"坚者削之,结者散之",故在治疗上应以宣畅气机之升降出入为要,以行气通腑。

五、刘延庆用药特点

刘教授认为胰腺癌病位在脾,病机总属本虚标实,病理因素为痰、瘀,还与气滞、湿、热、水停有关。中医治疗当考虑辨证论治与整体观念相结合,立方遣药,知常达变,随证化裁,除了扶正抑癌的中药如黄芪、党参、白术、薏苡仁、白扁豆、藤梨根、白毛藤、蛇六谷、漏芦、八月札等,还当考虑化痰散结类中药,如半夏、瓜蒌、南星、夏枯草、猫爪草等以化痰软坚散结。常用药对有:黄芪-白术、薏苡仁-白扁豆、藤梨根-白毛藤等。

1. 黄芪、白术

黄芪、白术两药均味甘、性温,同入脾经,黄芪甘而微温,健脾补中、升阳举陷、利水消肿、托毒生肌;白术甘苦而温,健脾益气、燥湿利水、止汗、安胎。黄芪健脾补中,白术燥湿培土,两药相须,健脾燥湿之效更著;黄芪既能补气健脾,又能利水消肿,标本兼顾,为治气虚水肿之要药,白术有燥湿利尿之功,如《珍珠囊补遗药性赋》谓之:"利水道有除湿之功"。二药配伍相辅相成,相得益彰。

2. 薏苡仁、白扁豆

薏苡仁、白扁豆均味甘,归脾、胃经,两者配伍使用可增强健脾祛湿、益气温阳的功效,李东垣曰:"内伤脾胃,百病由生"。肿瘤的发病机制多认为是正气不足,癌毒内侵,常表现为正虚邪实,可由脾虚失运,导致脾气不足,后天亏虚。同时脾失健运可引起痰湿内蕴,长期积于体内,可化为癌毒,最终转化为肿瘤。现代药理研究表明,两药均有抗肿瘤,提高机体免疫力的作用,两者配伍使用可增强抗肿瘤的作用。

3. 藤梨根、白毛藤

藤梨根、白毛藤均能清热解毒、利湿抗癌,藤梨根兼能祛风除痹,白毛藤则能活血通经,散瘀止痛。二者配合,清热解毒、利湿消癥之力更强,实验研究证明二药适宜于消化道肿瘤,在杀伤细胞、诱导细胞凋亡、增强免疫等方面有共同的抗癌机制。

六、验案举隅

朱某,女,67 岁,2019 年 6 月 3 日初诊。

【主诉】胰头癌术后化疗后 4 周。

【病史】患者 3 月前出现进食后腹胀,稍劳作后即感乏力。在当地医院体检查全腹部 CT 提示胰头部占位,病灶有强化现象,血清 CA199 729 U/L。考虑胰头癌,后在江苏省人民医院行手术治疗,术后病理确诊为胰腺癌,行辅助化疗四周期。因乏力、腹胀不适延请刘教授诊治。

【现症】面色少华,精神欠佳,乏力,进食减少,食后上腹胀痛,以胀为甚。大便偶有溏薄,小便调,舌质淡红,苔薄白微腻,脉大濡细。

【中医诊断】胰积,证属脾气不足,痰湿内蕴。

【治法】健脾益气,祛痰除湿。

【处方】陈夏六君子汤加减。

陈皮 10 g,法半夏 15 g,人参 10 g,炒白术 15 g,茯苓 15 g,川厚朴 15 g,白芍 30 g,蛇六谷 30 g,山楂 15 g,八月札 30 g,炙甘草 6 g。14 剂。每日 1 剂,早晚分服。

2019 年 6 月 17 日二诊,患者药后上述症状减轻,原方更进维持,目前随访病情稳定。

◆ 按语

　　胰腺按照功能比类,当属于中医的脾范畴。脾虚是胰腺癌患病的根本,气机不畅、脾虚湿困是胰腺癌首要病因。外感六淫、饮食不节或过食厚味,内伤情志失调,七情伤肝,肝气郁结,肝郁气滞,气化不利,均可导致脾失运化,脾湿困脾,肝胆气机受阻,脏腑失和,郁久化热,湿热蕴结,气滞致血瘀,久之血瘀痰结成块,形成肝脾瘀结,日久成毒,痰、热、毒、瘀相互交阻,熏蒸肝胆,而发黄疸,形成癥瘕,因而胰腺癌主要病机系脾虚湿困。胰腺癌的中医药维持治疗更多的要重视脾的运化功能的调理,注重益气行气、化湿祛湿、化瘀祛毒。毒因湿聚瘀阻而生,因此要寓祛毒于化湿祛瘀之中,气壮则湿不易聚而瘀不易留,湿去瘀消则毒无盘踞之根。患者为中老年胰腺癌女性患者,症见面色少华,精神欠佳,乏力,进食减少,食后上腹胀痛,以胀为甚。大便偶有溏薄,苔薄白微腻,脉大濡细等,均为脾虚湿困之证,故治以健脾益气,祛痰除湿,方选陈夏六君子汤加减。方以四君子汤益气健脾,脾气健运则气行湿化,以杜生痰之源,重用白术,较四君子汤燥湿化痰之力益胜,半夏、厚朴辛温而燥,为化湿除满之要药,并善降逆和胃止呕,陈皮既可调理气机以除胸脘痞闷,又能止呕以降胃气,还能燥湿化痰以消湿聚之痰,所谓"气顺而痰消",酌加蛇六谷化痰散积,行瘀消肿,八月札活血止痛,疏肝理气。

（陈　珏）

参考文献

[1] 花永强,刘鲁明,陈震,等.胰腺癌中医证治理论体系的现代认识[J].中国中西医结合杂志,2019,39(01):107-110.

[2] 杨尹默,田孝东.中国胰腺癌诊治指南(2021)[J].中国实用外科杂志,2021,41(07):725-738.

[3] Chen X, Yi B, Liu Z, et al. Global, regional and national burden of pancreatic cancer, 1990 to 2017: Results from the Global Burden of Disease Study 2017 [J]. Pancreatology, 2020,20(3):462-469.

[4] 韩尽斌,曹振东,刘巧丽,等.从"胰属脾"谈胰腺癌的病机要素[J].中华中医药学刊,2018,36(09):2086-2088.

第九节 肾 癌

肾癌是指起源于肾小管上皮细胞的恶性肿瘤。祖国医学文献中没有肾癌的病名，但类似肾癌的记载多见于"尿血""腰痛""肾积""瘤积""中石疽"等多种疾病。

一、概述

肾癌可发生在肾实质的任何部位，尤其以肾上下极多见。其病理类型主要有透明细胞癌、乳头状腺癌、混合性腺癌、肉瘤样肾癌、颗粒细胞癌和未分化癌等，其中以透明细胞癌最常见。肾癌发病率占泌尿系统肿瘤第三位，仅次于前列腺癌及膀胱癌。在世界范围内，肾癌的发病率约占成人恶性肿瘤的 3%，其分布具有明显的地域差异，北美、西欧等西方发达国家发病率较高，而非洲及亚洲等发展中国家发病率较低。

肾癌的早期治疗方式以手术切除为主，预后较好。但由于肾癌早期症状不明显，大部分患者出现明显症状时已达中晚期，无手术指征，即使能够手术，术后仍有复发或转移的风险[1]。肾癌对放化疗均不敏感，中晚期肾癌治疗方案主要为细胞因子治疗和靶向治疗，但由于原发耐药和继发耐药的存在，使用靶向治疗的晚期患者总疗效欠佳，且存在一定的毒副作用。

二、文献回顾

肾癌主要症状有尿血、腰痛和腹部包块，而《黄帝内经》中对肾癌三种症状的病因病机均有叙述。其中尿血见于《素问·四时刺逆从论》之"涩则病积溲血"；腰痛见于《素问·脉要精微论》之"腰者，肾之府，转摇不能，肾将惫矣"；腹部包块见于《素问·百病始生》之"其著于膂筋，在肠后者，饥则积见，饱则积不见，按之不得。其著于输之脉者，闭塞不通，津液不下，孔窍干壅"。《金匮要略》曰："热在下焦者，则尿血，亦令淋秘不通"；"肾着之病，腰以下冷痛，腹重如带五千钱。"《丹溪心法》之"腰痛主湿热，肾虚，瘀血，挫闪，有痰积"，指出了腰痛有肾虚、瘀血、湿热、痰积之说，也为肾癌的辨证奠定了基础。

三、病因病机

刘教授认为在肾癌的病因病机中,脾肾虚当先为本,湿瘀毒结聚为标。

1. 肾虚是肾癌发生的主要内因

《素问·刺法论》有云"正气存内,邪不可干",《素问·评热病论》中亦云"邪之所凑,其气必虚",癌之所成皆以正虚于内。肾癌病位在肾,肾主水,为先天之本,如若肾阳亏虚,膀胱气化不足,则水湿不化,湿毒由生,继而气血凝结,痰瘀互结,化而为癌;又若肾阴不足,肾阳无以制,化而为火,相火妄动,灼伤络脉,日久生变,酿之成癌。

2. 脾肾失司是肾癌发生发展的重要病机

金代李东垣有云"内伤脾胃,百病由生",明代张景岳也在《景岳全书》中指出"凡脾胃不足及虚弱失调之人,多有积聚之病"。脾为后天之本,若中脏虚弱,气血津液生化乏源,致使肾气肾精亏虚,肾阳失制,烧灼肾络,加之脾不统血,故出现尿血;而脾虚湿泛,肾虚湿不能化,湿郁久化热,迫血妄行,进而加重尿血。腰为肾之府,脾肾不足,无以濡养肢体经络,不荣则痛;且虚久必瘀,瘀血阻络,不通则痛,故发作为腰痛。脾肾内虚,气血运化失司,湿、瘀、毒不得驱于体外,三者搏结于下,聚于肾府,故化为包块。

3. 湿瘀毒结聚是肾癌发生发展的核心途径

湿性重浊趋下,湿邪聚于体内,阻塞脉络,故气血不畅,瘀血内停,积久成形,是谓"伏毒"。外感六淫,七情内伤,劳欲过度,致使脾肾失司,气机失调,化而为湿,聚而为痰,郁久为瘀,痰瘀互结,日久成积,是谓"郁毒"。毒邪伏郁于内,脏腑机体功能失常,蓄毒日久不化,气血津液不得正常输布代谢,滞留体内,继而化湿成瘀,形成恶性循环。

四、刘延庆辨治特点

刘教授认为中医药在肾癌诊疗的过程中,有减轻症状、保护肾功能、提高生活质量、延长生存期等一系列优势。当本着急则治其标、缓则治其本的原则,根据患者具体情况,结合其所处分期和现行治疗手段,辨证施治。

1. 早期宜益气养阴,清热利湿

肾癌病位在肾,肾为五脏主,肾虚则他脏虚,肾安则他脏安。肾癌早期,肾气不固则腰痛,肾阴不足则尿血,加之临床多以手术治疗为主,术后气血亏耗,本虚

邪留,易使癌病复发,故治当益气养阴。刘教授认为:病肾者,气阴两虚,久必湿热。肾者主水,为水之下源,肾气不足,湿邪更易侵袭,水湿内停于肾,加之肾阴不足,湿久化热,湿热毒邪蕴结于肾,故治当清热利湿。

2. 中期宜活血化瘀,化痰解毒

刘教授认为,久病必虚,久虚必瘀,肾癌中期,常伴有腹腔淋巴结转移,且有癌栓形成风险,瘀血既是肾癌的病理产物,也是肾癌传变的途径,故活血化瘀是肾癌治疗的必经之路。而患病日久,脾虚失运,湿浊内生,肾虚气化失司,湿浊结聚化痰,痰瘀互结,积而为毒,进而出现腰痛、纳呆、头晕、胸闷等症状,故治当化痰解毒。

3. 晚期宜固本培元,兼顾肾阳

肾癌晚期,癌病消耗,尿血日久,加之各种细胞因子药与靶向药伤人正气,机体虚损,肾阴亏耗已极,常出现形体消瘦、腰膝酸软、头晕耳鸣、烦热汗出等。久病阴损及阳,则出现持续血尿、腰痛如折、乏力气短、畏寒肢凉、五更泄泻等。随着病情进展,患者会出现不耐寒热、乏力懒言、性情急躁等阴阳两虚症状,故治当固本培元,兼顾肾阳。

五、刘延庆用药特点

益气养阴多选用黄芪、黄精、地黄、山药、麦冬、女贞子、枸杞子等药;清热利湿多选用知母、黄柏、牡丹皮、牛膝、龙葵、山慈菇、半枝莲、肿节风、菝葜、白毛藤等药;活血化瘀常选用桃仁、赤芍、丹参、牛膝、天龙、红景天、土鳖虫等药;化痰解毒多选用橘红、南星、白术、龙葵、半枝莲、肿节风等药;固本培元多选用黄芪、人参、黄精、枸杞子、女贞子、墨旱莲、麦冬、地黄、山萸肉、山药、鳖甲、牛膝、肉苁蓉、巴戟天等药。刘教授治疗肾癌常用药对如下:

1. 女贞子、墨旱莲

女贞子、墨旱莲药对是依据传统中医七情理论配伍的经典药对之一。女贞子滋阴补肾,养肝明目,强健筋骨,乌须黑发;墨旱莲养肝益肾,凉血止血,乌须黑发,二药均入肝肾,相须为用,相互促进,组成经典名方二至丸,补肝肾,强筋骨,清虚热,疗失眠,凉血止血,乌须黑发之力增强。《本草备要》中指出,二者相须为用,有交通季节,顺应阴阳之妙用,相互促进,共奏补肝肾、强筋骨、清虚热之功。

2. 肉苁蓉、巴戟天

肉苁蓉、巴戟天均味甘性温,归肾经。巴戟天味甘、辛,性微温,善补肾阳、益精血而补筋骨,为补肾要剂,且温而不燥,体润而能强阴,兼有除风湿之功。《本草求真》言:"巴戟天,据书称为补肾要剂,能治五痨七伤,强阴益精,以其体润故耳。然气味辛温,又能祛风除湿,故凡腰膝疼痛,风气脚气水肿等症,服之更为有益。观守真地黄饮子,用此以治风邪,义实基此,未可专作补阴论也。"肉苁蓉甘温助阳,咸以入肾,温而不热,补而不腻,善治肾精、肾阳亏虚之证,且有润肠通便之功。两药相伍,相互配合,阴阳同治,可增强补肝肾、壮腰膝、强筋骨之效,常用于肾癌患者见阳痿早泄、腰膝冷痛等肾阳不足者。

3. 菝葜、白毛藤

菝葜、白毛藤均味苦,同入肝经,均有清热解毒、利湿抗癌之效,菝葜兼有祛风除痹、解毒散瘀之功,《常用中草药手册》[2]谓其"祛风除湿。治腰腿疼痛,风湿性关节炎,肠炎腹泻"。白毛藤长于活血通经,散瘀止痛,与菝葜相须,清热解毒、利湿抗癌、散瘀解毒之力更强,常用于肾癌患者见湿热内蕴、瘀毒久结者。

4. 龙葵、肿节风

龙葵、肿节风均味苦,皆有清热解毒、活血祛瘀之功。龙葵活血消肿之力较强,兼有利尿消肿之效,《食疗本草》谓其"主丁肿,患火丹疮。和土杵,敷之"。《现代实用中药》[3]言其能"利尿消炎。"肿节风兼能祛风通络,除湿止痛,可用于风湿痹痛、跌打损伤等病证。配合龙葵,相须为用,清热解毒、活血消癥之力更强,且可利尿消肿、除湿止痛,常用于肾癌患者湿热内蕴、瘀毒久结者。

六、验案举隅

王某,男,67岁,2019年2月7日初诊。

【主诉】肾癌术后6年余,发现肺转移术后3月余。

【病史】患者2013年初因血尿、腰肋区疼痛、低热等不适于当地医院完善相关检查,考虑肾恶性肿瘤,行肾肿块切除术,术后病理示肾透明细胞癌,术后无特殊病史,定期复查未见复发及转移征象。2018年11月因咳嗽、咳痰等不适行相关检查发现左肺下叶占位性病变,遂再次行手术切除,病理示:转移性透明细胞癌(肾来源)。术后感肢倦疲乏,遂延请刘教授中医药调治。

【现症】精神欠佳,面色无华,疲乏无力,腰膝酸软,口燥咽干,渴欲饮水,纳谷一般,夜寐尚可,大便干结,舌红少苔,苔薄腻,脉细濡。

【中医诊断】积聚,证属肝肾阴虚,湿热内蕴。

【治法】滋补肝肾,清热化湿。

【处方】生黄芪 30 g,土茯苓 30 g,山萸肉 10 g,红景天 6 g,熟地黄 15 g,半枝莲 30 g,火麻仁 30 g,炙甘草 3 g,麦冬 15 g,红豆杉 3 g,当归 10 g,石上柏 30 g,枸杞子 10 g,肉苁蓉 15 g。14 剂。每日 1 剂,早晚分服。

2019 年 3 月 2 日二诊,服药后精神好转,纳寐正常,偶见头昏眼花,大便自调,舌淡苔薄白,脉细濡,上方加菊花 10 g 清利头目,继续服用。

【随诊】一直坚持中药调治,2022 年 2 月复查未见肿瘤复发及转移。

◆ 按语

　　患者为中老年男性,肾为先天之本,内藏元阴元阳,随着年龄增长肾气渐衰,肾虚则蒸腾气化失司,水湿停聚,日久化为热毒,湿热内蕴,耗伤肾精,阻滞脉络,易结瘀毒,终致湿热瘀毒缠绵不化,化生癌毒,结于腰府,形成肾癌。患者腰膝酸软,口燥咽干,渴欲饮水,大便干结,舌红少苔,脉细等均为肝肾阴虚之象,而舌红,苔腻为湿热内蕴之征,故病机为肝肾阴虚、湿热内蕴。治以滋补肝肾、清热化湿。肝肾相互资生,精血互生,乙癸同源,故补肾之外,兼以养肝,选熟地黄、山萸肉、当归、枸杞子滋补肝肾,补血生精。"生之本在于肾,养之本在于脾",补肾不忘补脾以充养先天,酌加黄芪、红景天益气健脾。肾司二便,大便干结,考虑肾精亏虚,肠道失润,加之肾阳不足,推动无力所致,故加肉苁蓉温补肾阳,配合火麻仁润肠通便。患者口燥咽干,渴欲饮水,酌加麦冬生津止渴。肾癌邪实致病多因湿热之邪,兼有瘀毒、痰积,治疗肾癌当散结利湿祛瘀毒,故药选半枝莲清热祛湿、散瘀止血、利水消肿,土茯苓解毒除湿,解毒散结,石上柏清热解毒,活血消肿,红景天活血化瘀加强益气除瘀之力,全方共奏滋补肝肾、清热化湿,兼以益气化瘀之功,药证合拍,故而疗效明显。

(王子承)

🗒 参考文献

[1] 王栋,高宇,张佳,等.肾癌术后患者 145 例的中医证候类型及体质分布规律[J]. 中华中医药杂志,2021,36(05):2960 - 2963.

[2] 广州部队后勤部卫生部.常用中草药手册[M].[出版者不详],1969.

[3] 叶橘泉.现代实用中药[M].上海:千顷堂书局,1953.

第十节　前列腺癌

前列腺癌是指发生在前列腺的上皮性恶性肿瘤。祖国医学文献中没有前列腺癌的病名，但类似前列腺癌的记载多见于"癃闭""淋证""尿血"等多种疾病。

一、概述

近年来，前列腺癌的发病率呈现出明显持续增长趋势，前列腺癌已经成为严重影响男性健康的恶性肿瘤之一，前列腺癌在 50 岁以下的男性中十分罕见，但 50 岁以后随着年龄的增长，其发病率逐渐升高。

目前现代医学治疗前列腺癌有多种方案，主要包括手术治疗、放射治疗、内分泌治疗、化学治疗及免疫治疗等。对于局部晚期或广泛转移的患者，去势治疗是最佳方案，但大多数患者易发展成为激素依赖性[1]前列腺癌或激素难治性前列腺癌，二者统称为去势抵抗性前列腺癌（CRPC），此类患者生存质量差，目前现代医学缺乏有效治疗方法。中医采用整体辨证与综合治疗的方法治疗前列腺癌，有预防转移，减少复发率，减轻症状，提高生活质量，延长生存期等一系列优势。

二、文献回顾

在古代医学文献中，既无前列腺癌之病名，亦无前列腺之脏腑，但有与前列腺癌小便淋漓不尽、尿流中断、尿频、尿急、排尿困难、前列腺硬结、会阴疼痛等症状类似的记载。如《素问·气厥论》记载"胞移热于膀胱，则癃，溺血"。清代沈金鳌《杂病源流犀烛》亦有相关描述："血淋者，小腹硬，茎中痛欲死""闭癃之异，究何如哉，新病为溺闭，点滴难通也，久病为溺癃，屡出而短少"。《叶氏医案存真》也论述："精腐瘀血阻闭溺窍为痛，似淋非淋。"从其症状上来讲，前列腺癌当属中医古籍中的"癃闭""淋证""尿血"等范畴。

三、病因病机

前列腺癌位于会阴部，为足厥阴肝经所循之处，其病位在膀胱、尿道，其发生与肾、肝、脾脏关系密切，刘延庆教授认为在前列腺癌的病因病机中，肾虚是主要内因,毒聚是核心病机。

1. 肾虚是前列腺癌发生的主要内因

《景岳全书》有云"脾肾不足及虚弱之人,多有积聚之病"。前列腺癌患者多为老年,且随着年龄增大,发病率越高。年老之人,下元亏虚,天癸渐竭,继而累及五脏阴阳。而随着社会发展,人们或因劳欲、或因饮食、或因思虑,导致肺脾肾三脏精气外泄,肾元亏虚日重,膀胱气化不利,湿热蕴结于下焦,瘀血郁滞于精室,日久酿成癌瘤。

晚期前列腺癌常侵犯膀胱颈部或出现骨转移,直接腐蚀肾脏主水、主骨的功能。而部分患者行双侧睾丸摘除术后,虽然其癌瘤得以控制,但术后出现的肾气肾精枯竭,冲任二脉空虚,往往会导致气血失和、阴阳失调、脏腑功能紊乱,继而出现一系列诸如乏力、汗出、潮热、腰酸等肾气、肾阴虚的表现。

2. 气血亏虚,阴阳失调是前列腺癌发生发展的重要病机

气血是生命活动的物质基础,阴阳是人体的生理现象、病理变化的动力源泉。刘教授认为,前列腺癌患者多为老年,《素问·上古天真论》有云"八八,天癸竭,精少,肾脏衰,形体皆极",结合现代人生活特点,该类患者多为肺脾肾三脏虚损,肺虚则清气不升,脾虚则水谷精微不能化,肾虚则精气不足,气化不行。而晚期前列腺癌患者,病情多隐匿,久受癌毒侵扰,"久病伤气",气虚则血不能行,气血失司,诸如痰饮、水湿、血瘀等邪毒留滞经络,耗伤机体阳气,癌毒蓄而化火耗伤阴液,日久终致阴阳失调。《素问·热论》云:"荣卫不行,五脏不通,则死矣。"在临床上,许多前列腺癌患者都有乏力、肢冷、麻木、盗汗、自汗、精神萎靡、食少便溏、排尿困难等症状,这些都是机体受损,气血两虚,阴阳失调的表现。

3. 毒聚是前列腺癌发生发展的核心病机

刘教授认为,前列腺癌的发生发展与毒聚有着密切关系。中医学认为,癌毒是癌瘤发生和发展的直接病因,也是造成癌瘤转移的根本内在因素。正如《中藏经》中的论述,肿瘤是由脏腑"蓄毒"引起。刘教授认为,癌毒结聚是导致癌病发生发展的核心病机。脏腑功能紊乱,气血运行失常,造成生理或病理性产物蕴积体内,导致机体阴阳失衡,内环境紊乱,诱发癌瘤的发生。癌毒又有湿毒、痰毒、瘀毒、热毒之分,具体如下:

(1)湿毒、痰毒。

《疡科心得集》有云:"癌肿者……乃五脏瘀血浊气痰滞。"前列腺癌患者多脾肾两虚,水液代谢失司,湿从内生,蕴久为毒;湿性趋下,结聚于下焦,而前列腺位

于下焦水湿代谢必经之路,湿毒更易停滞;湿毒结聚日久,化为痰毒,阻塞水路而致癃闭,癃闭又进一步导致水道不通,加重湿毒停滞,日久聚湿成痰,继而痰湿胶结成瘤。

(2)瘀毒。

《圣济总录》云:"郁结壅塞,则乘虚投隙,瘤所以生。"老年人的体质特点是肾虚血瘀,清代医家王清任云:"元气既虚……血管无气,必停留成瘀",瘀毒内阻,经络阻塞,与痰湿之毒搏结,久而形成癌瘤。瘀血阻塞精室,致癃闭,血不循经,则发为血尿。

(3)热毒。

前列腺癌患者多年老,下元亏虚日久,阴精虚损于下;加之前列腺处于男性下焦,正处水液代谢之路,水湿痰瘀郁滞之所,痰湿瘀毒搏结日久化热,灼伤水道,损伤精室,蓄于膀胱,故前列腺癌患者可见尿血、小便艰涩或癃闭等临床表现。而热毒久灼,耗气伤精,导致气不摄血,亦可致血溢脉外而成血尿。

四、刘延庆辨治特点

刘教授认为,癌毒深在,直中膏肓是前列腺癌的重要特点。从解剖学上讲,前列腺位于盆腔内膀胱底部,位置比较深在;从中医学来看,前列腺位属下焦精窍,癌毒侵犯前列腺,病邪深入下焦脏腑之间,因此病位深在。前列腺为肾脏所主,肾为先天之本,癌毒侵犯前列腺,即侵犯了人体先天之本,肾主骨,晚期前列腺癌多并发骨转移,癌毒侵犯骨骼,癌毒深入膏肓。故当本着"急则治其标、缓则治其本"的原则,根据患者具体情况,结合其所处分期和现行治疗手段,辨证施治。

1. 前列腺癌早期患者,治当清热利湿解毒,兼顾脾肾

前列腺癌病在下焦,下元亏虚,阴精虚损,相火妄动,虚热内生。下焦为水液代谢之路,水湿痰瘀郁滞之所,痰湿瘀毒搏结日久化热,阴虚湿热共病,灼伤水道,损伤精室,发为癌瘤。故治当清热利湿解毒。肾主水,脾主运化,肾阳亏虚,肾蒸腾气化功能失司,水液代谢失调,湿伤脾阳,脾失运化,痰湿蕴结,故当兼顾脾肾,佐以健脾补肾之品。

2. 前列腺癌雄激素抵抗患者,治当补肾健脾,理气化痰祛毒

前列腺癌患者激素非依赖期与去势治疗期没有绝对的分界线,而阳虚的症状往往出现的更早,患者在病情稳定期,前列腺特异性抗原(PSA)还没有出现上

升时,就已经出现畏寒肢冷、精神不振等症状。前列腺癌属消耗性疾病,加之该类患者多选择去势治疗,耗气伤血,致脾肾两虚,癌毒内结。故此类患者多见小便不畅,尿流变细或缓慢,尿频或淋漓不尽,或排尿无力、点滴而出甚至癃闭。临床上治宜补肾健脾为主,兼顾理气化痰祛毒。

3. 前列腺癌晚期复发患者,治当健脾补肾,化瘀散结解毒

前列腺癌晚期复发患者,久病脾肾亏虚,放疗或者内分泌治疗往往又耗气伤精,使脾气肾精更虚;加之久病必虚,久虚必瘀,瘀血既是前列腺癌的病理产物,也是前列腺癌传变的途径。瘀血阻闭溺窍,故临床多见小便点滴而下,或时而通畅、时而阻塞不通,会阴少腹胀满疼痛,拒按,腰酸腿软,行走不利,舌暗有瘀,脉细涩。治当健脾补肾,化瘀散结解毒。

4. 前列腺癌晚期雄激素依赖患者,治当固本培元,兼顾祛毒

前列腺癌晚期雄激素依赖患者,常使用内分泌治疗,但也易出现其他脏腑或骨骼远处转移。此类患者内分泌失调,雄激素过剩,导致肾阴不足,日久水不涵木,致使肝肾亏虚,癌毒内蕴。临床多见小便频数,点滴而出,夜尿频,口干口苦,潮热汗出,腰膝酸软,耳鸣,脉细数。治当滋补肝肾,泻火解毒。

癌病消耗,尿血日久,加之化疗药与靶向药伤人正气,肾阴亏耗已极,阴损及阳,继而出现持续血尿、腰痛如折、乏力气短、畏寒肢凉、五更泄泻等。随着病情进展,患者会出现不耐寒热、乏力懒言、性情急躁等阴阳两虚症状。故治当固本培元,兼顾肾阳。

五、刘延庆用药特点

清热利湿解毒多选用知母、牡丹皮、车前子、龙葵等药;健脾补肾多选用地黄、黄精、玉竹、太子参、山药、菟丝子、女贞子、枸杞子等药;化痰祛毒多选用半夏、茯苓、苍术等;化瘀散结解毒,多选用地鳖虫、水蛭、赤芍、牛膝、天龙等药;滋补肝肾,泻火解毒,临床多选用山萸肉、泽泻、鳖甲、莪术、车前草等;固本培元,兼顾肾阳,临床多选用桂枝、黄芪、覆盆子、肉苁蓉、巴戟天等药。刘教授治疗前列腺癌常用药对有:

1. 枸杞子、菟丝子

枸杞子、菟丝子性味均甘、平,归肝、肾经,皆有补益肝肾之功。枸杞子滋肾润肺,补肝明目,《药性论》载其功效:"能补益精诸不足,易颜色,变白,明目,安神"。菟丝子补益肝肾,固精缩尿,安胎,明目,止泻。《药性论》载其功效:"治男

子女人虚冷,添精益髓,去腰疼膝冷,又主消渴热中。"二药配伍,用于治疗肾精不足,肝血亏损之二目昏花,视瞻昏渺,遗精早泄,头昏耳鸣,腰痛。枸杞子、菟丝子两者皆可平补肾中阴阳,养肝明目,为肾虚目暗常用之药,菟丝子偏于补肾中之阳,兼能涩精止遗,枸杞子滋补肾阴之功胜于助阳,且能补血兼有润肺之功,二者配伍则既补肾阴也补肾阳,且能增强明目之效,常用于治疗前列腺癌肝肾不足、阴阳两虚者。

2. 地鳖虫、水蛭

地鳖虫、水蛭均味咸,归肝经,地鳖虫咸寒,为血分之品,具有破血逐瘀、搜剔血积、消癥散结之功,药力峻猛而迅速,有一过不留之势;水蛭最喜食人血而性迟缓,味苦咸,性平,长于破血逐瘀、消坚散积,药力缓而持久。二药合用,相须配对,力速者可逐瘀于顷刻,性迟者可消积于久缓,相得益彰,具有很强的蚀死血、祛恶血之功,并可使药力发挥既迅速又持久,故善治恶血不除、瘀血久积之症。地鳖虫、水蛭因其独特作用,"飞者升,走者降,血无凝著,气可宣通",可彻底搜剔尽除络中混处之毒邪,维持细小络脉血气正常循行流通,则病无由生,常用于肾癌患者瘀毒内阻者。

六、验案举隅

马某,男,76岁,2019年6月19日初诊。

【主诉】前列腺癌术后6年余,复发9月余。

【病史】2013年因进行性排尿困难于当地医院完善相关检查考虑前列腺恶性肿瘤,行前列腺癌手术切除,术后行辅助内分泌治疗,后定期复查未见肿瘤复发及转移,2018年因后背疼痛不适,完善相关检查,影像学检查考虑前列腺癌局部复发,激素水平提示患者出现内分泌治疗抵抗,2018年9月行前列腺肿瘤二次切除,术后PSA一直高于正常值,最高在20 ng/mL左右,近期PET/CT检查考虑前列腺癌椎骨转移。

【现症】精神欠佳,面色无华,腰痛绵绵,纳谷尚可,下肢浮肿,二便尚调,舌淡暗有瘀斑,苔白厚,脉细涩。

【中医诊断】前列腺癌,证属肝肾不足,瘀毒内结。

【治法】滋补肝肾,化瘀解毒。

【处方】生黄芪30 g,鬼箭羽20 g,枸杞子10 g,三七粉3 g(另服),熟地黄15 g,当归10 g,补骨脂15 g,炙甘草3 g,丹参15 g,冬凌草30 g,红景天6 g,半枝莲 30 g,红豆杉 5 g,骨碎补 5 g。14 剂。每日 1 剂,早晚分服。

2019 年 7 月 10 日二诊,药后精神好转,腰痛缓解,纳寐正常,PSA 降至 9 ng/mL,舌淡暗苔薄白,脉细涩,治法同上,上方加细辛 8 g 加强祛风止痛之力。续服 14 剂。每日 1 剂,早晚分服。

2019 年 8 月 14 日三诊,药后 PSA 降至 6 ng/mL,纳寐均可,夜尿稍多,偶见腰痛,上方加徐长卿 20 g 祛风镇痛,活血解毒,生蒲黄 10 g 行血通经,消瘀止痛,续服 14 剂。每日 1 剂,早晚分服。

【随诊】患者坚持中药调治至 2024 年 2 月 6 日,近期复查 PSA 为 0.230 ng/mL,诸症消失。

◆ **按语**

患者为老年男性,前列腺癌好发于老年人,老年人肝肾等脏腑功能随着年龄增长渐趋衰弱,《素问·上古天真论》记载:"丈夫八岁,肾气实,发长齿更……七八,肝气衰,筋不能动。八八,天癸竭,精少,肾脏衰,形体皆极,则齿发去。"前列腺癌的发生与正气不足,气血失常,郁结壅塞有关。一方面正气虚弱,卫外无能,外感邪毒乘虚内侵;另一方面,脏腑虚衰,气血津液运化失司,湿热、痰浊内生,局部气滞血瘀,瘀毒内阻,经络阻塞,气血湿浊凝聚,久而成癥瘕、积聚。患者精神欠佳,面色无华,腰痛绵绵,下肢浮肿,脉细为肝肾不足、阴阳两虚的表现,舌淡暗有瘀斑,脉涩提示瘀毒内结的病理状态。患者总的病机为肝肾不足,瘀毒内结,故而治以滋补肝肾,化瘀解毒,药选熟地黄、当归、枸杞子滋补肝肾,"生之本在于肾,养之本在于脾",补肾不忘补脾以充养先天,酌加黄芪、红景天益气健脾。前列腺癌发生骨转移,加用补骨脂、骨碎补以补肾壮骨、填精益髓。针对瘀毒内结的病机,酌加三七、丹参、冬凌草、半枝莲、鬼箭羽、红豆杉化瘀解毒,破血通经。

(王子承)

☰ 参考文献

[1] 聂伟东,贾默然,邵轶群,等. 仙鹤草内酯通过 Wnt/β-catenin 信号通路抑制前列腺癌细胞的增殖和侵袭[J]. 现代肿瘤医学,2024,32(04):589-595.

第十一节　膀　胱　癌

膀胱癌是指发生在膀胱黏膜上的恶性肿瘤。中医学文献中没有膀胱癌的病名,但类似膀胱癌的记载多见于"癃闭""淋证""尿血"等多种疾病。

一、概述

膀胱癌是泌尿系统最常见的恶性肿瘤,也是全身十大常见肿瘤之一。占我国泌尿生殖系肿瘤发病率的第一位,而在西方其发病率仅次于前列腺癌,居第二位。膀胱癌可发生于任何年龄,甚至于儿童。其发病率随年龄增长而增加,高发年龄为50~70岁。男性膀胱癌发病率为女性的3~4倍。膀胱癌的病理类型包括膀胱尿路上皮癌、膀胱鳞状细胞癌、膀胱腺癌,其他罕见的还有膀胱透明细胞癌、膀胱小细胞癌、膀胱类癌。其中最常见的是膀胱尿路上皮癌,约占膀胱癌患者总数的90%以上,通常所说的膀胱癌就是指膀胱尿路上皮癌,既往被称为膀胱移行细胞癌。目前现代医学治疗膀胱癌有多种方案,主要包括手术治疗、放射治疗、化学治疗及免疫治疗等。刘教授认为,中医采用整体辨证与综合治疗的方法治疗膀胱癌,有预防转移,减少复发率,减轻症状,提高生活质量,延长生存期等一系列优势[1]。

二、文献回顾

膀胱癌的症状多表现为镜下或肉眼血尿,小便困难或涩痛,或小便时排出组织异物。《金匮要略》中云"热在下焦者,则尿血,亦令淋秘不通",提出尿血多为热证。巢元方在《诸病源候论》中提出劳伤血热之说,"劳伤而生客热,血渗于胞故也。血得热而妄行,故因热而流散,渗于胞,而尿血也"。《诸病源候论》中还提出肾虚膀胱热为淋证的基础病因,"诸淋者,由肾虚而膀胱热故也……肾虚而小便数,膀胱热则水下涩"。同样在《诸病源候论》中,对癃闭的描述是"小便不通,由膀胱与肾俱有热故也……肾与膀胱既热,热入于胞,热气大盛,故结涩,令小便不通,小腹胀满气急"。因此从症状描述来讲,膀胱癌在古代医籍中当属"癃闭""淋证""尿血"范畴。

三、病因病机

刘教授认为在膀胱癌的病因病机中,肾虚是主要内因,热毒蕴结膀胱是核心病机。

1. 肾虚是膀胱癌发生的主要内因

李中梓《医宗必读》云:"积之所成,正气不足而后邪气踞之。"肿瘤整体发病基础是正气不足,膀胱癌患者多为中老年人,《素问·上古天真论》云"丈夫五八,肾气衰",肾气亏虚,气化失司,致水湿运化失常,蕴结膀胱,日久化热致瘀;加之肾精亏虚,下焦多虚热,虚热夹杂,伤津耗液,致气机不畅,瘀而为病。

膀胱癌的发病还与调节水液代谢的脾、肺、三焦有关。肺为水之上源,主通调水道;脾主运化水湿;而《灵枢》有云"三焦者,中渎之府也,水道出焉,属膀胱,是孤之府也"。故调节肺脾肾及三焦的相互作用有助于祛除引起膀胱癌的湿邪。

2. 热毒蕴结膀胱是膀胱癌发生发展的核心病机

刘教授认为,膀胱癌的发生发展与热毒蕴结有着密切关系。祖国医学认为,癌毒是癌瘤发生和发展的直接病因,也是造成癌瘤转移的根本内在因素。《诸病源候论》云:"小便不通,由膀胱与肾俱有热故也……肾与膀胱既热,热入于胞,热气大盛,故结涩,令小便不通,小腹胀满气急。"膀胱癌患者多为中老年,下元亏虚,阴精虚损;加之膀胱处于男性下焦,水湿痰瘀蕴集之所,痰湿瘀毒搏结日久化热,灼伤络脉,故膀胱癌患者可见尿血、小便艰涩或癃闭等临床表现。

3. 饮食不节,情志不畅是膀胱癌发生发展不可忽略的因素

饮食不当,恣食肥甘厚味,酿生湿热,下注膀胱,阻滞气机,气滞血阻成积,湿热伤阴,阴血虚损,津液亏耗,下焦失润,血行瘀滞,发为癌瘤。膀胱癌患者大多有情志不畅,忧思郁怒,致肝郁气滞,血行不畅,久而成瘀。且肝郁日久,化火伤津,血络失润,血瘀加重。肝火上扰,心肺火盛,下移膀胱,痰瘀互结,痰毒内结。故治疗过程中,还需要对患者进行健康教育,嘱其生活有规律,养成良好的生活习惯,避免过度劳累,适当的体育锻炼,清淡饮食,忌食肥甘厚味,少食辛辣食物,保持乐观态度,避免不良情绪刺激。

四、刘延庆辨治特点

刘教授认为中医药在膀胱癌诊疗的过程中,有减轻症状、保护肾功能、提高生活质量、延长生存期等一系列优势。当本着"急则治其标、缓则治其本"的原则,根据患者具体情况,结合其所处分期和现行治疗手段,辨证施治。有手术机会的尽可能手术,利用中医药优势为手术保驾护航的同时,还可预防复发。膀胱癌患者常使用灌注化疗,我们不仅可以口服中药配合治疗,还可以直接使用中药灌注治疗,药力直达病所,起到抗癌防变的作用。还可以使用针药结合的方法,充分利用针灸调整脏腑功能、恢复机体阴阳平衡及镇痛的优势。

1. 膀胱癌术后患者,治当益气补肾,化浊祛毒

手术损伤元气、耗伤气血,故膀胱癌术后常表现为正气亏虚、精血耗损,临床表现为气短、乏力、倦怠、纳差、舌淡、苔薄白、脉细弱等症,故治当益气养血。而膀胱癌术后患者之所以容易复发,就是因为膀胱的内环境没有得到改变,虽然以手术切除了肿瘤,但内环境及生癌条件未变。故术后的治疗当着重放在改变膀胱的内环境上,应用中药治疗可减少复发机会,延长复发时间,治疗宜化浊祛毒。

2. 膀胱癌全身化疗患者,治当益气养血,散结解毒

化疗是目前治疗膀胱癌的最常用方法之一,能弥补手术、放疗外的一些肿瘤残存细胞的杀灭,化疗缺乏选择性,在杀伤癌细胞的同时也给机体带来损伤,造成气虚血亏、肝肾不足。化疗药物能伤阴耗气、损伤脾胃、累及肝肾。临床常表现为头晕、疲乏无力、精神萎靡、食欲不振、恶心呕吐、失眠多梦、口干、大小便失调等。治当益气养血,散结解毒。

3. 膀胱癌局部化疗患者,治当清热解毒,利水通淋

局部化疗主要是膀胱灌注治疗,对于应用化疗药物进行膀胱灌注者,化学性膀胱炎是主要的不良反应。临床表现为尿频、尿急、尿痛等膀胱刺激症状。这正是药毒灼伤的表现,故治当清热解毒,利水通淋。

4. 膀胱癌放疗患者,当攻补兼施,分证施治

放射线为毒热之邪,机体热毒过盛,易耗气伤阴,致脾胃失调,肝肾亏虚。故常出现胃脘饱胀、食欲减退、恶心干呕、腹泻、疲乏、精神不振、盗汗、口干等症。当循"急则治其标、缓则治其本"的原则,分证施治。放射性膀胱炎是放射治疗最主要的并发症,临床有三种证型:①膀胱湿热型:症见小便短赤,灼热疼痛,小腹胀满。治当清热利湿,选方八正散;②中气下陷型:小腹坠胀,小便少而不畅,食欲不振,言语无力。治当健脾益气,选方补中益气汤;③肾阴亏虚型:症见时欲小便而不得出,五心烦热。治当滋阴补肾,选方知柏地黄丸。

五、刘延庆用药特点

刘教授治疗膀胱癌益气补肾多选用黄芪、熟地黄、山萸肉、山药、枸杞子、菟丝子、女贞子、墨旱莲等；化浊祛毒多选用白英、龙葵、土茯苓、白花蛇舌草、川楝子、车前草；益气养血，多选用黄芪、太子参、当归、鸡血藤、白术、茯苓、黄精等；散结解毒多选用枳壳、龙葵、仙鹤草、芦根、茅根等；清热解毒，利水通淋多选用车前子、瞿麦、萹蓄、滑石、栀子、通草、牡丹皮、小蓟、茅根、仙鹤草、萆薢、龙葵等。常用药对如下：

1. 黄精、玉竹

黄精和玉竹同来源于百合科黄精属植物的根茎，性味均甘、平，作用缓和，归脾、胃、肺经，为中医常用药物配伍，自古以来广泛被医家所用，黄精除有补肾益精、滋阴润燥之功外，还可补脾益气，以资气血生化之源，气阴双补，《日华子本草》载其功效："补五劳七伤，助筋骨，止饥，耐寒暑，益脾胃，润心肺"。玉竹养阴润燥，生津止渴。《日华子本草》载其功效："除烦闷，止渴，润心肺，补五劳七伤，虚损，腰脚疼痛，天行热狂。"与黄精相须使用，有增强滋阴润燥、生津养液的功效，常用于膀胱癌术后肺肾阴伤、虚劳发热等病证。

2. 七叶一枝花、土茯苓

七叶一枝花、土茯苓均入肝经，皆有解毒之功。七叶一枝花苦、微寒，偏于清热解毒，且能消肿止痛，平喘止咳，息风定惊，《神农本草经》谓之能主："痈疮，阴蚀，下三虫，去蛇毒"。土茯苓味甘、淡，性平，归肝、胃经，具有解毒、除湿、通利关节的功效，《本草正义》谓之能："搜剔湿热之蕴毒"。故两药合用，相须为伍，优势互补，解毒抗癌之力增强，且有消肿止痛、除湿通络之效，常用于膀胱癌见湿热内蕴、癌毒久结者。

3. 大黄、土鳖虫

土鳖虫咸寒，有小毒，破坚逐瘀，疗伤止痛，破而不峻，能行能和，既能去其死血，又能祛瘀血。古人云："通以去其用，虫以动其瘀。"故大黄、土鳖虫为药对，以通为补，祛瘀生新。大黄、土鳖虫治疗肝硬化最早见于《金匮要略》，"五劳虚极羸瘦，腹满，不能饮食……肌肤甲错，两目黯黑，缓中补虚，大黄䗪虫丸主之"。大黄凉血清热，起破积聚，推陈致新；土鳖虫咸寒入血，攻下积血，有破瘀血、消肿块、通经脉之功，合大黄通达三焦以逐干血，治疗膀胱癌瘀血久积者。

六、验案举隅

苏某，男，70 岁，2019 年 10 月 21 日初诊。

【主诉】膀胱肿瘤切除术后 6 月余，电切术后 3 月余。

【病史】患者 2019 年 4 月因血尿、尿频、尿急等不适于当地医院完善相关检查考虑膀胱恶性肿瘤,行膀胱肿瘤手术切除,术后病理示:高级别非浸润性乳头状尿路上皮癌。2019 年 7 月行经尿道膀胱肿瘤电切术,术后未行灌注化疗等辅助治疗。因感疲乏无力延请刘教授中医药诊治。

【现症】精神欠佳,面色无华,消瘦明显,肢倦疲乏,腰膝酸软,纳谷尚可,二便尚调,舌淡紫边有齿印,苔薄白腻,脉细涩无力。

【中医诊断】膀胱癌,证属气阴不足,湿瘀内结。

【治法】益气补肾,利湿化瘀。

【处方】生黄芪 30 g,泽泻 10 g,车前草 20 g,熟地黄 15 g,茯苓 10 g,炙甘草 3 g,丹参 15 g,白花蛇舌草 30 g,枸杞子 10 g,半枝莲 30 g,七叶一枝花 15 g,山萸肉 10 g,红景天 15 g,龙葵 30 g,菟丝子 15 g。14 剂。每日 1 剂,早晚分服。

2019 年 11 月 18 日二诊,药后精神好转,疲乏感减轻,纳寐正常,二便调,治法同上,上方加土茯苓 30 g 增强解毒祛湿之力,续服 14 剂。每日 1 剂,早晚分服。

2019 年 12 月 4 日三诊,诉药后偶感乏力,劳累后明显,上方加鹿角片 10 g、巴戟天 15 g 补肾助阳,益精养血,七叶一枝花减量至 10 g,续服 14 剂。每日 1 剂,早晚分服。

【随诊】患者坚持中药调治至今,体重较前明显增加,诸症皆平。

◆ 按语

膀胱主贮存和排泄尿液,《素问·灵兰秘典论》云:"膀胱者,州都之官,津液藏焉"。因而膀胱是湿邪外排的主要通道,湿邪得排则不易形成肿块,可见膀胱肿瘤主要病机为留滞的湿邪作祟。膀胱气化功能由肾所主,肾气不足则无以助膀胱气化,气化无力则不能排湿祛浊。患者为老年男性,天癸竭肾气衰,肾司二便助膀胱气化功能失司,湿浊无以排泄,内聚成毒,故患者有精神欠佳,面色无华,消瘦明显,肢倦疲乏,腰膝酸软,苔薄白腻,脉细无力等肾气阴不足、湿浊内蕴之证。此外,患者膀胱癌毒的形成过程漫长,病久成瘀,临床有舌淡紫脉涩等瘀毒内结的表现,所以应该加活血抗癌药,《伤寒论》太阳腑病一为太阳蓄水,一为太阳蓄血,前者用五苓散,后者用桃核承气汤、抵当汤。因而,患者膀胱癌发病以肾气肾阴亏虚为本,湿浊瘀毒内蕴为标,治以益气补肾,祛湿化瘀解毒,药选熟地黄、枸杞子、山萸肉、菟丝子滋补肝肾,"生之本在于肾,养之本在于脾",补肾不忘补脾以充养先天,酌加黄芪、红景天益气健脾,患者湿浊、瘀毒内蕴,予泽泻、车前草、茯苓利尿通淋、渗湿祛浊,丹参、七叶一枝花、红景天化瘀解毒,膀胱癌有癌毒,当以毒攻毒,酌予白花蛇舌草、半枝莲、七叶一枝花、龙葵等祛清热利湿、活血解毒。

（王子承）

参考文献

[1] 贾磊,张超,陈俊如,等.基于 Bax、Cleaved‐Caspase‐3 蛋白表达探讨大蒜素对膀胱癌细胞增殖、凋亡、迁移、侵袭的作用[J].中国老年学杂志,2024,44(03):637‐640.

第十二节 卵 巢 癌

卵巢癌是源于卵巢上皮、生殖细胞、性腺间质及非特异性间质的原发恶性肿瘤,中医古代文献中未见有卵巢癌之病名,卵巢癌属中医的"癥瘕""积聚"等范畴。

一、概述

卵巢癌是女性生殖系统常见、高发的恶性肿瘤,发病率仅次于子宫颈癌和子宫体癌,有着相当高的病死率,对女性生命造成严重威胁。其发病隐匿,缺乏早期典型症状和成熟的早期诊断方法,存在"两个 70%",超过 70% 的患者确诊时已属晚期,约 70% 的患者在两年内复发。

对于卵巢癌,西医治疗以手术治疗为主,术后进行化疗,少数以放疗治疗。但因患者术后体弱,放、化疗以及靶向治疗的不良反应,常影响西医治疗进程和效果,而其高复发率也是亟须解决的难题。中医药治疗卵巢癌在增强机体免疫力[1],减轻放、化疗不良反应等方面有明显效果,对抑制肿瘤有一定的效果。

二、文献回顾

中医古代文献中未见有卵巢癌之病名。在《广韵》中有:"癥,腹病也";《说文解字》中有:"瘕,女病也"。《灵枢·水胀》云:"肠覃者,寒气客于肠外,与卫气相搏,气不得荣,因有所系,癖而内著,恶气乃起,息肉乃生。其始生也,大如鸡卵,稍以益大,至其成,如怀子之状。久者离岁,按之则坚,推之则移,月事以时下,此其候也。"《金匮要略·妇人杂病脉证并治》谓:"妇人之病,因虚积冷结气,为诸经水断绝,至有历年,血寒积结,胞门寒伤,经络凝结。"从其症状上来讲,卵巢癌当属中医古籍中的"癥瘕""积聚"等范畴。

三、病因病机

刘教授认为卵巢癌的病因病机是:肝肾亏虚,冲任失司,痰瘀毒结。

1. 肝肾亏虚是卵巢癌发生的主要内因

肾为先天之本,藏精主生殖,卵巢是女性主要的性腺器官,其主要生理功能为排卵及分泌女性激素,与"经孕产乳"密切相关,肾精肾气充盛则生殖功能旺盛。肝为藏血之脏,以血为体,以气为用,体阴而用阳,叶天士在《临证指南医案》中云"淋滞瘕泄,奇脉空虚,腰背脊膂,牵掣似坠,而热气反升于上。从左而起,女子以肝为先天也"。卵巢癌多见于老年女性,其人下元不足,气衰血少,肝气不充,肝肾亏虚日久,胞宫不得充养,这就是卵巢癌发病的主要内因。

2. 冲任失司是卵巢癌发生发展的重要病机

冲任二脉起于胞宫,脏腑通过冲任二脉参与对胞宫的气血津液的调控。冲脉主调节十二经气血,与女子月经及孕育机能有关,一方面"渗诸阳",即冲脉之气血有渗灌诸阳经的作用,冲脉气血充盈,诸阳经气血不衰;一方面"渗三阴",即冲脉与三阴经相通,有荣养三阴经精血的功能。任脉主调节阴经气血,与女子月经、妊养及生殖功能有关,任脉与肝、脾、肾三经交于曲骨、中极、关元,有沟通、荣养三经之气血的功能。冲任失司,可致妇科诸疾。研究表明,不育、使用促排卵药物、绝经后的激素替代及不洁房事,致使的"冲任失司",均可使卵巢癌发生的危险性增加。

3. 痰瘀毒结是卵巢癌发生发展的核心病机

刘教授认为,癌毒结聚是导致癌病发生发展的核心病机,卵巢癌的发生发展与痰瘀毒聚有着密切关系,肝肾亏虚,冲任失司,造成生理或病理产物蓄积体内,机体阴阳失衡,内环境紊乱,诱发癌瘤的发生。《妇人良方大全》云:"气血者,人之神也。然妇人以血为基本,苟能谨于调护,则血气宜行,其神自清,月水如期,血凝成孕。"气血运行流畅则无病,若气血瘀阻化生瘀毒,则癌瘤内生。正如《医学衷中参西录》云:"女子癥瘕,多因产后恶露未净,凝结于冲任之中,而流走之新血,又日凝滞其上以附益之,逐渐积而为癥瘕矣。"加之现代女性生活节奏快,压力大,内伤七情,气机紊乱,瘀血暗生,瘀血在体内日久蓄积化毒,进而导致癥瘕的发生。此外还要考虑血虚致瘀,饮食作息不慎、月事过多过频、流产次数多等,耗气伤血,致使气血亏虚,血行缓慢,瘀滞胞宫,日久则发为癥瘕。

《疡科心得集》云:"癌肿者……乃五脏瘀血浊气痰滞。"卵巢癌患者久病伤脾,水液代谢失司,湿从内生,水湿停聚,酿生痰浊,蕴久为毒,发为癌肿。卵巢癌起病隐匿、致病广泛、变化多端、病程缠绵,皆为痰毒之故。

四、刘延庆辨治特点

刘教授认为,卵巢癌的治疗当补肝肾、调冲任、祛癌毒、防复发。

1. 宜疏宜养补肝肾

叶天士在《临证指南医案》中云"女子以肝为先天也",认为"八脉隶于肝肾","肝肾内损,延及冲任奇脉",主张女科当"温养肝肾","以血肉充养,取其通补奇经"。刘教授认为,肝以疏为补,肾以养为要。肝气郁结,气郁日久,则成积聚,而患者承受着疾病和生活的压力,肝气愈加郁结,故治当疏理肝气,调达情志,同时要多对患者进行心理疏导。而补肾要注意辨证,卵巢癌患者,特别是术后患者,易致肾阴虚、肾阳虚交替出现,甚至同时出现。故治疗既要顾及滋补肝肾,又要兼顾温补肝肾,以养为要,以平为期。

2. 行气和血调冲任

《妇人良方大全》云:"故妇人病有三十六种,皆由冲任劳损而致。"《医学源流论》云:"冲任二脉皆起于胞中,上循背里,为经络之海,此皆血之所从生","治冲任之法,全在养血,故古人立方无不以血药为主者"。刘教授认为调冲任,血药自是少不了,补血、活血都是需要的,而补不能过,过则瘀毒内留;活也不能过,过则耗气伤阴,所以治当和血行瘀,以中正平和之力,起拔毒养正之功。"气为血之帅",调冲任还要在补血、活血基础上加用行气药,以求血随气行,补血不留瘀,活血不伤正。

3. 化瘀散痰祛癌毒

《医林改错》云:"肠胃之外,无论何处,皆由气血……结块者,必有形之血也。血受寒则凝结成块,血受热则煎熬成块。"瘀血既是卵巢癌的病理产物,也是卵巢癌传变的途径,瘀毒阻络,毒邪深入,更是卵巢癌易复发的原因之一。"顽痰百病生",痰滞于内,痰瘀互结,致使毒邪深植,故治当化瘀散痰祛毒。《蠢子医》云:

"毒症非毒药不行,毒症还须毒药攻。"刘教授认为,癥瘤日久,痰瘀蓄积,毒邪深入脏腑,非攻不克,当使用毒药治之,有病则病受之。

4. 防变防进防复发

复发率高是卵巢癌的一大特点,刘教授在卵巢癌的治疗中反复强调"治未病"的重要性。《素问·四气调神大论》中云:"圣人不治已病治未病,不治已乱治未乱,此之谓也。夫病已成而后药之,乱已成而后治之,譬犹渴而穿井,斗而铸锥,不亦晚乎。"卵巢癌的病位、病性特点决定了其变化多端,传变迅速,对此刘教授提出"三早三防"的防治原则,即早筛查,防癌变;早干预,防进展;早预防,防复发。"早筛查,防癌变",强调对高危人群进行定期检查,有利于早期发现癌前病变。同时还要注意健康教育,主张修心养性,保持正气内存,方有抵抗邪毒之力。"早干预,防进展",强调对于确诊卵巢癌的患者,应尽早采取积极的中西医结合治疗措施,把癥瘤消灭在萌芽阶段,防止癥瘤扩散。卵巢癌因其病位特点,易导致腹腔种植转移,治疗中应注意通腑泄浊、化瘀散毒,以减少肠腑并发症的发生。"早预防,防复发",强调对卵巢癌术后患者,要注意培护正气,预防邪毒再生,除了运用中药治疗,还可使用气功、导引术等康复健体手段,综合调护,康防结合。

五、刘延庆用药特点

疏理肝气,调达情志多选用柴胡、芍药、陈皮、川芎等;滋补肝肾多选用地黄、山萸肉、山药、牛膝、枸杞子、黄芪、黄精、女贞子、墨旱莲、桑葚子等;温补肝肾多选用地黄、山萸肉、山药、杜仲、牛膝、巴戟天、仙茅、仙灵脾、菟丝子等;调理冲任多选用地黄、芍药、川芎等;攻毒散结多选用三棱、莪术、土鳖虫、桃仁、土茯苓、薏苡仁、红豆杉、山慈菇、龙葵、肿节风等。刘教授治疗卵巢癌常用药对如下:

1. 熟地黄、巴戟天

熟地黄、巴戟天均甘温,归肝、肾经,皆有补益肝肾之功,熟地补血养阴,填精益髓。本品甘温质润,补阴益精以生血,为养血补虚之要药。巴戟天功能补肾阳,强筋骨,祛风湿。《神农本草经》载其功效:"主大风邪气,阴痿不起,强筋骨,安五脏,补中增志益气。"二药配伍,共奏补肝益肾,活血通经之效。以活血化瘀、固肾补肾、调和气血、舒筋活络等为主要用药原则,常用于卵巢癌患者手术、放化疗伴肾阳不足、精血亏虚者。

2. 仙茅、仙灵脾

仙茅及仙灵脾(淫羊藿),是中医常用的温补肾阳药对,也是中医经典方"二仙汤"中的两味主药。仙茅乃温肾补阳之专药,《海药本草》载其功效:"主风,补暖腰脚,清安五脏,强筋骨,消食。""宣而复补,主丈夫七伤,明耳目,益筋力,填骨髓,益阳。"淫羊藿亦能益精气补肾阳,《神农本草经》载其功效:"主阴痿绝伤,茎中痛。利小便,益气力,强志"。仙茅及仙灵脾二药配伍,相须为用,相得益彰,其补肾壮阳,强筋健骨,祛风除湿功力益强,常用于卵巢癌肾阳不足者。

3. 三棱、莪术

三棱、莪术为破血逐瘀代表性中药,二药配伍使用首见于《经验良方》三棱丸属于"相须"配伍关系,均具有破血逐瘀、消癥止痛、行气散积之功。而究二药之区别,化血之力三棱优于莪术,理气之力莪术优于三棱。张锡纯有言:"若论耗散气血,香附尤甚于三棱、莪术,若论消磨癥瘕,十倍香附亦不及三棱、莪术也。"三棱苦平辛散,入肝脾血分,为"血中之气药",长于破血中之气,故用以破血通经;莪术苦辛温香,入肝脾气分,为"气中之血药",善破气中之血,故用以破气消积。二药伍用,气血双施,方可得活血化瘀,行气止痛,化积消块而无碍。三棱、莪术俱有破血行气、逐瘀消癥之功效,常相须为用,治疗卵巢癌瘀血久积者。

六、验案举隅

洪某,女,49岁,2015年9月21日初诊。

【主诉】卵巢癌术后3周余。

【病史】患者2015年8月因下腹部膨胀不适于当地医院完善相关检查,考虑卵巢恶性肿瘤可能,2015年8月27日经腹全子宫切除手术＋阑尾切除术＋盆腹腔转移病灶清除术,术中引出淡黄色腹水约500 mL,术后病理示:高级别浆液性囊腺癌,输卵管、卵巢、阑尾、大网膜及膀胱表面均见癌组织。诊断为卵巢癌Ⅲ期,1周前行第一程化疗(紫杉醇联合卡铂)。化疗后感疲倦乏力等不适,遂延请刘教授中医药调治。

【现症】精神欠佳,面色少华,形体消瘦,疲倦乏力,下肢疼痛,伴肢体麻木蚁行感,口干欲饮,纳谷尚可,大便干结,小便尚调,舌淡,苔薄黄腻,脉细。

【中医诊断】卵巢癌,证属肝肾阴虚,湿热内盛。

【治法】补益肝肾,清热化湿。

【处方】生黄芪40 g,当归10 g,枸杞子10 g,半枝莲30 g,熟地黄15 g,薏苡仁30 g,威灵仙30 g,菟丝子15 g,天冬10 g,麦冬10 g,藤梨根30 g,白芍20 g,女贞子15 g,南沙参15 g,北沙参15 g,鸡血藤30 g,火麻仁20 g,墨旱莲15 g,徐长卿

20 g,茯苓 10 g,山萸肉 10 g,炙甘草 3 g。14 剂,每日 1 剂,早晚分服。

2015 年 9 月 28 日二诊,患者药后精神较前好转,大便已通畅,下肢疼痛减轻,仍有麻木蚁行感,舌淡,苔薄黄腻,脉细。原方加法半夏 10 g,川朴 10 g,砂仁 3 g(后下),苍术 10 g,白术 10 g,红景天 6 g。共 14 剂,继续调治。

【随诊】患者辅助化疗 5 周期,期间同时服用中药,无化疗显著不良反应,化疗结束后直至 2021 年 12 月一直坚持中医药调治,无明显不适症状,生活质量佳。多次复查血常规、肝肾功能、肿瘤标志物及 CT 影像学检查均未见异常。

◆按语

　　卵巢属于女子胞的范畴,生理功能与脾、肝、肾三脏及冲任脉的关系密切。发病不外虚实两方面,正虚责之于患者先天禀赋不足,虚不胜邪,邪毒外侵,阻滞气血津液运行,加之患者已入女子更年期,天癸将竭,脏腑功能不足,肝肾阴虚,气血津液运行输布失常,导致痰饮、湿热、瘀毒内聚,积聚胞宫而发病。患者形体消瘦,口干欲饮,大便干结,下肢疼痛,伴肢体麻木蚁行感,脉细均为肝肾阴虚表现,津液损伤故口干欲饮,肠道失润则有大便干结,皮肌失养,不荣则痛,故下肢疼痛、伴肢体麻木伴蚁行感。阴伤及阳,脾肾阳虚,则有疲倦乏力,舌淡等脾气不足表现。邪实方面主要是湿热盛,脾肾阳气不足,运化失利,水湿内聚,久则生热,湿热与血瘀、痰饮相结,积聚成块阻滞胞宫,因而表现为病势缠绵,下腹包块有腹水,苔薄黄腻等湿热内盛的表现。结合患者肝肾阴虚、湿热内盛的病机特点,治以补益肝肾,清热化湿,药选当归、枸杞子、熟地黄、山萸肉、菟丝子、女贞子、墨旱莲滋补肝肾、益精养血,天冬、麦冬、南沙参、北沙参、白芍可入肺、胃、肾、肝,或酸甘,或甘寒,或苦甘,化阴和营,生津养液,火麻仁甘平以润肠通便,生黄芪、薏苡仁、茯苓、炙甘草健脾益气、化湿渗湿,藤梨根清热利湿,徐长卿祛风化湿、止痛止痒,鸡血藤养血活血、通络止痛,全方共奏补益肝肾,清热化湿,兼以健脾和胃、活血通络之功,药证合拍,与手术、化疗配合,发挥了增效减毒的作用。

(王子承)

■ 参考文献

[1] 崔伟,刘爱珍,艾亮,等.参芪扶正注射液联合 TP 方案治疗晚期卵巢癌患者的疗效及对患者免疫功能的影响[J].中华肿瘤防治杂志,2020,27(23):1927-1930.

第十三节　宫　颈　癌

宫颈癌是源于宫颈上皮的恶性肿瘤。中医古代文献中未见有宫颈癌之病名,宫颈癌属中医的"癥瘕""积聚""带下瘕聚"等范畴。

一、概述

宫颈癌是最常见的妇科恶性肿瘤,常见鳞癌、腺癌和腺鳞癌三种病理类型,其中以鳞癌最多见。宫颈癌和乳腺癌并称为女性两大"隐性杀手"。原位癌高发年龄为 30～35 岁,浸润癌为 45～55 岁,近年来其发病有年轻化的趋势。早期宫颈癌常无明显症状和体征,宫颈可光滑或难与宫颈柱状上皮异位区别。颈管型患者因宫颈外观正常易漏诊或误诊。近几十年来,由于宫颈细胞学筛查的普遍应用,使宫颈癌和癌前病变得以早期发现和治疗,宫颈癌的发病率和病死率已有明显下降。

对于宫颈癌,现代医学主要使用手术及放化疗、靶向治疗等手段治疗,但随之而来的一系列术后并发症,以及放化疗、靶向治疗所带来的不良反应,成了亟须解决的问题。中医学对于宫颈癌的发生发展有着一套独特的、系统的认识和较好的临床疗效[1]。

二、文献回顾

中医古代文献中未见有宫颈癌之病名。《广韵》有云:"癥,腹病也";《说文解字》中有:"瘕,女病也"。《素问·骨空论》云:"任脉为病,男子内结七疝,女子带下瘕聚。"《妇人良方大全》中有:"产后血气伤于脏腑,脏腑虚弱,为风冷所乘,搏于脏腑,与血气相结,故成积聚癥块也。"而《千金要方》中言:"妇人崩中漏下,赤白青黑,腐臭不可近,令人面黑无颜色,皮骨相连,月经失度,往来无常……阴中肿如有疮之状。所下之物,一曰状如膏,二曰如黑血,三曰如紫汁,四曰如赤肉,五曰如脓血。"其描述与宫颈癌患者症状相似。故从症状上来讲,宫颈癌当属中医古籍中的"癥瘕""积聚""带下瘕聚"等范畴。

三、病因病机

刘教授认为宫颈癌的病因病机是:肝脾肾功能失调,冲任失司,痰瘀毒蕴结于胞门。

1. 肝、脾、肾功能失调是宫颈癌发生的主要内因

叶天士在《临证指南医案》中云:"淋滞瘕泄,奇脉空虚,腰背脊膂,牵掣似坠,而热气反升于上,从左而起,女子以肝为先天也。"肝为女子之本,女子病,多起于肝郁气滞,气不畅则血不通,气滞血瘀化毒,癌瘤乃生。脾统血主运化,饮食作息不节,脾运失司,水谷精微疏布失常,水湿停聚,痰毒内生,久而积聚成瘤。肾为先天之本,藏精主生殖,宫颈癌好发于"六七""七七"之年,其时女性下元亏虚,气衰血少,肾阴不足则阴虚火旺,湿热瘀毒内蕴;肾阳不足则阴寒内生,寒凝血滞毒结。

2. 冲任失司是宫颈癌发生发展的重要病机

冲任二脉起于胞宫,脏腑通过冲任二脉参与对胞宫的气血津液的调控。冲脉主调节十二经气血,有"血海""十二经之海"之称,《灵枢·逆顺肥瘦》有云:"夫冲脉者,五脏六腑之海也……其上者,出于颃颡,渗诸阳……其下者,注少阴之大络,出于气街……其下者,并于少阴之经,渗三阴……渗诸络而温肌肉。"刘教授认为,冲脉,在气有渗诸阳之功,在血有灌诸阴之用,冲脉的渗灌功能失调是妇科肿瘤发生发展的重要病机。任脉主调节阴经气血,凡精、血、津、液都由任脉总司,有"阴脉之海"之称,《素问·骨空论》有云:"任脉为病,男子内结七疝,女子带下瘕聚。"任脉的功能与女子月经、妊养及生殖功能有关。近代中医妇科学家罗元恺先生提出"肾-天癸-冲任"轴为女性生理周期调节的核心。冲任失司,可致妇科诸疾。

3. 痰瘀毒蕴是宫颈癌发生发展的核心病机

刘教授认为,癌毒结聚是导致癌病发生发展的核心病机,宫颈癌的发生发展与痰瘀毒聚有着密切关系,肝肾亏虚,冲任失司,造成生理或病理产物蓄积体内,机体阴阳失衡,内环境紊乱,诱发癌瘤的发生。《妇人良方大全》云:"气血者,人之神也。然妇人以血为基本,苟能谨于调护,则血气宜行,其神自清,月水如期,血凝成孕。"宫颈癌患者,或因劳累正气内伤,或因房劳伤肾气肾精,或因年老精

气内衰,或长期卫生不洁蕴毒于内,精元亏耗,正气衰弱,水湿不运则生痰,气虚气滞则化瘀,痰瘀互结,癌毒内生,留滞冲任胞宫,日久不化,化为癥瘕。宫颈癌毒为病,病程长,病因杂,病理产物胶结于病所,根深蒂固,难以迅速祛除。

四、刘延庆辨治特点

刘教授认为,宫颈癌的治疗当疏肝养肝、兼顾脾肾、调节冲任、搜剔癌毒。

1. 调肝当以疏养为要

刘教授认为,肝体阴而用阳,在治疗中应条达其性,柔养其质。叶天士在《临证指南医案》中云:"女科病,多倍于男子,而胎产调经为主……女子以肝为先天。"从女子病的特点来看,女子多伤情志,而致肝气郁滞。故宫颈癌患者常有焦虑抑郁,心烦易怒,或小腹胀痛,脉弦或涩等表现,治当疏理肝气,调达情志,同时要多对患者进行心理疏导。而久病或术后、放化疗后常出现疲倦乏力、头晕目眩、面色苍白无华、手足麻木、舌质淡红、脉细等表现,此为虚证,治当养肝柔肝。

2. 扶正须兼顾先后天

肾为先天之本,是机体脏腑的调节中心,肾阴供养五脏六腑之阴,肾阳温养五脏六腑之阳,所以宫颈癌患者,特别是术后、放化疗后患者,易出现肾阴虚、肾阳虚交替出现,甚至同时出现。故治疗要注意辨证,既要顾及滋补肾阴,又要兼顾温补肾阳。

脾为后天之本,脾胃功能失调是贯穿整个肿瘤疾病过程的重要因素。脾升胃降,脾运胃纳,脾燥胃润,脾胃功能的升降纳运,协调完成人体的正常生理功能,使机体康健。在治疗过程中,需注重辨证,脾气虚弱当健脾,脾虚湿困当醒脾,脾胃阴虚当滋脾。

3. 行气和血以调冲任

《妇人良方大全》云:"故妇人病有三十六种,皆由冲任劳损而致。"《医学源流论》云:"冲任二脉皆起于胞中,上循脊里,为经络之海,此皆血之所以生……治冲任之法,全在养血,故古人立方无不以血药为主者。"刘教授认为,冲脉者,气渗诸阳,血灌诸阴,调节冲脉渗灌功能最主要的就是行气和血;而任脉为诸阴之长,调节任脉功能最主要的是和血养阴。所以调冲任,要以调气血为抓手,要注意补不能过,过则瘀毒内留;行也不能过,过则耗气伤阴,所以治当行气和血,养阴固精,以中正平和之力,起拔毒养正之功。

4. 搜剔癌毒贯穿全程

癌毒在体,或因正邪激斗,或因毒盛正衰,往往会导致机体损伤严重,病势凶猛。癌毒彪悍猛烈,根植于病位,败血腐肉,血败则瘀成,肉腐而痰生,痰瘀互结,又生癌毒,如此循环往复,癌毒生生不息。加之癌毒日久,正气耗伤,邪气愈盛,正邪搏结,冲任受损严重,故宫颈癌发病猛烈,生长迅速。《蠢子医》云:"毒症非毒药不行,毒症还须毒药攻。"刘教授认为,癌毒日久,痰瘀蓄积,毒邪深入脏腑,非攻不克,当使用毒药治之。

五、刘延庆用药特点

疏理肝气,调达情志多选用柴胡、当归、芍药、陈皮、川芎、香附等;养肝柔肝多选用地黄、山萸肉、芍药、何首乌、牛膝、枸杞子等;滋补肾阴多选用山萸肉、山药、牛膝、枸杞子、紫河车、黄精、女贞子、墨旱莲、桑葚子等;温补肾阳多选用杜仲、牛膝、补骨脂、菟丝子等;健脾和胃多选党参、白术、茯苓、陈皮、木香、山药、鸡内金等;化湿醒脾多选苍术、佩兰、厚朴、半夏、砂仁、扁豆等;滋脾养阴多选麦冬、沙参、石斛、玉竹等;攻毒散结多选用土鳖虫、穿山甲、鳖甲、莪术、夏枯草、白花蛇舌草、七叶一枝花、半枝莲、土茯苓、荜茇、红豆杉、山慈菇、龙葵、肿节风等。刘教授治疗宫颈癌常用药对如下:

1. 山萸肉、枸杞子

山萸肉、枸杞子均归肝、肾经,皆有滋补肝肾的功效。山萸肉酸温收涩,兼有暖肾温肝,涩精敛汗之功,《日华子本草》言其"暖腰膝,助水脏,除一切风,逐一切气,破癥结,治酒皶"。《药性论》谓其"治脑骨痛,止月水不定,补肾气;兴阳道,添精髓,疗耳鸣,除面上疮,主能发汗,止老人尿不节"。枸杞子性平,偏于滋补肝肾阴气,并能养阴润肺。《本草纲目》言其"滋肾,润肺,明目"。二药相须,优势互补,相得益彰,滋补肝肾之功更著,常用于宫颈癌肝肾阴虚者。

2. 紫河车、熟地黄

紫河车、熟地黄均性味甘、温,归肝、肾经,皆有补益肝肾、滋充精血之功,紫河车兼有益气温阳之力,《本草再新》言其"大补元气,理血分,治神伤梦遗"。熟地黄专事滋阴补血,益精填髓,《本草纲目》谓其"填骨髓,长肌肉,生精血,补五脏、内伤不足,通血脉,利耳日,黑须发,男子五劳七伤,女子伤中胞漏,经候不调,胎产百病"。紫河车、熟地黄二药配伍,相得益彰,补益肝肾,填精生血之力更强,兼有益气温阳之功,常用于宫颈癌肝肾阴虚者。

3. 地鳖虫、穿山甲

穿山甲、地鳖虫均性味咸寒,归肝经,是常见动物类抗肿瘤药对。《医学衷中参西录》:"穿山甲,味淡性平,气腥而窜,其走窜之性,无微不至,故能宣通脏腑,贯彻经络,透达关窍,凡血凝血聚为病,皆能开之。并能治癥瘕积物,周身麻痹,二便秘塞,心腹疼痛。"《本草经疏》:"(地鳖虫)治跌打扑损,续筋骨有奇效。乃厥阴经药也。咸能入血,故主心腹血积癥瘕血闭诸证,和血而营已通畅,寒热自除,经脉调匀。"穿山甲活血散瘀败毒,消肿溃坚;地鳖虫咸寒,破血逐瘀,通络理伤。二药伍用走窜行散,透达攻通,直达病所,通络搜风、破血逐瘀、散结攻毒之力益彰。穿山甲、地鳖虫配伍有活血祛瘀止痛之效,活血祛瘀又可改善络脉循环,促使痰化饮消,故此对药的活血化瘀之功常能起到消除癌肿的作用,常用于宫颈癌痰瘀互结、邪毒入络者。

六、验案举隅

周某,女,34 岁,2021 年 7 月 1 日初诊。

【主诉】宫颈癌术后 10 月余。

【病史】患者 2020 年 9 月因异常阴道流血于当地医院完善相关检查,考虑宫颈恶性肿瘤,2020 年 9 月 10 日行根治性子宫切除术,病理分期为ⅢA 期,术后行辅助放疗 28 次,辅助化疗 5 程。综合治疗结束后定期复查,未见复发及转移征象。近期患者自感疲乏无力等不适,遂延请刘教授中医药调治。

【现症】面色无华,精神欠佳,平素郁郁寡欢,肢倦疲乏,身体困重,骨蒸潮热,盗汗自汗,纳谷呆滞,双下肢肿胀明显,夜寐欠佳,二便尚调,舌质紫暗有齿印,少苔,苔黄白厚腻,脉细濡。

【中医诊断】癥瘕,证属肝肾阴虚,湿热内蕴。

【治法】补益肝肾,清热化湿。

【处方】生黄芪 30 g,红豆杉 3 g,女贞子 15 g,牡丹皮 10 g,熟地黄 15 g,酸枣仁 30 g,墨旱莲 15 g,土茯苓 30 g,浮小麦 30 g,远志 10 g,薏苡仁 30 g,冬瓜仁 60 g,半枝莲 30 g,枸杞子 10 g,红景天 6 g,泽泻 10 g,七叶一枝花 15 g,山萸肉 10 g,知母 10 g,猪苓 20 g。14 剂,每日 1 剂,早晚分服。

2021 年 7 月 15 日二诊,患者药后诸症皆减,纳谷正常,夜寐尚可,身重乏力减轻,潮热盗汗好转,获效守方,原方 14 剂继续调治。

【随诊】患者坚持服用中药治疗至今,无明显症状,生活质量佳。复查血常规、肝肾功能、肿瘤标志物及 CT 影像学检查均未见异常。

◆按语

　　宫颈癌病位在子宫颈,受冲、任二脉统摄,为带脉所约束,冲、任、带脉则受肝、肾、脾三脏煦养,总体病机为本虚标实,本虚为脾肾亏虚、冲任不固,标实责之湿毒瘀积。该患者为中青年女性,平素情志不畅,久思伤脾,郁怒伤肝,肝气横逆犯脾,脾虚失于运化,津液不布,湿浊内生,久而化火,湿热内蕴,阻于脉络,气滞血瘀,而成癥瘕。金代窦汉卿《疮疡经验全书》:"妇人之性多偏而多郁,若有不遂则心肝胃三经之火勃然而起,遂至阴内生疮,其种不一,或生阴蚀疮,或生阴茄,或生阴蕈,或生疳疮,或生翻花疮,或生匿疮……皆由湿热与心火相击而生,惟阴茄难治。"清代张璐《张氏医通》:"妇人阴疮,乃七情郁火伤损肝脾,湿热下注。"清代张景颜《外科集腋》:"阴菌……由肝郁脾虚,兼湿热与心火相击而生。"清代邹五峰《外科真诠》:"(阴菌)此肝火湿热而肿痛。脾虚下陷而重坠也。"皆强调了情志内伤为宫颈癌的主要成因。情志过极,相火妄动,灼津耗液,久则肝肾阴虚,加之肝郁脾虚,气血生化乏源,精血不足,故有面色无华,精神欠佳,肢倦疲乏,骨蒸潮热,盗汗自汗,少苔,脉细等气阴两虚,相火妄动之证。此外,脾虚生湿,与相火、虚火交织,湿热内蕴,故有身体困重,纳谷呆滞,双下肢肿胀明显,舌苔黄白厚腻,脉濡之象。总之,患者病机属肝肾阴虚,湿热内蕴,治当补益肝肾,清热化湿,药选墨旱莲、女贞子、熟地黄、酸枣仁、枸杞子、山萸肉滋补肝肾,养血填精,酌加生黄芪、红景天益气健脾,牡丹皮凉血化瘀,知母清热除蒸,土茯苓、半枝莲、七叶一枝花清热解毒,祛湿通络,消肿止痛。患者双下肢肿胀明显,为湿热痹阻经络,予薏苡仁、冬瓜仁、猪苓、泽泻利水消肿、渗湿泄热,患者盗汗,夜寐欠佳,加浮小麦止虚汗,养心安神。

(王子承)

🖁 参考文献

[1] 李本珊,王瑞丽,布占红.加减阳和汤联合免疫检查点抑制剂对复发转移性宫颈癌患者血清肿瘤标志物的影响[J].中华中医药学刊:1-7.

第十四节　子宫内膜癌

子宫内膜癌是发生于子宫内膜的一组上皮性恶性肿瘤,中医古代文献中未见有子宫内膜癌之病名,子宫内膜癌属中医的"五色带下""崩漏""癥聚"等范畴。

一、概述

子宫内膜癌好发于围绝经期和绝经后女性,根据发病机制和生物学行为特点可分为雌激素依赖型(Ⅰ型)和非雌激素依赖型(Ⅱ型)。雌激素依赖型子宫内膜癌绝大部分为子宫内膜样癌,少部分为黏液腺癌;非雌激素依赖型子宫内膜癌包括浆液性癌、透明细胞癌等。子宫内膜癌是最常见的女性生殖系统肿瘤之一,每年有接近 20 万的新发病例,并是导致患者死亡的第三位常见妇科恶性肿瘤(仅次于卵巢癌和宫颈癌)。其发病与生活方式密切相关,发病率在各地区有差异,在我国,随着社会的发展和经济条件的改善,子宫内膜癌的发病率亦逐年升高,目前仅次于宫颈癌,居女性生殖系统恶性肿瘤的第二位。

子宫内膜癌的治疗原则,应根据患者的年龄、身体状况、病变范围和组织学类型,选择适当的治疗方式。因子宫内膜癌绝大多数为腺癌,对放射治疗不甚敏感,故治疗以手术为主,其他尚有放疗、化疗等综合治疗。早期患者以手术为主,按照手术病理分期的结果及复发高危因素选择辅助治疗;晚期患者采用手术、放疗与化疗综合治疗。中医药可以减轻手术、放疗、化疗的不良反应,调节患者免疫功能和体质状况[1]。

二、文献回顾

中医古代文献中未见有子宫内膜癌之病名。《诸病源候论》云:"带下病者,由劳伤血气,损动冲脉、任脉,致令其血与秽液兼带而下也……伤损经血,或冷或热,而五脏俱虚损者,故其色随秽液而下,为带五色俱下。"《医宗金鉴》云:"更审其带之淋漓之物,或臭或腥秽,乃败血所化,是胞中病也。"《素问·骨空论》中云:"任脉为病,男子内结七疝,女子带下瘕聚。"《妇人良方大全》中有:"产后血气伤于脏腑,脏腑虚弱,为风冷所乘,搏于脏腑,与血气相结,故成积聚癥块也。"故从症状上来讲,子宫内膜癌当属中医古籍中的"五色带下""崩漏""瘕聚"等范畴。

三、病因病机

刘教授认为子宫内膜癌的病因病机是肝肾亏虚，冲任失司，湿热瘀毒蕴结。

1. 肝肾亏虚是子宫内膜癌发生的主要内因

叶天士在《临证指南医案》中指出"女子以肝为先天也""八脉隶于肝肾""肝肾内损，延及冲任奇脉"。严用和在《严氏济生方》中指出："盖肝为血之府库，喜怒劳役，一或伤之，肝不能藏血于宫，宫不能传血于海，所以崩中漏下。"肾为先天之本，藏精，主生殖，维系人的生长和衰老，是生命活动的主导。肾精亏虚，阴虚阳亢，虚热内生，灼伤络脉，致使湿热瘀毒暗生，久酿为癌。

2. 冲任失司是子宫内膜癌发生发展的重要病机

《诸病源候论》云："崩中者，脏腑伤损，冲脉任脉血气俱虚故也""冲任之气虚，不能约制其经血，故忽然暴下，谓之崩中""漏下者，由劳伤血气，冲任之脉虚损故也"。《妇人良方大全》云："故妇人病有三十六种，皆由冲任劳损而致。"冲任二脉同起于胞中，冲为血海，任主胞胎，冲任的盛衰受天癸调节。子宫内膜癌多发于围绝经期和绝经后女性，其时天癸衰竭，冲任失调，气血运行不畅，继而导致痰瘀互结，日久成毒，化为癌瘤，故出现崩中带下等异常。

3. 湿热瘀毒蕴结是子宫内膜癌发生发展的核心病机

刘教授认为，湿热瘀毒蕴结是导致癌病发生发展的核心病机，子宫内膜癌的发生发展与湿热瘀毒结聚、留滞有着密切关系。《诸病源候论》云："崩而内有瘀血，故时崩时止，淋漓不断。"《女科正宗》云："盖浊气盛，郁遏久，即成湿热，迫血妄行。"湿热、瘀毒在子宫内膜癌的发生发展中起着核心作用。子宫内膜癌患者，久病肝肾亏虚，冲任失司，气血运行失调，痰湿内伤；湿浊蕴久化热，热入营血，湿热搏结，瘀滞胞宫；湿热内留，气机郁滞，气滞血瘀，留滞络脉；湿热瘀毒蕴结于胞宫，旧血不去，新血不生，瘕聚日久，化为癌瘤。

四、刘延庆辨治特点

刘教授认为，子宫内膜癌的治疗当补肝肾，调冲任，清热化湿，散瘀解毒。

1. 补肝肾要兼顾中州

《临证指南医案》中指出"女子以肝为先天也""肝肾内损，延及冲任奇脉"，主张女科当"温养肝肾""以血肉充养，取其通补奇经"，故子宫内膜癌的治疗当先养肝肾。脾主统血，《血证论》中指出"崩中，谓血乃中州脾土所统摄，脾不摄血，是以崩溃",故治疗过程中当兼补脾胃。刘教授认为,子宫内膜癌患者,特别是术后、放化疗后的患者,易出现肝肾阴虚、脾肾阳虚,甚至两者同时或交替出现。故治疗既要顾及滋补肝肾,又要兼顾温补脾肾,做到以养为要,以平为期。

2. 调冲任要升清降浊

刘教授认为,子宫内膜癌患者,清阳不升,浊阴不降,冲任功能失调。《景岳全书》中指出:"故凡见血脱等证,必当用甘药,先补脾胃以益生发之气。盖甘能生血,甘能养营,但使脾胃气强,则阳生阴长,而血自归经矣。故曰脾统血。"子宫内膜癌患者多中州虚损,脾气不升,清气失去升提之力,统血无权,冲任不固;患者久病肝肾阴虚,虚热内生,灼伤络脉,气滞血瘀,冲任失调。故治当升清阳,降浊阴,行气和血,调补冲任,多选用四君子汤合二至丸,以及血肉有情之品。

3. 清热化湿,散瘀解毒

《医宗金鉴》中指出:"带下,五色带下也,皆湿热所化也。"《妇人良方大全》中指出:"血崩乃经脉错乱,不循故道,淖溢妄行,一二日不止,便有结瘀之血,凝成窠臼。"刘教授认为,子宫内膜癌患者,冲任失司则瘀血阻络,脾肾亏虚则湿热内生,结合本病病位,湿热瘀毒阻络,血不循经;而患者术后气血亏虚、正气乏源,放疗化疗耗气伤精、炼液为痰、阻络生瘀,使得痰瘀益重,余毒未清,又添新毒。湿热瘀毒蓄积,毒邪深入,非攻不克,治当清热化湿,散瘀解毒。

五、刘延庆用药特点

滋补肝肾,多选用龟甲、鳖甲、鹿角胶、阿胶、山萸肉、枸杞子、黄精、女贞子、墨旱莲、桑葚子等;温补脾肾,多选用黄芪、党参、地黄、山药、杜仲、补骨脂、锁阳、川断等;清热化湿,散瘀解毒多选用桂枝、川芎、茯苓、牡丹皮、桃仁、红花、赤芍、土鳖虫、白花蛇舌草、猫爪草、半枝莲、山慈菇、龙葵、肿节风等。刘教授治疗子宫内膜癌常用中药药对如下:

1. 龟板、鳖甲

龟板、鳖甲均归肝、肾经,具有滋补肝肾之阴之功。龟板甘咸平,走心肾,滋阴益肾健骨,功擅滋阴;鳖甲咸微寒,入肝肾,养阴清热、破瘀散结,长于退热。二者相须为用,其滋阴潜阳、息风止痉之功效更著,用于治疗子宫内膜癌热病伤阴、虚风内动之手足瘛疭、痿软无力、舌红少苔;阴虚发热之劳热骨蒸、盗汗以及阴虚阳亢,肝阳上扰之头晕、目眩、头胀、头痛、耳鸣等。

2. 鹿角胶、阿胶

鹿角胶、阿胶均味甘,归肝肾经,皆有补益肝肾、滋补精血之功。阿胶甘平柔润,为纯阴之物,补血止血,滋阴润肺,正如成无己所云:"阴血不足者,补之以味,阿胶之甘以补阴血。"鹿角胶甘咸而温,为纯阳之物,温补肝肾,填精益血。两胶合用,阴阳兼顾。《素问·阴阳应象大论》云:"阳化气,阴成形。"鹿角胶壮元阳以振生机,阿胶滋阴血以充化源,一阳一阴,相反相成,共奏益精补血之功。另外,鹿角胶温补肝肾,补血止血,适用于肾阳不足,吐衄便血,崩漏之出血;阿胶则滋阴润燥、补血止血,为妇科要药,二者均有较好的止血作用,合用则阴阳平补,止血之力更著,常用于子宫内膜癌患者手术后或化疗后肾之精气俱损及脾肾阳虚病证。

3. 桃仁、红花

桃仁、红花均归心、肝经,是活血化瘀的常用药对,临床广为应用。桃仁、红花配对源自清代吴谦《医宗金鉴》中的桃红四物汤,二药配伍,是活血化瘀经典而常用药对之一,临床常以不同比例运用于中药方剂和现代复方中。桃仁破血行瘀,润燥滑肠;红花活血通经,祛瘀止痛。桃仁破瘀力强,红花行血力胜,二者皆有活血化瘀之功效,相须配对后祛瘀能力增强,入心则可散血中之滞,入肝则可理血中之壅,有消肿止痛祛瘀生新之功,且作用范围较单味药扩大,适用于全身各处瘀血,常用于子宫内膜癌手术、化疗后伴血瘀证者。

4. 川芎、桂枝

川芎、桂枝均辛温,川芎辛温香窜,走而不守,行气活血,祛风止痛,能上行巅顶,下达血海,外彻皮毛,旁通四肢;桂枝辛温行散,甘温助阳,色赤入营,行里达表,温通一身之阳气,畅流一身之气血,温通心阳、温阳利水、温通血脉、温经散寒。二药伍用,行气活血,散瘀止痛之力增强。中医认为,饮食作息不节,内伤七情,可导致气血功能紊乱,脏腑功能失调,致癌因素通过"内虚"导致内外合邪,气滞血瘀,痰凝毒结,形成癌瘤。早在《内经》就论及积、伏梁、石瘕与血瘀证的关系。王清任也认为:"气无形不能结块,结块者,必有形之血也。血受寒则凝结成块,血受热则煎熬成块。"川芎、桂枝配伍,行气活血,温散之力可通达全身,散瘀之力强,直达病所,为子宫内膜癌之常用行气活血对药。

六、验案举隅

戴某,女,57 岁,2020 年 7 月 2 日初诊。

【主诉】子宫内膜癌术后 6 月余。

【病史】2020 年 1 月因阴道流血、异常排液于当地医院完善相关检查,考虑子宫恶性肿瘤,遂行全子宫切除＋双附件切除＋腹腔细胞学检查＋盆腔和腹主动脉旁淋巴结切除。因腹腔转移,术中行腹腔热灌注治疗,术后辅助化疗 6 个疗程,化疗后患者骨髓抑制明显,白细胞、红细胞、血小板计数及血红蛋白含量均明显下降。6 月 27 日查血常规示:白细胞 $2.36 \times 10^9 /L(\downarrow)$,血小板 $70 \times 10^9 /L$($\downarrow$),血红蛋白 $85 g/L(\downarrow)$。遂延请刘教授中医药诊治。

【现症】精神欠佳,面色少华,疲乏无力,纳谷呆滞,夜寐欠佳,二便正常,舌淡紫苔薄腻,脉细濡。

【中医诊断】子宫内膜癌,证属脾肾亏虚,湿热下注。

【治法】健脾补肾,清热利湿。

【处方】生黄芪 60 g,土茯苓 30 g,僵蚕 10 g,补骨脂 15 g,鸡内金 30 g,炙甘草 3 g,熟地黄 15 g,半枝莲 30 g,女贞子 15 g,红景天 6 g,酸枣仁 30 g,七叶一枝花 15 g,红豆杉 3 g,墨旱莲 15 g,制南星 15 g,花生红衣 40 g。14 剂。每日 1 剂,早晚分服。

2020 年 7 月 16 日二诊,患者饮食、睡眠较前改善,乏力感减轻,二便调,舌淡苔薄白,脉细。在原方基础之上加鸡血藤 30 g 行血补血改善骨髓造血功能。续服 14 剂。每日 1 剂,早晚分服。

2020 年 7 月 30 日三诊,患者诉精神明显好转,纳寐正常,二便均调,少腹偶感隐痛,舌淡苔薄白,脉细。前方加乌药 10 g 温肾散寒、行气止痛。

【随诊】患者中药调治至 2023 年 4 月,生活起居良好,诸症皆平,多次复查未见病情进展。

◆ 按语

　　子宫内膜癌病位在胞宫,与肝、脾、肾三脏、冲任二脉关系密切,以冲任失调为本,湿热内生、瘀毒蕴结为标,多因肝肾阴虚,冲任二脉功能失调,或脾虚生湿,湿蕴化热,湿热注于胞宫,气滞血瘀,毒邪凝结,阻于胞宫而成癌肿。冲任失调尤其重视调补脾肾。本例患者就诊时精神欠佳,面色少华,疲乏无力,纳谷呆滞,脉细,均为脾肾亏虚的表现。患者术后化疗后除了脏腑气血阴阳大损,先、后天之本受伤严重外,还有癌毒残留,湿热瘀毒羁留不去的病机,表现为苔薄腻,腹部隐痛绵绵等。鉴于患者脾肾亏虚、湿热下注的病机特点,治当健脾补肾、清热利湿,药选生黄芪、红景天健脾益气,鸡内金消食健胃,花生红衣调补脾胃,补血止血,补骨脂补肾助阳,熟地黄、女贞子、墨旱莲、酸枣仁滋补肝肾、养血益精,土茯苓、半枝莲、七叶一枝花、红豆杉清热利湿、化瘀消肿,僵蚕、制南星燥湿化痰、祛风解毒。药证合拍,症状得以减轻,骨髓抑制缓解,病情得以控制。

(王子承)

参考文献

[1] 孙晓荷,李柳,程海波.基于癌毒病机理论辨治子宫内膜癌探讨[J].现代中医临床,2023,30(05):94-97.

第十五节　骨　肿　瘤

骨肿瘤是指发生在骨内或起源于各种骨组织成分的恶性肿瘤,包括转移性骨肿瘤,临床表现以骨痛、肿块及病理性骨折为主。属于中医"骨痛""骨瘤""石痈""石疽""胫阴疽""多骨疽"等病证范畴。

一、概述

骨恶性肿瘤的病理类型包括成骨肉瘤、骨巨细胞瘤、软骨肉瘤等,以成骨肉瘤最为常见,其次为骨巨细胞瘤。继发性骨肿瘤较原发者多,常来自肺、前列腺、乳腺、肝等器官组织的转移。骨肿瘤的好发部位为长骨的干骺端、脊柱椎体以及骨膜的内部,恶性程度较高且预后不佳,其发病率约为 0.3/万,约占恶性肿瘤的 0.2%。在我国,骨肿瘤患者的 5 年总生存率平均约为 64.0%;5 年内无瘤生存率平均为 56.0%。某些骨肿瘤在特定的年龄段及性别人群易发:如骨肉瘤好发于青少年,以 13~16 岁的青少年以及 40 岁以上的中老年最为常见;骨样肉瘤较骨髓瘤多发于男性;血管瘤和巨细胞瘤则多发于女性。

骨肿瘤恶性程度较高,预后差,容易复发。骨肿瘤的治疗手段日趋多样化,目前中医药作为骨肿瘤综合治疗的重要组成部分,需明确病因病机,掌握其辨病与用药特点,充分发挥其治疗价值,才能救治更多患者。

二、文献回顾

有关骨瘤病名及病因病机的记载,散见于中国古代医学典籍中,《灵枢·痈疽》描述骨瘤的外在表现:"发于膝……色不变,寒热,如坚石"。唐代孙思邈《备急千金要方》中将肿瘤分成瘿瘤、骨瘤、脂瘤、石瘤、肉瘤、脓瘤、血瘤和息瘤八类,首次提出"骨瘤"病名。《灵枢·刺节真邪》进一步阐释骨瘤的病因病机为:"虚邪之入于身也深,寒与热相搏,久留而内著,寒胜其热,则骨疼肉枯……内伤骨,为骨蚀……有所结,深中骨,气因于骨,骨与气并,日以益大,则为骨疽。"

三、病因病机

刘教授认为,骨肿瘤病位在骨属肾,与脾关系密切。本病病因复杂,多因先天禀赋不足及后天失养导致肾精不足,骨髓空虚,脏腑虚弱,热毒、寒湿等邪毒乘虚入侵,气滞血凝,痰结湿聚而成骨瘤,如《外科正宗·瘿瘤论》云:"肾主骨,恣欲伤肾,肾火郁遏,骨无荣养而为肿,曰骨瘤",指出骨肿瘤发生的内因为肾虚。《诸病源候论》强调了外感六淫致瘤的病因病机,认为骨肿瘤是"由寒气客于经络,与气血相搏,血涩结而成"。此外,七情内伤、饮食不节等也可致使邪毒内生,流注筋骨,伤筋蚀骨,蓄结成毒瘤,如《医学入门》中记载"因七情劳欲,复被外邪,生痰聚癖,随气流注,故又曰瘤"。

四、刘延庆辨治特点

恶性骨肿瘤的发生本来就是以骨络失养为本。一者,肾主骨,外邪入里侵袭肾络,肾的功能受损,引起骨髓失养,造成骨痛、活动受限;二者,恶性骨肿瘤的发展与转移,与"痰"和"瘀"的关系十分密切。由于久病入络,气机失调,血行不畅,津液无法敷布,痰瘀内阻于络脉。所以恶性骨肿瘤的发病是以正虚邪毒入络,痰瘀毒邪搏结于骨骼筋肉而形成的本虚标实之症。随着病情的进展,脏腑气血的亏虚,造成气机的运行不畅,瘀血、痰湿聚结于体内;而瘀毒留滞日久,又会进一步加重正气的亏虚[1]。

基于骨肿瘤的成因,刘教授提出从整体观念出发,遵循辨证论治的基本法度,根据骨肿瘤所处的不同病期及所接受的不同治疗的实际情况,施以滋补肝肾、益气养血、理气活血、清热除湿、除痹止痛等不同治法。症见肿瘤初起,时痛时止,逐渐加重,遇寒痛甚,得温痛减,肿块皮色不变,漫肿不热,面白形寒,口中不渴,尿清,舌淡苔白,脉沉细或沉弦者,治以温阳散寒,活血通络,方选阳和汤加减;症见病变局部肿胀灼痛,疼痛难忍,痛处拒按,肿块坚硬不移,增大迅速,难消难溃,皮肤红紫,皮温稍高,肢体活动障碍,伴发热、口渴、便结,尿赤,舌红瘀斑苔黄,脉弦数涩等,治以清热解毒,化瘀散结,方选犀角地黄汤加味。症见患处肿痛,疼痛难忍,朝轻暮重,肿块皮色青紫,坚硬不移,按之疼痛,口干饮少,形瘦体弱,腰膝酸软,头晕耳鸣,夜寐多梦,低热或五心潮热,可伴有肢体畸形,活动障碍,或见咳嗽、咯血、胸闷,舌红少苔或剥苔,脉细数等,治以滋肾降火,化瘀散结,方选知柏地黄丸加减;症见患处隆起肿块,胀痛不休,坚硬不移,皮色不变或淡紫,按之疼痛,患肢功能障碍,形体瘦弱,神疲乏力,气短心悸,纳呆少食,面白或萎黄无华,伴见咳嗽、咯血、胸闷等症,舌淡,脉细弱者,治以补肾健脾,散结止痛,方选八珍汤加减。

五、刘延庆用药特点

滋补肝肾常选杜仲、续断、牛膝、五加皮、桑寄生、骨碎补、补骨脂、熟地黄、山萸肉等;理气活血,止痛除痹常选川芎、莪术、丹参、延胡索、威灵仙、川楝子、乳香、没药、土鳖虫、白芍、细辛、乌头等;祛风通络常选徐长卿、白屈菜、寻骨风、肿节风、透骨草等。骨瘤局部疼痛较重者,可配合局部外用药物,通过皮肤吸收药物以缓解疼痛,抑制骨瘤生长。外用药物可选新鲜商陆根、蜈蚣、全蝎、干蟾皮、马钱子、生川乌、生天南星、生白芷、姜黄、冰片等。刘教授治疗骨肿瘤常用药对如下:

1. 杜仲、桑寄生

杜仲、桑寄生均味甘,归肝、肾经。杜仲甘温,善补肝肾而强筋骨,暖下元,为治肝肾不足之腰膝酸痛、筋骨痿软的要药。《神农本草经》载其功效:"主腰脊痛,补中益精气,坚筋骨,强志,除阴下痒湿,小便余沥。"桑寄生善于治疗痹症日久,累及肝肾,腰膝酸软,筋骨无力者尤益。《神农本草经》载其功效:"主腰痛,小儿背强,痈肿,安胎,充肌肤,坚发、齿,长须眉。"桑寄生、杜仲两者配伍可增强其补肝肾、强筋骨之力,善于治疗骨肿瘤肝肾不足之腰膝酸软、筋骨痿软之症。

2. 徐长卿、白芍

徐长卿、白芍均归肝经,徐长卿辛温,祛风除湿,行气止痛,活血解毒。白芍酸苦微寒,养血敛阴,柔肝止痛。徐长卿散而不补,白芍补而不泻,二药伍用,一散一敛,一泻一补,行气散瘀,疏肝解郁,柔肝止痛的力量增强,常用于治疗骨肿瘤伴疼痛证属风湿痹阻者。

3. 细辛、乌头

细辛发散风寒,祛风止痛,温肺化饮;乌头祛寒湿,散风邪,温经止痛。细辛气味香窜,升散之力颇强,有较好的通络止痛功效;乌头辛热有毒,温热力强,有较好的祛风除湿、散寒止痛功效。二药伍用,以细辛之升散,引乌头之热,直达病所,共奏祛风除湿、温经散寒、通络止痛之功,常用于骨肿瘤伴疼痛证属风寒湿痹者。

4. 乳香、没药

乳香与没药均味苦,归肝经。二药功效相似,皆有活血散瘀止痛之功。乳香辛温香润,能于血中行气,舒筋活络,消肿止痛。没药苦泄力强,功擅活血散瘀,消肿止痛。乳香行气活血为主,没药活血散瘀为要。二药合参,气血兼顾,取效尤捷,共奏宣通脏腑、流通经络、活血祛瘀、消肿止痛、敛疮生肌之功。现代药理学研究发现,活血化瘀类中药能够通过拮抗正常细胞突变,直接杀伤细胞,诱导肿瘤细胞分化和凋亡,阻断肿瘤血管生成和改善血液流变,清除微循环障碍,增强免疫功能,从增效减毒等多个方面发挥抗肿瘤作用,而乳香、没药作为常用活血化瘀药对,治疗骨肿瘤伴疼痛具有良好的药效。

六、验案举隅

邓某,男,32 岁,2014 年 2 月 20 日初诊。

【主诉】右膝骨巨细胞瘤术后 3 年余,发现肺转移两周。

【病史】右膝骨巨细胞瘤术后 3 年余,发现肺转移两周。2014 年 2 月 16 日胸部 CT 示:两肺多发转移瘤。患者拒绝放疗、化疗,延请刘教授中医药诊治。

【现症】时觉咳嗽,干咳,气喘,怯寒,手足欠温,纳谷尚可,夜寐欠佳,大便溏。

【中医诊断】积聚,证属脾肾亏虚证。

【治法】温肾健脾,补气抗邪。

【处方】生黄芪 40 g,熟地黄 15 g,天门冬 10 g,麦门冬 10 g,丹参 15 g,当归 10 g,三棱 10 g,莪术 10 g,全蝎 10 g,蜈蚣 3 条,制天南星 15 g,法半夏 10 g,寻骨风 30 g,肿节风 30 g,石上柏 30 g,蛇六谷 30 g,款冬花 10 g,百部 10 g,半枝莲 30 g,浙贝母 15 g,肉桂 10 g,肉苁蓉 15 g,菟丝子 15 g,枸杞子 10 g,山萸肉 10 g,炙甘草 3 g,14 剂。每日 1 剂,早晚分服。嘱患者注意饮食起居,避风寒,适当休息,增强营养。

2014年3月6日二诊：症状同前，时而咳嗽，动则气喘，痰少，纳眠尚可，二便尚调，脉细，舌红，苔薄白，在原方基础上加黄芩10 g，桑白皮10 g。此后病情尚平稳，每两周复诊1次，均以上方随证加减。

2014年8月7日复诊：咳嗽不甚，痰白量少，余无特殊不适，二便自调，脉弦，舌淡，苔薄白。2014年8月7日胸部CT示：两肺见多发结节影，最大者长径28.4 mm（肺窗），较前片2014年2月16日部分病灶缩小，部分病灶有所增大。诊断为两肺多发转移瘤。治法同前，方药：生黄芪30 g，熟地黄15 g，天门冬10 g，麦门冬10 g，丹参15 g，当归10 g，骨碎补15 g，黄芩10 g，百部10 g，紫菀10 g，蛇六谷30 g，石上柏30 g，金刚刺30 g，款冬花10 g，半夏10 g，猫爪草30 g，浙贝母15 g，制天南星15 g，菟丝子15 g，枸杞子10 g，桑白皮10 g，鱼腥草30 g，金荞麦30 g，炙甘草3 g，14剂，每日1剂，水煎，分早晚温服。2014年10月29日复诊胸部CT示：两肺见多发结节影，最大者长径23 mm（肺窗），诊断为两肺多发转移瘤，较前片2014年8月7日部分病灶缩小。此后，患者病情平稳，均以2014年8月7日方为基础方加减。随访至今9年有余，病情平稳，胸部CT提示：肺部部分病灶较前明显缩小，余病灶未见进展，无明显不适，精神及生活状态均良好。

◆按语

患者原发病灶右膝骨巨细胞瘤虽经手术切除，但仍有无形之痰留于体内，随气、血日渐流注于肺，而肺为贮痰之器，积久成癌。该病案气血阴阳亏虚于内，有形实邪表现于外，故而出现双肺多发结节及咳嗽、气喘、怯寒等现象。治则为健脾温肾，益气抗邪。初诊方中重用黄芪为君补肺益气，熟地黄养血补虚，天冬、麦冬养阴润肺，丹参、当归养血活血，三棱、莪术活血消癥，寻骨风、肿节风、石上柏、蛇六谷、半枝莲解毒抗癌，全蝎、蜈蚣攻毒散结，兼有搜风剔络之功，诸药共奏扶正祛邪之功，共为臣药，制天南星、法半夏燥湿化痰，消痞散结，款冬花、百部润肺化痰，止咳平喘，浙贝母化痰散结，消痈，骨碎补补肾强骨，肉桂温肾补阳，散寒解凝，肉苁蓉、菟丝子、山萸肉、枸杞子补肾益精，均为佐药。使以炙甘草调和诸药。用药虽多，但组方严密，以扶正为主，兼以祛邪，用药精确。方中当归补血汤补气生血，气旺血生，阳生阴长。方中应用大量解毒散结消癥抗癌药，扶正不忘祛邪，攻补兼施。此后方药均以初诊方为基础随证加减，如怯寒已解，出现肺热咳喘，则去肉桂、肉苁蓉等温肾补阳之品,改用黄芩、桑白皮清热泻肺平喘,鱼腥草、金荞麦清肺化痰等。患者服中药至今 9 年余,部分病灶逐渐缩小,余病灶未进展,也未见新病灶发生,精神及生活状态均良好。

(王子承)

参考文献

[1] 张永健,李红专,史恒蔚,等.从虚痰瘀毒论治恶性骨肿瘤[J].中医研究,2022,35(07):5-8.

第十六节 淋 巴 瘤

恶性淋巴瘤是一种起源于淋巴造血系统的恶性肿瘤,在中医学中多归属于"恶核""痰核""失荣""阴疽""瘰疬""喉瘤"等范畴。

一、概述

2022 年中国恶性淋巴瘤新发病例约 8.52 万例,占所有恶性肿瘤发病的1.77%,粗发病率为 6.03/10 万,2022 年中国恶性淋巴瘤死亡约 4.16 万例,占所有恶性肿瘤死亡的 1.62%。恶性淋巴瘤粗死亡率为 1.62/10 万。

刘教授认为恶性淋巴瘤属于本虚标实之证,气血、五脏亏虚为本,毒邪为标。中医药应全程参与,早期以祛毒抗癌为主;中期以扶正排毒抗癌相结合;晚期以扶正为主,佐以解毒抗癌。淋巴瘤治疗应注重中西医结合的综合治疗,目前化学治疗、免疫治疗、靶向治疗、自体造血干细胞移植[1]等综合治疗方法都极大程度地改善了本病的预后,延长了患者的生存期,但依然存在复发耐药,特别是老年患者体质虚弱难以耐受治疗的情况。应发挥中医药优势,扶正解毒结合,可缓解临床症状,延长生存时间,提高患者生活质量。

二、文献回顾

淋巴瘤常作为瘰疬、失荣病名散见于历代古籍中,《灵枢·寒热》曰:"寒热瘰疬,在于颈腋者,结何气使生? 岐伯曰:此皆鼠瘘寒热之毒气也,留于脉而不去者也。"指出颈腋淋巴结肿大之"寒热瘰疬"的病因是寒热毒气留脉不去。宋代王怀隐《太平圣惠方》中说："夫恶核者，为肉里忽有核，累如梅李，或如小豆粒，皮肉碜痛，左右走身中，卒然而起……毒入腹脏，闷烦恶寒，即煞人。"《外证医案汇编》有云："其起之始，不在脏腑，不变形躯，正气尚旺，气郁则理之，血郁则行之，肿则散之，坚则消之。久则身体日减，气虚无精，顾正消坚散肿，其病日深，外耗于卫，内夺于营，滋水淋漓，坚硬不化，温通气血，补托软坚，此三者，皆郁则达之之义也，不但失荣一证，凡郁证治法具化其中矣。若治不顾本，犯禁病，气血愈损，必为败证。"《医宗金鉴》指出这类疾病预后极差："日久难愈，形气渐衰，肌肉削减……古今虽有治法，终属败症。"

三、病因病机

本病病因病机不外正虚邪实两方面，刘教授认为淋巴瘤病家由于忧思郁怒伤肝、饮食不调伤脾、劳逸失节伤肾，正气受损，阴阳失衡；机体在内外因素作用下、脏腑失调产生的特异性病理产物和致病因子形成痰毒、瘀毒、湿毒等。痰、瘀、湿等毒邪互生互化，交结于脏腑，扩散于四肢百骸，日久渐积，变化多端，或迁延不愈，病情复杂，因此常规辨治难以奏效。恶性淋巴瘤首发症状常是进行性肿大、无痛性淋巴结，肿大的淋巴结可以活动，也可以互相粘连，融合成块。患者会出现发热、盗汗、瘙痒、消瘦等全身症状。发热多由于毒聚、痰滞、阳虚、阴虚、气血虚等导致；盗汗多由于阳虚、阴虚或气阴两虚所致；瘙痒多由于血虚风燥，风热瘀毒所致；消瘦多由于气血津液匮乏，不能濡养肢体，毒邪内耗所致。

四、刘延庆辨治特点

1. 辨期论治，毒邪论治为先

《素问·阴阳应象大论》言："病之始起也，可刺而已，其盛，可待衰而已"，刘教授对恶性淋巴瘤分阶段、全程化管理进行治疗。病之初以邪实为主，予以消散祛毒，配合扶正；治疗中期正虚邪实，扶正排毒并用；后期以正虚为主，适当解毒。基于对恶性淋巴瘤病因病机的认识，刘教授在治疗恶性淋巴瘤时强调"扶正不只补虚，重在平衡阴阳"，其中以"调和脾肾"为补、"解毒排毒结"为消。

2. 依法辨治，倡导"和解"[2]

一是从健脾、益肾入手，扶正固本，为治本之法；二是治标为主，见毒治毒，或清、或化、或排。刘教授主调和脾肾，兼以解毒化毒散结，倡导"和解"。通过"和解",将复杂症情合理调度,兼顾全面,使机体达到阴平阳秘的平衡状态,如《内经》所言:"内外调和,邪不能害。"

3. 中西互参,病证结合

刘教授重视西医辨病与中医辨证有机结合,在不脱离中医辨证的基础上,根据西医辨病,明确恶性淋巴瘤起病隐匿、亚型繁多等特点,在西医治疗的不同阶段,随证而施。对于观察等待期的惰性淋巴瘤的患者或其他一些不适合或不接受手术、放疗、化疗的患者,中医药作为主要治疗方法,在辨证施治的基础上,适当加大干蟾皮、猫爪草、夏枯草、穿山甲、皂角刺、生牡蛎等具有抗癌作用的中药剂量,不仅能减轻患者症状、提高生存质量,还可以延长患者生存时间。放化疗易伤气血,治疗后患者往往出现神疲乏力、气短、头晕、纳差等症状,治疗时不忘益气补血、调和脾肾排毒。放疗属于中医学"热毒"范畴,放疗后,患者常出现口腔溃疡、口干喜饮、心烦易怒、大便秘结、小便赤涩等气阴两虚或热毒瘀结的症状,此时治疗当辅以清热生津、益气养阴解毒之品。

五、刘延庆用药特点

刘教授在辨证的基础上,遵循中医药的传统理论与经验,针对药物的性味与功效,临床运用特点,选择一些已证实有抗癌效果的药物。常用的对恶性淋巴瘤有效的药物有猫爪草、蜂房、蜈蚣、干蟾皮、穿山甲、海藻、夏枯草、皂角刺、牡蛎等。刘教授治疗恶性淋巴瘤常用药对如下:

1. 蜈蚣、守宫

蜈蚣性味辛、温,有毒,具有息风镇痉、攻毒散结、通络止痛等功效。《本草纲目》中有"盖行而疾者,惟风与蛇,蜈蚣能制蛇,故亦能截风,盖厥阴经药也"的记载。《医学衷中参西录》中言及:"蜈蚣,走窜之力最速,内而脏腑,外而经络,凡气血凝聚之处皆能开之。性有微毒,而转善解毒,凡一切疮疡诸毒皆能消之……噎膈之证,多因血瘀上脘,为有形之阻隔,蜈蚣善于开瘀,是以能愈。观于此,则治噎膈者,蜈蚣当为急需之品矣。"守宫,性味咸、寒,有小毒,功效祛风、活络、散结。《本草纲目》云:"(壁虎)治中风瘫痪,手足不举,或历节风痛,及风痉惊痫,小儿疳痢,血积成痞,厉风瘰疬;疗蝎螫。"又云:"守宫,旧云不入药用,近时方术多用之……盖守宫食蝎虿,蝎虿乃治风要药,故守宫所治风痉、惊痫诸病,亦犹蜈、蝎之性能进经络也。"《四川中药志》:"(壁虎)驱风,破血积包块,治肿痛。"二者伍用,相须为用,攻伐善走,通络散结之力相得益彰。此二药均善走窜搜剔,能入络搜除深在之邪毒，合用则功效增强，二药又因其毒性，有以毒攻毒、散结解毒之功。

2. 制南星、浙贝母

天南星，性味苦、辛，温。有毒。归肺、肝、脾经。有燥湿化痰，祛风解痉，外用消肿止痛之功效。临床常用于湿痰证、寒痰证、风痰证，如眩晕、中风、癫痫、口眼㖞斜及破伤风等。浙贝母味苦，寒。归肺、心经。有清热化痰、开郁散结之功效。二药均味苦，归肺经。两药合用除痰散结之功益彰，朱丹溪谓："痰之为物，随气升降，无处不到""凡人身上中下有块者多是痰"。痰是多数癌肿的致病因素，癌瘤发展又可形成内痰与外痰。

3. 红豆杉、山慈菇

红豆杉是珍贵的抗癌植物，1963 年，Wani 和 Wall 从美国西太平洋杉中成功分离出紫杉醇，1992 年 12 月，紫杉醇被 FDA 批准上市，1994 年之后又陆续扩大至转移性乳腺癌、晚期卵巢癌和非小细胞肺癌的一期治疗中。山慈菇，味甘、微辛，凉。归肝、脾经。清热解毒，化痰散结。用于痈肿疔毒，瘰疬痰核，蛇虫咬伤，癥瘕痞块。两药相伍，解毒消癥散结之力更强。

六、验案举隅

张某，女，72 岁，2019 年 11 月 3 日初诊。

【主诉】弥漫性大 B 细胞淋巴瘤化疗后 2 月余。

【病史】患者 2019 年 8 月因"全身淋巴结肿大"于扬州某医院住院治疗。淋巴活检术后病理检查示：弥漫性大 B 细胞淋巴瘤。术后予 R－CHOP 方案化疗1 次。化疗后患者乏力明显，出现反复发热，予抗感染治疗后，体温 37.8～38.8℃。患者留置胃管，鼻饲进食后即吐，腹胀、恶心、腹痛不适，西医予止吐处理，但效果不佳，故于 2019 年 11 月 3 日延请刘教授中医治疗。

【现症】身体消瘦，面色萎黄，神倦乏力，动辄胸闷气短，恶心纳差，腹痛，痛有定处，夜间尤甚，伴有腹胀，得食即吐，口干不欲饮，夜寐差，小便清长，大便黏滞不爽，舌淡偏暗、苔黄腻，脉沉细涩。

【中医诊断】失荣，证属气阴两虚，痰瘀互结。

【治法】益气养阴，祛痰化瘀。

【处方】黄芪 30 g，柴胡 9 g，当归 15 g，蛇六谷 30 g，竹茹 9 g，茯神 20 g，香附9 g，半夏 9 g，白芥子 9 g，川芎 15 g，制南星 12 g，僵蚕 9 g，海藻 30 g，大枣 15 g，党

参 12 g,白芍 20 g,白术 6 g,石见穿 30 g,青皮 6 g,蜈蚣 3 条,浙贝母 15 g,郁金 9 g,海蛤壳 15 g,昆布 9 g,旋覆花 6 g,谷芽 15 g,麦芽 15 g。14 剂。每日 1 剂,早晚分服。

【随诊】患者服药后乏力、腹胀改善,恶心、呕吐症状缓解,拔除胃管,体温正常,生活基本能自理,之后门诊随访,继续服中药,随访至 2021 年 10 月 1 日病情稳定。

◆ **按语**

恶性淋巴瘤以正虚为本,多由脏腑虚弱,气血阴阳失调,气滞、痰浊、瘀血、癌毒相互搏结而成。病机主要责之于内虚与痰结,内虚中尤重脾肾,该验案中患者先天禀赋不足,脾胃后天失养,气血生化乏源,加之随着年龄增长脏腑功能渐衰,气血不足,表现为身体消瘦,面色萎黄,神倦乏力,动辄胸闷气短,恶心纳差,脉沉细等脾肾亏虚、气阴两虚表现。此外,肝主疏泄,脾主运化,由于患者肝脾功能失调,气机郁滞,不能正常运化津液,津液停聚机体某处,与邪毒郁火相搏,凝炼成痰,因而起病时表现为全身淋巴结肿大,多与痰有关,所谓无痰不成核。恶核之病,痰浊常与瘀血相兼致病,除痰阻而气滞外,久而成瘀,先由瘀血内停,气机闭阻,亦可致津液不能正常输布,聚而成痰。明代陈实功谓:"失荣由于郁火,或忧思喜怒,气血凝结而成"。患者腹痛,痛有定处,夜间尤甚,伴有腹胀,得食即吐,大便黏滞不爽,舌淡偏暗、苔黄腻,脉沉涩,皆为痰瘀互结的表现。鉴于病例总体病机为气阴两虚,痰瘀互结,治以益气养阴,祛痰化瘀。脾为生痰之源,肝为疏泄之机,治痰不理肝脾,非其治也,临证中除痰散结药与活血化瘀药并用,药选柴胡疏肝解郁,使肝气得以调达,为君药;当归、白芍补养肝血,白术、党参、大枣、茯神健脾益气,共为臣药,配以川芎、郁金活血行气,补中有通,滋阴不腻,温而不燥;佐以半夏、胆南星、浙贝母、海蛤壳清热化痰,海藻、昆布、白芥子软坚散结;治痰当需理气,故又以香附、青皮理气消癥、消痰散结;僵蚕、蜈蚣祛风通络,其性走窜,二者可引药直达病所,为使药;旋覆花降逆止呕;谷麦芽助脾胃消化;蛇六谷、石打穿清热解毒。立法周全,组方严谨。

(王子承)

参考文献

[1] 陈清娇,郑晓强. PEG-rhG-CSF 在血液肿瘤自体造血干细胞动员中的临床分析[J]. 中国实验血液学杂志,2024,32(02):556-560.
[2] 白洁,孙剑声,刘宁,等. 经方"和法"治疗恶性淋巴瘤[J]. 中国民族民间医药,2023,32(18):81-84.

第十七节　白　血　病

白血病是一种克隆性的造血系统恶性肿瘤,起源于多能干细胞或早期祖细胞,可广泛浸润淋巴结、脾脏、骨骼、关节、肝脏等组织脏器,不仅使正常造血功能受到抑制,且还出现贫血、发热、出血等各种全身受累的症状。白血病在中医学中属"血证""温病""癥积""虚劳"等病证范畴。

一、概述

白血病占癌症总发病数的 5% 左右,在我国各种恶性肿瘤死亡率中居第 6 位(男性)和第 8 位(女性),在儿童及 35 岁以下人群中占第 1 位。目前国际上公认的按白血病细胞的形态和生化特征分类法,白血病分为急性白血病(急性淋巴细胞白血病、急性非淋巴细胞白血病及多种亚型)、慢性白血病(慢性粒细胞白血病、慢性淋巴细胞白血病、慢性中性粒细胞白血病、慢性单核细胞白血病、慢性粒—单核细胞白血病、幼淋巴细胞白血病、毛细胞白血病)、特殊类型白血病等。我国各型白血病的发病率以急非淋最高、急淋次之、慢淋及特殊类型则较低。白血病的病因目前仍未明确,可能与遗传、病毒感染、接触化学物品及放射性物品等因素相关。

白血病的治疗手段目前主要有化疗、放疗、肾上腺皮质激素、骨髓移植、干扰素[1]、细胞分离术等,治疗应注意分型、分期、分阶段、个体化、全程化管理治疗。中医药要全程参与、发挥优势、取长补短、增效减毒。

二、文献回顾

中医认为本病归属于"血证""虚劳""积聚"等范畴,认为以本虚为本,《素问·遗篇·刺法论》:"正气存内,邪不可干。"《素问·评热病论》:"邪之所凑,其气必虚。"《圣济总录》曰："急劳之病……缘禀受不足，忧思气结，荣卫俱虚，心肺壅热，金火相刑，脏气传克。或感外邪，故烦躁体热，颊赤心忪，头痛盗汗，咳嗽咽干，骨节酸痛，久则肌肤销铄咳涎唾血者，皆其候也。"《素问·通评虚实论》云："邪气盛则实，精气夺则虚。"外界邪毒如化学因素、物理因素、生物因素等侵入体内多能蕴而化热，亦称"火毒""热毒"，可致急性白血病的发生。

三、病因病机

刘教授认为白血病不是一个纯实或纯虚的病证。本病的病因包括"体质遗传"和"毒邪侵袭"。"邪之所凑，其气必虚"，白血病病位在骨髓，骨髓由肾所生、由肾所主。患者或因先天亏虚，胎毒内伏骨髓；或后天骨髓失养，毒邪入血伤髓；邪气渐盛，正气渐衰，毒邪伤及元气，正气无法调节气血阴阳脏腑平衡，白血病发病，从骨髓到血分，然后传变至营、气、卫分，引起出血、发热、癥积、瘰疬等。因而白血病病机可概括为：正气亏虚，毒邪伤髓，虚实错杂，虚实转化。正虚有气、血、阴、阳、脏腑之分，邪毒有热毒、湿毒、瘀毒之别。急性白血病之缓发与慢性白血病之稳定期者，以正虚为主；急性白血病之急发与慢性白血病之急变者，偏于毒盛。

四、刘延庆辨治特点

刘教授强调治疗白血病扶正固本，祛除邪毒为主。扶正固本当以益肾健脾为主。祛除邪毒当根据热毒、湿毒、痰毒、瘀毒等不同选择相应祛毒之品。根据白血病不同分期决定中医药治疗侧重点，如化疗前期，积极疏导患者的紧张情绪，治疗时应以匡扶正气为主，兼以解毒祛邪，待患者正气及外周血象恢复，再以祛邪为主，为化疗期创造条件。化疗期间主要以减少化疗时出现的并发症为主，首先是恶心、呕吐、便秘、感染以及骨髓抑制导致的出血、感染，其次是因长期反复化疗引起的心、肝、肾等器官功能的损伤等。中医药扶正、祛邪结合，可增强化疗耐受性，促进内蕴邪毒及化疗药毒的排泄。化疗后期，治以扶正培元，解毒散邪，以祛除残留之邪，从而改善患者生存质量，防止白血病复发，提高无病生存率，以期达到长期缓解之目的。

五、刘延庆用药特点

刘教授常用中药有黄芪、青黛、土茯苓、紫草、熟地、天冬、白花蛇舌草、七叶一枝花、炙鳖甲、鸦胆子、半枝莲、土贝母、全蝎、山慈菇、白英、昆布等。随症加减使用中成药：如感染时加蒲地蓝、锡类散、六神丸等；高热加羚羊粉、紫雪散等；出血加荷叶、云南白药等。刘教授治疗白血病常用药对如下：

1. 黄芪、熟地

熟地味甘，微温，归肝肾经，功能补肾填精，养血滋阴。主治肾精不足，阴虚血亏所致腰膝痿弱、劳嗽骨蒸、遗精、崩漏、月经不调、耳聋目昏、心悸失眠健忘等。黄芪始载于《神农本草经》，味甘、微温，归脾肺经，功能补气健脾，生津养血、行滞通痹。主治脾气亏虚，气血不足所致痹痛、肢体麻木、食少便溏、自汗、神倦脉虚等。两药合用，补肾填精，健脾养血，共补先后天，以强筋健骨。研究结果显示熟地-黄芪配伍应用可改善去卵巢大鼠的氧化应激状态，对氧化应激诱导的绝经后骨质疏松症具有一定的防治作用。

2. 夏枯草、猫爪草

夏枯草，味苦、辛，性寒。归肝、胆经。具有清肝火，散郁结之功效。猫爪草，味辛、苦，性平。有小毒。归肺、肝经。具有解毒散结，化痰止咳之功效。两药合用增加化痰软坚散结之功。近年来发现肿瘤微环境对肿瘤的发生发展起重要作用，软坚散结类中药能使肿块先软化，后逐渐消散，其作用与改善肿瘤微环境有关。

3. 土茯苓、七叶一枝花

七叶一枝花苦、微寒，归肝经，具有清热解毒、消肿止痛、凉肝定惊之功效，《神农本草经》谓之能主："痈疮，阴蚀，下三虫，去蛇毒"。土茯苓甘、淡、平，归肝、胃经，具有解毒、除湿、通利关节的功效，《本草正义》谓之能："搜剔湿热之蕴毒"。故两药合用，具有清利湿热，抗癌解毒的功效。

4. 牡丹皮、赤芍

牡丹皮与赤芍均性味苦微寒，归肝经。二药功效相似，皆有凉血清热，活血散瘀之功。牡丹皮偏泻心经之火，长于清热凉血，善治血中结热；赤芍偏清肝经之火，活血散瘀作用较佳，善治脉中瘀滞。牡丹皮、赤芍均色赤，能入营分。二药伍用，相须配对，凉血活血之力倍增，使得血热得清而不妄行，血流畅顺而不留瘀，且具有凉血不妨祛瘀，活血不碍止血的特点，是临床常用于治疗白血病的凉血散瘀药对。

六、验案举隅

周某，女，63岁。2018年3月19日初诊。
【主诉】确诊急性白血病1月余。

【病史】患者 2018 年 2 月中旬无明显诱因下出现齿衄、鼻衄,伴有皮肤瘀斑,于外院诊治,查血常规:WBC:2.4×10^9/L,Hb:71 g/L,PLT:15×10^9/L,给予输注单采血小板及酚磺乙胺(止血敏)、氨甲苯酸(止血芳酸)等控制出血。出血控制后骨髓穿刺检查,骨髓涂片示"骨髓有核细胞增生活跃,原始细胞占42％,结合免疫组化染色考虑急性单核细胞白血病(AML-M4)不能排除";染色体、流式细胞术等检查确诊为 AML-M4。使用 TA 方案化疗 2 次,化疗结束后 2 周复查骨髓细胞涂片示白血病细胞占 35％,提示 AML-M4 未缓解,2018年 3 月来我院复查骨髓,细胞涂片示:骨髓有核细胞增生略减低,粒系增生活跃,红、巨二系增生减低。粒系中原始细胞占 46％,拟 AML-M4 未缓解之骨髓象。家属考虑患者年龄较大,遂延请刘教授中医治疗。

【现症】精神欠佳,头晕乏力,潮热盗汗,齿衄,无咳嗽、咳痰,无嗳气、泛酸,纳欠佳,二便尚调,寐欠安,舌淡边有齿印,脉细弱。

【中医诊断】虚劳,证属气阴两虚,毒邪内蕴。

【治法】益气养阴,清热解毒。

【处方】黄芪 40 g,太子参 15 g,红景天 20 g,姜半夏 15 g,炒黄柏 9 g,炒丹皮9 g,半枝莲 30 g,小蓟 15 g,大贝母 20 g,炒枳壳 9 g,生地黄 15 g,土茯苓 30 g,生苡仁 50 g,青蒿 9 g,谷芽 20 g,麦芽 20 g,炙甘草 6 g,14 剂。每日 1 剂,早晚分服。

【随诊】患者服用中药期间行 mini-HA 方案化疗,治疗 1 疗程后,患者无发热,乏力明显改善,盗汗已平,2 月后复查外周血 WBC:3.7×10^9/L,Hb 117 g/L,PLT 102×10^9/L,白细胞分类未见原始及幼稚细胞。骨髓涂片:整个涂片上细胞数增生活跃,其中原始早幼粒细胞占 2％,提示 AML-M4 完全缓解之骨髓象。化疗期间一直口服中药随证加减。随访 1 年余,患者无明显临床不适,2020年 9 月 4 日血常规示:WBC:4.7×10^9/L,Hb:122 g/L,PLT:133×10^9/L,外周血分类未见原始及幼稚细胞。2021 年 10 月复查骨髓提示 AML-M4 继续缓解,随访至今未反复。

◆按语

正气虚弱是白血病发生的内在基础。所谓患者先有体虚在内,外邪才能乘虚而入。正如《素问·评热病论》所说:"邪之所凑,其气必虚。"正气虚弱是指先天禀赋不足或后天失养引起的脏腑亏虚,气血阴阳失衡或由于外感六淫，内伤七情引起气血功能紊乱，脏腑功能失调。在成人，多为劳倦、饥饱不节、房劳过度、内伤七情，伤及肝脾心肾等脏腑，引起气血紊乱，脏腑失调等正气虚弱的表现。临床常见面色㿠白，唇甲色淡，头晕心悸，畏寒肢冷，形体消瘦，四肢乏力，食欲不振等症状。此验案中患者为中老年女性，诉头晕乏力，反复低热，齿衄，纳欠佳，寐欠安等，舌淡边有齿印，脉细弱等一派气阴两虚之象，考虑患者本身禀赋不足，肾精亏虚，加之疾病本身及化疗损伤脾胃，后天气血生化乏源，导致脏腑虚弱，故治以益气养阴，清热解毒，方选黄芪、太子参健脾补肺、益气养阴、大补元气，共为君药，红景天健脾益气，活血化瘀，生地黄养阴生津，共为臣药，生苡仁健脾渗湿，谷、麦芽和胃消食，姜半夏、大贝母燥湿化痰，青蒿、黄柏清透虚热，炒丹皮化瘀凉血，土茯苓、半枝莲清热解毒利湿，小蓟凉血止血，共为佐药，炙甘草调和诸药，为使药。刘教授认为急性白血病属急劳髓毒，应采用辨病与辨证相结合的治疗方法。化疗前期治以益气养阴解毒，为化疗创造条件；化疗期以健脾和胃为主，辅以祛邪排毒，以减毒增效；化疗后治以健脾益肾解毒，延长生存期，改善患者生存质量。

（王子承）

参考文献

［1］李志月，赵慧芳，张龚莉，等.酪氨酸激酶抑制剂联合地西他滨、高三尖杉酯碱、干扰素维持治疗慢性髓性白血病急变患者的疗效分析［J］.中国实验血液学杂志，2023，31（03）：649-653.

第三章

肿瘤常见症状论治

第一节 癌 性 发 热

癌性发热是指恶性肿瘤直接或间接导致的非感染性发热,广义的癌性发热还包括由于抗癌手段所导致的发热,属于中医学的"内伤发热"范畴。

一、概述

癌性发热是肿瘤患者常见的临床不适症状,研究报告显示,约 2/3 的癌症患者在整个病程中会出现发热,其中癌性发热约占 40%[1]。癌性发热主要由于瘤体内部营养缺乏等原因,导致肿瘤细胞坏死,进而释放毒素到血液所致,其他原因还包括肿瘤直接侵犯体温调节中枢,肿瘤细胞不断释放炎性介质或异位激素,放化疗等治疗手段导致发热等。癌性发热以间歇性低热为主,病情缠绵可达数月,也可表现为高热、不规则热或弛张热,极少伴有寒战、大汗等不适,实验室检查及影像学检查常无法明确病因。

刘教授认为,癌性发热增加了患者的体力消耗,并且常伴有全身不适、乏力感、自汗、盗汗、精神不振、纳差等症状,降低了患者的生活质量,影响疾病预后。早期预防、早期诊断和及时处理对改善患者的生活质量,保证其他治疗手段的顺利开展具有重要意义。由于癌性发热多见于中晚期恶性肿瘤患者,这类病患长期与癌瘤抗争,正气不足,体质羸弱,难以耐受峻猛攻伐之品。中医药虽起效较慢,但具有退热疗效明确、维持时间长、不良反应少等优势,可长期服用。Meta分析[2](纳入 1 583 例患者)结果表明中药组治疗癌性发热临床有效率及降低癌性发热复发率优于西药组,且不良反应明显少于西医组。中医药治疗癌性发热在临床辨证和处方用药时，结合患者体质改善状况，可酌情加用攻伐之品，继续抗肿瘤治疗，以期标本同治，发挥长久退热、改善生存质量、延长生存期的作用。

二、病因病机

刘教授认为癌性发热通常归属于内伤发热范畴。内伤发热多为气血不足，阴精亏损，脏腑失调，郁而化热，一般起病缓，病程长，不伴恶寒，热型除中枢性高热外，常以午后低热为主，发热时作时止，或发无定时，或反复发作。癌性发热除具备内伤发热的一般特征外，也遵循自身的特有规律，即病因病机均与体内癌瘤密切相关。癌瘤为有形之邪，"毒发五脏""毒根深茂藏"是其独有的病理病机，即癌毒积聚体内，导致气机不畅，津液不布，痰湿不化，瘀血阻络，久而化热，胶结难除，因而出现癌性低热难消的现象。此外，癌性发热虽有虚实之分，但多为虚实夹杂，符合肿瘤"整体虚、局部实"的"本虚标实"特质，实证多为少阳枢机不利，气机不畅，血瘀痰湿互结，久之蕴化热毒，虚证主要为气血两虚，脏腑阴阳失调，阴虚火旺，阳虚外浮等。

三、刘延庆辨治特点

1. 癌性发热，虚实分治

癌性发热的病因病机复杂，大体可分为虚证发热与实证发热：外感发热、气郁发热、湿热发热、血瘀发热、热毒炽盛等多见于体质壮实的早、中期患者，往往表现为恶寒发热、往来寒热、但热不寒、口渴、面赤、身重疼痛、午夜发热等，治当解表透热，或疏肝解郁，或清利湿热，或凉血活血，或清热解毒或开窍醒神等；中晚期肿瘤体质虚弱的患者，病程漫长，气血、阴阳长期消耗或术后失血过多或放疗后津液大伤者，多为虚证，证型分为气虚发热、血虚发热、阴虚发热、阳虚发热等，治当健脾益气、甘温除热，或益气补血，或滋阴清热，或温补肾阳等。

2. 退热抗癌，标本兼顾；刺络艾灸，杂合而治

癌性发热需遵循"标本兼顾"的治疗原则，在辨证施治的基础上，时时顾及对肿瘤本身的治疗，选用具有抗癌作用的中药，以期治病求本，维持退热疗效，如胃癌、肠癌发热加藤梨根、蛇莓等，肺癌发热加白英、壁虎、浙贝母等，此类清热解毒中药除有退热作用外，还兼有解毒散结作用。

刘教授认为，癌性发热患者大多可口服中药汤剂退热，但对于部分无法口服

或不愿口服中药或本身有消化吸收障碍的病患,可灵活运用中医外治法,如大承气汤灌肠用于阳明腑实发热,十宣穴或大椎穴刺络放血用于热闭心包高热。此外,对于顽固性低热,可尝试艾灸百会与大椎退热,由于这类发热常为午后低热,按子午流注经络循行来分,发热时段在未、申时,归手太阳小肠经及足太阳膀胱经,小肠主液分清泌浊,膀胱主水贮存尿液,均与寒水相关,因而推测发热与阳虚寒凝水聚导致的郁热有关,督脉为阳脉之海,百会穴为诸阳之会,大椎穴为六阳经之会,均在督脉,艾灸百会、大椎可散寒温通督脉,使水液代谢恢复正常,郁热得解。

四、刘延庆用药特点

刘教授辨治实证发热常用小柴胡汤,重用柴胡可至 30 g 以加大疏解少阳功效。小柴胡汤除和解少阳外,还可用于肿瘤患者兼有外感所导致的发热,如风寒束表无汗身痛者,加荆芥、淡豆豉、苏叶、麻黄等;风湿外侵头身困重者,加羌活、独活等;风热犯表咽喉不利者,加板蓝根、银花、连翘等。其他实证发热,如热郁胸膈,烦闷胸中窒者,常用栀子豉汤,取栀子清热泻火、凉血解毒,淡豆豉轻清透热之力;气机阻滞,郁而发热者,常用升降散升清降浊、散风清热;湿郁发热,选三仁汤加减宣畅和中、清利湿热;热毒炽盛者,用犀角地黄汤加减清热泻火、凉血解毒;肿瘤侵犯神经中枢所致高热,可用安宫牛黄丸退热,或辅以针刺大椎或十宣。虚证发热有气虚、血虚、阴虚之分:气虚发热,甘温除热用补中益气汤;肝郁血虚脾虚发热者,常用逍遥散疏肝补血健脾退热;阴虚发热用青蒿鳖甲汤养阴除蒸退热;术后发热多气血两虚、脾虚失运,治以益气补血、健脾助运,采用八珍汤随证加减;放疗后发热,属火邪伤津,常选沙参麦冬汤加减清热解毒、养阴生津。

刘教授治疗癌性发热常用药对如下:

1. 黄芪、党参

黄芪、党参两药均味甘,归脾、肺经。党参甘温补中,和脾健运,益气生血。黄芪甘温,补气升阳,益卫固表,生津养血,托毒生肌,利水消肿。党参补中气,黄芪固卫气。党参偏于阴而补中,《本经逢原》谓其"上党人参,虽无甘温峻补之功,却有甘平清肺之力,亦不似沙参之性寒专泄肺气也"。黄芪偏于阳而实表。黄芪、党参二药相合,一里一表,一阴一阳,相互为用,益气之力更宏,共奏扶正补气之功,常用于癌性发热属气虚发热者。

2. 黄芪、升麻、柴胡

黄芪补中益气,生用其性轻清而锐,升阳举陷,通达内外。升麻入肺脾胃三经而升阳,《本草纲目》言升麻:"消斑疹,行瘀血,治阳陷眩运,胸胁虚痛,久泄下痢后重,遗浊,带下,崩中,血淋,下血,阴痿足寒。"柴胡引少阳清气上行,《医学启源》曰:"柴胡,少阳、厥阴引经药也。妇人产前产后必用之药也。善除本经头痛,非此药不能止。治心下痞、胸膈中痛……引胃气上升,以发散表热。"三者配伍,是益气升阳法的具体应用,尤善用于恶性肿瘤患者气虚下陷证。此外,黄芪性微温,柴胡性微寒,透表泄热,升麻微寒,具有清热解毒之用,三者相配伍可平补正气,清解癌毒,常用于癌性发热属气虚下陷发热者。

3. 知母、百合

知母与百合均性味甘寒,归肺经。知母清热泻火,生津润燥。用于肺胃实热之症及肺热喘咳、内热消渴。知母上能清肺热,中能清胃火,故适用于肺胃有实热的病症。知母既能清实热,又可退虚热,但它滋阴生津的功效较弱,用于阴虚内热、肺虚燥咳及消渴等症,须与滋阴药配伍,始能发挥它的作用。百合润肺止咳,清心安神,用于肺燥或阴虚之咳嗽、咯血,治热病后余热未清,虚烦惊悸。二药伍用,互补互用。百合,润肺清心,益气安神;知母,清热生津,除烦润燥。百合甘寒清润而不腻,知母甘寒降火而不燥,百合偏于补,知母偏于泻,二药配伍,一润一清,一补一泻,共奏润肺清热,清肺热而不伤阴,常用于肿瘤患者并见阴虚内热等病证。

4. 青蒿、鳖甲

青蒿与鳖甲均性寒,归肝经。二药功效相似,皆有清热之功。鳖甲咸寒,直入阴分,滋阴退热;青蒿苦辛而寒,其气芳香,清热透络,引邪外出。两药相配,滋阴清热,内清外透,使阴分伏热得以宣泄立解,是临床常用的养阴透热对药。癌性发热属于恶性肿瘤疾病中常见的临床症状,主要指在排除抗生素治疗感染无效的条件下,恶性肿瘤患者出现直接与癌症有关的非感染性发热。目前,临床上对于癌性发热的治疗尚无明确的针对性方案,西医以对症治疗为主,激素、抗生素、解热镇痛药等治疗效果均欠佳,复发率高。现代医学研究认为,青蒿鳖甲汤对癌性发热的治疗效果显著。

五、验案举隅

周某,女,54岁,2020年8月20日初诊。

【主诉】右半结肠癌术后9月余,反复低热1月。

【病史】患者2019年11月6日行右半结肠癌切除术,术后病理示:中分化腺癌,T2N0M0。CA199:61 U/mL,CEA:34.4 ng/mL。术后化疗12周期,1月前出现低热,长期反复,求助于中医缓解症状。

【现症】低热,自测体温37.3～37.4℃,面色少华,消瘦,疲乏无力,纳谷一般,手足发麻,大便日行4～5次,质溏,脉细弱,舌淡紫苔薄白。

【中医诊断】癌性发热,证属正虚邪恋,余毒未清。

【治法】益气除热,兼清癌毒。

【处方】生黄芪50 g,半枝莲30 g,红豆杉3 g,石榴皮15 g,熟地黄15 g,女贞子15 g,老鹳草15 g,诃子肉15 g,藤梨根30 g,墨旱莲15 g,红景天6 g,党参15 g,炙甘草3 g。14剂,每日1剂,早晚分服。

2020年9月3日二诊,患者药后发热已除,大便成形,日行2次,偶见乏力,纳寐尚可,脉细弦,舌淡苔薄白。获效守方,加土茯苓增强清热解毒之力。

【随诊】患者一直坚持门诊服用中医药调治以善后,随访至今,纳寐正常,二便自调,体重已增加4 kg,多次复查CT及肿瘤标志物正常。

◆ 按语

癌性发热多由于气血阴阳亏虚,脏腑功能失调导致的发热,属内伤发热。一般以低热为多见,但有时可以为高热,也有患者自觉发热而体温不高。该验案中患者低热,兼有疲乏、纳差、便溏症状,考虑脾气虚弱,气虚下陷发热,故重用生黄芪益气健脾,甘温除热,辅以红景天益气健脾,养血通脉,女贞子、墨旱莲滋补肝肾,石榴皮、诃子肉酸涩固表敛汗,同时予半枝莲、藤梨根、土茯苓等清热解毒,除湿散结以抗癌退热,治病求本。

(侯 超)

⊟ **参考文献**

[1] 王兵,侯炜. 癌性发热的中医辨治[J]. 世界中医药,2012,7(5):460-462.
[2] 王蓓. 中医药对比西药治疗癌性发热疗效及安全性的Meta分析[D]. 湖北中医药大学,2018.

第二节　呕　　吐

呕吐指胃功能紊乱，失于和降，气机上逆，迫使胃中食物或痰涎从口中吐出的病证，属于中医的"呕吐""胃反""反胃"范畴。

一、概述

呕吐是癌瘤尤其是消化道癌瘤患者常有的临床症状，引发呕吐原因众多，大致归纳为肿瘤相关性呕吐（原发或继发占位病变压迫致使消化道梗阻或颅内压增高或膈肌受刺激等）、治疗相关性呕吐（化疗、分子靶向药物、止痛药、放疗以及手术等）、心理因素相关性呕吐（不愉快体验或情绪紧张或具有癔病性格）、全身因素相关性呕吐（肿瘤长期消耗致使电解质紊乱、酸碱失衡、肝肾功能不全、低血糖等）等[1]。

刘教授认为，呕吐作为恶性肿瘤患者常见不适症状，除构成机体代谢紊乱、营养失调等病理影响外，也会增加患者对治疗的恐惧感，对患者心理产生明显负面影响，降低患者治疗依从性，影响患者生活质量。早期预防和及时处理，对减轻患者治疗痛苦，为其他治疗保驾护航均有重要意义。在我国，恶心、呕吐的预防和治疗以 5-羟色胺受体拮抗剂联合地塞米松作为主要治疗手段，但报告称 30% 的恶心、呕吐治疗效果仍差强人意。中医药治疗肿瘤相关性呕吐手段多样，包括中药、针刺、艾灸、穴位注射、耳穴压豆等，具有止吐效果明确、不良反应小、价格低廉等多方面优势。此外，患者呕吐症状减轻后，需结合患者正邪强弱的情况，酌情加用攻伐之品，以维持抗肿瘤治疗，标本同治，以期改善生存质量，延长患者生存期。

二、病因病机

刘教授认为，呕吐的一般病因病机不外乎虚实两方面，呕吐虚证多因脾胃虚弱，导致中阳不振，和降无权或胃阴不足致使胃失润降。呕吐实证多因外感时邪，邪气犯胃，或饮食不节，伤胃滞脾，或情志失调，肝气犯胃，忧思伤脾，或癌毒内阻，均可致胃气壅阻，失于和降而上逆。肿瘤或化疗相关性呕吐除具备上述病因病机外，也遵循自身规律，与体内癌瘤及化疗药毒密切相关："毒发五脏""毒根深茂藏"是其独有的病因病机,呕吐症状减轻时仍需时时攻伐癌毒,以期标本同治,达到长久止吐的治疗效果。此外,化疗药物属寒凉大毒之品,易伤脾胃,致使脾失健运,胃失和降而胃气上逆引发恶心、呕吐,治疗当以益气健脾,温阳散寒为主。

三、刘延庆辨治特点

肿瘤相关性呕吐的病因错综复杂,止吐求因,才能明察病机、施治合理:有研究称化疗所致恶心呕吐常因久病脾胃之气不足,加之药毒、癌毒为患,中焦失于运化,脾不升清,胃不降浊,食积、水湿、瘀血内阻,胃气上逆发为呕吐,因而治疗常以理气化痰、和胃降逆治其标,益气健脾、消癥散结治其本。刘教授主张围化疗期全程口服汤药,即在化疗开始前直至结束后 1 周连续服用汤药,随症加减,往往能减轻化疗所致呕吐反应。此外,患者如平素内心胆怯,谈"癌"色变,且畏惧化疗,导致肝气郁结,气机逆乱,胃气上逆引发呕吐,治疗当以疏肝理气、降逆和胃为主;若肿瘤生长迅速,出现消化道等各种腔道明显为实质性肿块压迫者,多辨为毒瘀互结型,治当时时兼顾解毒化瘀,散结消癥;肿瘤生长长期消耗气血,呕吐证型多为脾胃虚弱或气血不足型,治当健脾和胃,益气养血为主。

针对拒绝服药或服药易吐或不能服药的肿瘤患者,可灵活应用各种中医外治法以减轻恶心、呕吐症状:如针刺足三里、内关、阴陵泉、公孙、太白等穴位,采用泻法,每日 1 次,每次半小时;肝癌肿大压迫膈肌引起的顽固性呃逆,可针刺天突穴;腰背部寻找皮下结节,配合脾俞、胃俞、肝俞、大肠俞等穴位刺血拔罐,3 日 1 次;胃脘四周芒针针刺改善胃蠕动,以减轻呕吐症状。

四、刘延庆用药特点

刘教授治疗肿瘤或化疗相关性呕吐,常用汤剂有平胃散、小半夏汤、二陈汤、苓桂术甘汤、橘皮竹茹汤、黄连温胆汤、旋覆代赭汤、半夏泻心汤、连苏饮加减。

呕吐效验方基本组成:生黄芪 40 g,白术 10 g,生姜 3 片,法半夏 10 g,白扁豆 10 g,苏梗 10 g,砂仁 3 g,旋覆花 10 g(包煎),姜竹茹 10 g,鸡内金 15 g,谷芽 10 g,麦芽 10 g,炙甘草 3 g。

临床随证加减:证见呕吐吞酸,嗳气频作,抑郁寡欢,胸胁胀闷,舌淡苔白,脉弦者,为肝气犯胃,治以疏肝理气,和胃降逆,方选半夏厚朴汤合左金丸加减;证见胸脘痞闷,呕吐清水痰涎,头晕目弦,舌淡苔白腻,脉滑者,为痰饮内阻,治以温化寒痰,和胃止呕,方选小半夏汤和苓桂术甘汤加减;证见朝食暮吐,或暮食朝吐,吐物腐臭带血,大便黑,小便黄,舌青紫,脉沉弦,为瘀毒反胃,治以化瘀解毒,降逆止呕,常选加减参赭培气汤(《医学衷中参西录》方);证见呕吐酸水清涎,舌苔白,脉沉紧,证属胃寒,治以温胃散寒,降逆平冲,选半夏干姜汤加减,药用陈皮、半夏,两药均性辛、温,均归脾、肺经。

刘教授治疗肿瘤相关性呕吐常用药对为陈皮、半夏。半夏辛温性燥,善能燥湿化痰,又和胃降逆,陈皮既可燥湿化痰,又能理气行滞,《神农本草经》曰:"主胸中瘕热,逆气,利水谷,久服去臭下气"。两者相配相辅相成,增强燥湿化痰之力,而且体现治痰先理气,气顺则痰消之意。两者配伍为"二陈汤"的君臣药物,其中半夏、陈皮皆为陈久者良,陈者无过燥之弊,二陈汤为燥湿化痰的基本结构,又可和胃降逆止呕。

五、验案举隅

李某,男,62岁,2019年9月11日初诊。

【主诉】结肠癌术后2年余,反复呕吐1月。

【病史】患者2019年3月因大便变细于当地医院完善相关检查,考虑结肠恶性肿瘤,行结肠肿物手术切除,术后病理示:结肠腺癌,分期T4N1M0。术后辅助化疗5周期,方案为奥沙利铂联合卡培他滨。化疗后出现呕吐不适,予止吐等对症处理,疗效不佳,遂延请刘教授中医药诊治。

【现症】精神欠佳,面色少华,形体消瘦,饮食稍有不慎即易呕吐,时发时止,纳食减少,食后脘胀,肢倦乏力,大便溏薄,日行4~5次,舌淡紫苔薄白稍腻,脉细弱。

【中医诊断】呕吐,证属脾胃虚弱,余毒未清。

【治法】健脾和胃,降逆止呕,佐以祛除癌毒。

【处方】生黄芪40g,藤梨根30g,诃子肉15g,白术10g,红豆杉3g,生姜3片,法半夏10g,白扁豆10g,枸杞子10g,苏梗10g,砂仁3g(后下),山萸肉10g,旋覆花10g(包煎),石榴皮15g,炙甘草3g。14剂。每日1剂,早晚分服。

2019年9月25日二诊,患者药后呕吐已止,纳谷增加,大便次数减为每日2次。

【随诊】患者一直坚持门诊服用中医药调治以善后,随访至今,病情稳定,工作生活恢复正常。

◆按语

肿瘤或化疗相关性呕吐当辨虚实。实证呕吐,一般发病急骤,病程短,临床以呕吐物量多,味酸臭,伴脘腹胀满,或伴寒热表证,脉实有力为特点。虚证呕吐,一般发病缓慢,病程长,呕吐时发时止,临床以呕吐物量少,酸臭味不甚,伴神倦乏力,舌淡脉虚为特点。其次当辨其病理属性。若呕吐发病急,伴寒热等表证时,多属外邪犯胃;若呕吐伴脘腹痞满,嗳腐吞酸,厌食者,多属食滞内停;若呕吐物为痰涎或清水,胃脘辘辘有声,多属痰饮停滞;若呕吐泛酸,伴脘胁胀痛,烦躁易怒,多属肝郁犯胃。验案中患者呕吐,伴纳差、便溏等脾虚症状,考虑脾胃虚弱,余毒未清,兼有化疗药物损伤所致胃气上逆,君以生黄芪益气健脾,旋覆花化痰行水、降逆止呕,取旋覆代赭汤之义,辅以生姜温中止呕,法半夏燥湿化痰、降逆止呕,取小半夏汤之功,佐以白扁豆补脾和中化湿,砂仁温中化湿行气,苏梗理气宽中,枸杞子、山萸肉补益肝肾,患者便溏,酌加石榴皮、山萸肉涩肠止泻,并予藤梨根、红豆杉消癥抗癌,兼顾标本。

（侯　超）

参考文献

[1] 梁婷婷,陈晓,李薇. 肿瘤相关恶心、呕吐[J]. 肿瘤代谢与营养电子杂志,2018,5(04)：348-353.

第三节　癌性疼痛

癌性疼痛是中晚期癌症患者主要症状之一,也是人们谈癌色变的一个重要原因,它严重地影响了患者的生存质量,癌症患者所追求的是在尽可能保证生存质量的前提下,尽量延长生存时间,因而尽量缓解疼痛成了癌症治疗中的一个重要目标。

一、概述

报道显示,癌症患者伴有不同程度疼痛的比例为 50%～80%,晚期患者疼痛的比例更是高达 60%～90%,其中临终前仍有 30% 的患者疼痛无法得到缓解。癌痛是一种疾病,是由慢性疾病或者由于不充分镇痛造成的急性或持续性的疼痛,甚至可以导致抑郁或者精神障碍,严重影响患者的生活质量。目前西药的止痛剂在临床上仍起着举足轻重的作用,临床上治疗癌性疼痛主要是根据 WHO 三阶梯方法治疗,给药遵循"按阶梯给药、优先口服给药、按时给药、个体化给药"等基本原则。中医提倡"治未病",对癌性疼痛也应以预防为主,且中药作用缓慢而持久,毒副作用少,所以中药应当早用。凡气血阴阳失衡都可能发生疼痛,所以应以辨证论治为基本准则,维持机体的气血阴阳平衡是预防癌痛的根本。及早发现致痛的病因,给予对因治疗。

二、病因病机

癌性疼痛的病机重点是气滞、血瘀、痰凝、毒积。癌症的成因主要是情志内伤、饮食劳倦引起人体正气亏虚、阴阳失调、脏腑功能低下,导致气滞、血瘀、痰凝而成。癌性疼痛多为实证,是由于气滞、血瘀、痰凝、毒积闭阻脏腑、经络,导致气血运行不畅,所谓"不通则痛"。然而久病正气更虚、脏腑功能进一步下降,气血不足、阴精亏损,血行更为迟缓,脏腑、经络失养,也可加重疼痛,此为"不荣则痛"。

1. 气虚

癌症本身就是在正气亏虚、功能失调的前提下产生的,在其后期,正气更是严重耗损,气血阴阳亏虚,血虚不能载气,气虚不能运实,脏腑经络失去濡养,如《素问·举痛论》曰:"阴气竭……故卒然而痛"也就是所谓的"不荣则痛"。

2. 气滞

由于情志抑郁、脏腑功能失调、或痰湿等原因阻滞气机,引起气滞。气血紧密相关,气行则血行,气滞则血瘀,血瘀又进一步加重气滞,不通则痛。故有"痛生于气血"之说。

3. 血瘀

血的运行依赖气的推动,癌症晚期,肿瘤增大,阻遏经络,而且患者正气更虚,气虚或气滞可引起血液运行乏力,形成血瘀,一旦瘀血形成,又可进一步阻滞气机,加重气滞,二者相互影响,而成恶性循环。

4. 痰浊

癌症患者由于脾失健运、肺失通调、肾失蒸腾,影响津液的代谢而出现水湿停滞、痰浊凝滞。痰涎流注,亦缠绵为痛,痰浊阻络,阻滞气机,血行不畅,痰浊与气血搏结,疼痛乃作。

5. 郁热

癌症后期,气滞、血瘀、痰凝日久,郁而化热,热毒扰乱气血,灼液为痰,进一步加重损伤。

三、刘延庆辨治特点

癌症患者常合并疼痛,早期预防、早期干预能更好控制疼痛的发生,提高患者生活质量。《素问·四气调神大论》曰:"是故圣人不治已病,治未病,不治已乱,治未乱,此之谓也。"治未病是中医学防治疾病的独具特色的技术方法,中医药工作者在疾病的治疗中应以中医学整体观念为指导,认识疾病发生发展的动态演变。将中医"治未病"的理念在临床中贯彻,应用于中西医多学科对癌性疼痛的诊治中,在癌痛发生之前提早干预,自我调整,纠正不健康心态;在癌痛渐变、量变的阶段,采用不同的口服药物、外贴药物、针刺、艾灸等,调节人体阴阳平衡。对于早期发现同时伴有疼痛的肿瘤患者,对其疼痛进行及时、精准的评估,是癌症疼痛有效诊疗的前提。癌症疼痛评估应当遵守"常规、全面、动态、量化"评估原则。常规评估疼痛病情,将其列入日常病程记录和护理常规监测中。若存在肿瘤科急症相关的疼痛,如脑转移、肠梗阻、感染等急症所致的疼痛,应首先中西医多学科对相关疾病进行联合诊治,从而缓解疼痛。全面评估包括癌症疼痛发生情况、疼痛病因及类型、止痛治疗情况、家庭及社会情况、既往史、重要脏器功能情况、心理精神情况等。持续、动态评估癌症疼痛患者的疼痛症状变化情况,包括动态评估疼痛程度、暴发性发作情况、性质等,动态评估止痛药物治疗剂量滴定尤其重要。量化评估病情,结合运用视觉模拟评分法[1](visual analogue scale, VAS)和数字评分法(numeric rating scales, NRS)等评估工具来评估癌症患者报告的疼痛主观感受程度,在癌症患者入院后8个小时内完成重点评估。最近24小时内癌症患者最严重和最轻的疼痛程度以及通常情况的疼痛程度。刘教授对癌痛的精准评估则通过望、闻、问、切四诊,了解患者的疼痛部位、性质,四诊合参,确定癌症疼痛的病因、病机、病性、病位,分析证型,进行选方用药。中医辨证关注症状的阴阳表里虚实寒热表现特点及脏腑经络上中下三焦的病位，疼痛治疗效果依赖于患者的主诉，结合运用症状评估工具，使疼痛改善程度量化、客观化。刘教授特别注重解毒、排毒、化毒疗法在癌痛治疗中的应用。

四、刘延庆用药特点

刘教授常用药物：太子参、生白术、南北沙参、知母、玄参、天花粉、芦根、生地、白茅根等；升麻、柴胡、金银花、野菊花、连翘、山豆根、黄芩、半枝莲、白花蛇舌草、鱼腥草、金荞麦、七叶一枝花、山慈菇、栀子、青蒿、蒲公英、夏枯草、胆南星、郁金、瓜蒌皮、天竺黄、半夏、附子、荔核、白僵蚕、白芥子、茯苓等以及络石藤、鸡血藤、延胡索、土元、全蝎、地龙、威灵仙、乳香、没药、细辛、川芎、川乌等。刘教授治疗癌痛常用药对如下：

1. 乌药、木香

乌药辛开温通，顺气降逆，散寒止痛，温下元，调下焦冷气；木香辛温香散，行气止痛，健胃消食，芳香除湿。二药伍用，行气止痛、散寒消胀、消积导滞之力增强。肿瘤在中医学中属于"癥瘕""积聚"范畴，七情不畅，气机郁结是"癥瘕""积聚"发生的主要原因，如《灵枢·百病始生》曰："卒然外中于寒，若内伤于忧愁，则气上逆……凝气蕴里而不散，津液涩渗，着而不去，而积皆成矣。"肿瘤与气郁有相互促进的关系，肿瘤会导致患者对生活失去信心，逐渐产生气郁的表现；而气郁则通过使神经-内分泌功能紊乱与降低免疫功能促进肿瘤的发生、发展。乌药、木香同属气分药，辛温香散、行气导滞之力强，可散气结而化积聚，又因其温散通下，温通散寒而能止癌痛。临床应用方面，乌药、木香配伍使用见于六磨汤、天台乌药散等理气类方剂，二药辛温香散，温通散寒，故肿瘤病属寒证者多用之，阴虚火旺者当慎用。

2. 徐长卿、白芍

徐长卿，味辛，性温，归肝、胃经，具有镇痛、止咳、利水消肿、活血解毒的功效。白芍，味苦、酸，微寒，归肝、脾经，具有平肝止痛、养血调经、敛阴止汗的功效。徐长卿辛温，祛风除湿，行气止痛，活血解毒。白芍酸苦微寒，养血敛阴，柔肝止痛。徐长卿散而不补，白芍补而不泻，二药伍用，一散一敛，一泻一补，行气散瘀，疏肝解郁，柔肝止痛的力量增强。

3. 三棱、莪术

三棱，味辛、苦，性平，归肝、脾经，具有破血、行气、消积、止痛的功效。莪术，味辛、苦,性温,归肝、脾经,具有破血行气、消积止痛的功效。三棱、莪术性皆微温,为破血逐瘀代表性中药,二药配伍使用首见于《经验良方》三棱丸属于"相须"配伍关系,均具有破血逐瘀、消癥止痛、行气散积之功。而究二药之区别,化血之力三棱优于莪术,理气之力莪术优于三棱。张锡纯有言:"若论耗散气血,香附尤甚于三棱、莪术,若论消磨癥瘕,十倍香附亦不及三棱、莪术也。"三棱苦平辛散,入肝脾血分,为"血中之气药",长于破血中之气,故用以破血通经;莪术苦辛温香,入肝脾气分,为"气中之血药",善破气中之血,故用以破气消积。二药伍用,气血双施,方可使活血化瘀,行气止痛,化积消块而无碍。

五、验案举隅

张某,男,73 岁。2020 年 10 月 5 日初诊。

【主诉】左肋疼痛 2 月余。

【病史】患者 2 月前因突然出现左侧胸肋部针刺样疼痛,就诊于当地医院,查 CT 提示:肺占位性病变,随转诊于我院,病理穿刺提示:肺鳞癌,患者经多疗程化疗后病情稳定,但肋部针刺样疼痛未见明显改善。为求缓解疼痛延请刘教授诊治。

【现症】左肋部针刺样疼痛,部位不固定,向左侧前臂内侧放射,咳嗽,不伴有发热,气短,乏力,纳差,二便正常。舌质淡暗,苔白略黄。

【中医诊断】胁痛,证属肺脾亏虚,痰瘀互结。

【治法】益气健脾,化痰散瘀。

【处方】法半夏 12 g,瓜蒌 15 g,威灵仙 15 g,大贝母 30 g,地龙 10 g,郁金 9 g,延胡索 30 g,炒白芍 30 g,莪术 10 g,三棱 10 g,柴胡 12 g,金荞麦 30 g,黄芩 12 g,蜈蚣 2 条。14 剂,水煎服,早晚分服。

【二诊】患者疼痛减轻,继续服用上方 7 剂。疼痛已不明显,口干,睡眠差,上方去柴胡、黄芩、法半夏、贝母,加玉竹 20 g、乌梅 12 g、酸枣仁 15 g。14 剂,水煎服,2 次/日。

【三诊】患者诸症明显减轻,病情稳定,上方去蜈蚣,加黄芪 30 g,继续服用药物治疗。期间因感冒、大便干等情况变化处方,治法以健脾补气、活血化瘀、祛除邪毒为主。

◆按语

　　癌痛的病因病机,可分虚实两类,实证由于病邪侵袭,痹阻经络,导致经络气血运行不畅,不通而痛。虚证由于气血阴阳不足,脏腑经络失于润养或温煦而致不荣则痛。癌痛病机具体可分为风寒闭阻、热毒内蕴、痰湿结聚、气机郁结、血行瘀阻、阴血失养、阳气亏虚,病机错综复杂,可同时存在,或相互影响,或相互转化。癌痛治法当有补泻之别,痛、胀、闭者多实,不胀、不闭者多虚,拒按者多实,喜按者多虚,新病体壮者多实,久病年衰者多虚。本病例患者左肋部针刺样疼痛,部位不固定,向左侧前臂内侧放射,舌质淡暗,病机属痰瘀内阻,兼有化热之征,因此首诊以清热化痰,化瘀通络为主。瓜蒌清热化痰,贝母散结消肿,法半夏燥湿化痰,地龙、蜈蚣通络止痛,郁金、延胡索凉血止痛,白芍养阴止痛,莪术、三棱活血化瘀止痛,柴胡、黄芩和解少阳为引经药。二诊时,患者疼痛症状明显缓解,而阴虚较为明显,所以去柴胡、黄芩、法半夏、浙贝母等辛燥之品,加玉竹、乌梅养阴生津之药,酸枣仁养血安神。三诊患者诸症减轻,病情稳定,因此以补脾养肺为主,去攻伐之品蜈蚣,加黄芪补气健脾养肺。

(戴小军)

参考文献

[1] 倪博然,赵进喜,黄为钧,等. 基于视觉模拟评分法探究中医临床疗效评价新方法[J]. 中华中医药杂志,2021,36(01):288-292.

第四节　黄　疸

　　黄疸的发生是由于胆红素代谢障碍而引起血清内胆红素浓度升高所致。临床上表现为巩膜、黏膜、皮肤及其他组织被染成黄色。

一、概述

　　黄疸常见于肝胆系统肿瘤、胰腺癌等恶性肿瘤疾病,在慢性乙型肝炎和慢性丙型肝炎中也较为常见。慢性病毒性肝炎并发黄疸主要是由于肝炎病毒侵犯肝脏造成免疫系统损伤,胆红素代谢障碍,出现黄疸[1]。恶性肿瘤合并黄疸最常见类型为梗阻性黄疸和肝细胞性黄疸,前者是由于肿块侵犯或压迫胆管所致,有效的治疗手段为经皮肝穿刺胆道引流(PTCD)和支架(EMBS)置入引流以解除胆管梗阻,使胆管引流通畅,减轻黄疸症状;肝细胞性黄疸多由于恶性肿瘤及其相关治疗导致肝功能损害使得胆红素代谢失常,现代医学治疗原则主要为停用肝损害药物、对因治疗及护肝治疗为主。

刘教授认为在恶性肿瘤并发黄疸的综合治疗中,对黄疸患者及时、充分的评估[1]是非常重要的。中医药具有疗效好、不良反应小的优势,能与西医治疗形成互补,需要注意的是临床辨证和处方用药时,要考虑到黄疸疾病的病因、其他并发症,做到标本同治,退黄健脾,从而减轻临床症状。

二、病因病机

刘教授认为黄疸的病因,外责之于六淫中的风、湿、热,内责之于经脉脏腑气机逆乱,另虫积食滞、七情所伤、劳倦所致的正虚亦可发黄。恶性肿瘤并黄疸多由于积聚日久,气血运行受阻,气滞血瘀,胆汁不循常道,外溢肌肤而成。此外,现代抗肿瘤治疗手段如放射线或化疗药物损伤,致使脾胃运化功能失职,湿浊内生,郁而化热,熏蒸肝胆,胆汁不循常道,浸淫肌肤而发黄。关于病机,刘教授认为湿邪与黄疸关系最为密切。湿邪有内因、外因之分,内因以先天禀赋不足或后天失养或情志不遂导致脾胃受损,津液不布,聚而成湿,湿阻中焦,脾胃升降失常,肝胆疏泄不能,胆液不循常道,渗入血液,溢于肌肤而发黄疸;外因多由于外感湿热疫毒,由表入里,郁而不达,内阻中焦,脾胃运化失常,湿热交蒸于肝胆,不能泄越,以致肝失疏泄,胆汁外溢,浸淫肌肤,下流膀胱,使身目小便俱黄。此外,瘀热也是恶性肿瘤并发黄疸的重要病机特征,有形肿块阻滞,本身为瘀血实块,加之湿热之邪渗透入血蕴热,灼血成瘀,终致血分瘀热,瘀热炽盛耗津生石或湿热生虫,阻滞胆道,胆汁不循常道,外溢肌肤而发黄。

三、刘延庆辨治特点

1. 阴阳为纲,从湿论治,活血通腑

黄疸辨证以阴阳为纲,从湿论治,阳黄以湿热为主,阴黄以寒湿为主,以化湿邪、利小便为主要治法。阳黄属湿热,黄色鲜明如橘子色,发病较急,病程较短,

常伴有身热、口苦、舌苔黄腻、脉濡数等。如病势急剧,色黄如金,兼见神昏、发斑、出血等危象,则属急黄。阳黄治以清热化湿,兼以通利腑气使湿热下泄。阴黄属寒证或虚证,黄色晦暗如烟熏,病程较长,病势缓慢,常伴有形寒神疲、腹胀、便溏、舌苔白腻、舌质淡、脉沉迟等,阴黄病因多为寒湿困脾,张仲景有言"伤寒系在太阴者身当发黄",故治当健脾和胃、温中化湿、淡渗利湿以利小便,达到湿去黄退的目的。恶性肿瘤导致的黄疸多为难治型,往往"久病致瘀",靠常规的清热解毒、利胆退黄治法常不能奏效,此时强调加用活血化瘀、通腑泄黄之法,除清热解毒、利湿退黄外,须时时兼顾活血化瘀,活血化瘀消癥类中药能促使肿瘤缩小,加速黄疸消退,还同时有止痛作用。

2. 扶正祛邪,调畅气血

黄疸疾病性质本虚标实,本虚主要为气血亏虚,主要累及肝、脾、肾三脏;标实为邪毒、瘀血、痰湿、水饮等实邪内阻。对于久病之人,气血精气虚衰,影响到先天之肾阴肾阳,久病及肾,此时扶正治疗不可缺少。此外,治疗黄疸当调畅气血,以气血辨证为核心,黄疸发生之初气结在经,久则血伤入络,邪伏日久,与正气相搏,耗伤肝血,肝气失用。

四、刘延庆用药特点

刘教授治疗黄疸,清热解毒、活血化瘀必不可少,前者以清热解毒药、清热凉血药、清热泻火药、发散风热药为主,后者以健脾益气、疏肝理气药为主,常用药物有半枝莲、白花蛇舌草、石上柏、蛇六谷、荜茇、白毛藤、蛇莓、冬凌草、海藻、昆布等。针对恶性肿瘤合并阻塞性黄疸,刘教授强调应用活血化瘀、通腑泄黄之法,常用桃红四物汤、膈下逐瘀汤等,选用莪术、桃仁、川芎、当归、赤芍、大黄、丹参、泽兰、牛膝、蒲黄、郁金、虎杖、藤梨根、石见穿、八月札等活血化瘀之品。

刘教授治疗肿瘤相关性黄疸常用药对为柴胡、黄芩:柴胡、黄芩两药均味苦,性寒,归胆经。柴胡疏散退热,疏肝解郁,升阳举陷。黄芩清热燥湿,泻火解毒,凉血止血,除热安胎。柴胡味苦性寒,轻清升散,长于疏解少阳半表半里之外邪,又能疏肝解郁,开气分之结,解表和里且善升举阳气。《长沙药解》曰:"黄芩苦寒,并入甲乙,泻相火而清风木,肝胆郁热之证,非此不能除也。"黄芩善清肝胆气分之热,泻半表半里之里邪,又可燥湿泻火解毒。二药相合,一升清阳,一降浊火;一疏透和解,一清解而降,从而升不助热,降不郁遏。两药相互为用,使少阳胆气得疏,邪热得清得泻,共治黄疸属少阳胆热气郁证。

五、验案举隅

罗某,女,58岁,2019年10月18日初诊。

【主诉】直肠癌术后化疗后1月,身目发黄1周。

【病史】患者4月前因间断大便带血于当地医院就诊,查肠镜提示距肛门7cm处癌变,病理提示为直肠癌,后在上海肿瘤医院行手术切除,术后盆腔辅助放疗50Gy/25F。并行辅助化疗FOLFOX方案3周期。化疗结束后复查肝功能提示总胆红素异常升高为95U/L,考虑为药物性肝损害,建议保肝治疗后继续完成辅助化疗,遂延请刘教授中医药诊治。

【现症】身目俱黄,黄色鲜明,进食量少,伴轻度腹胀,食后尤甚,口干口苦,小便黄赤,大便硬结。舌红苔黄腻,脉濡数。

【中医诊断】黄疸,证属湿热毒聚。

【治法】清热利湿,解毒退黄。

【处方】茵陈蒿汤加减。茵陈蒿30g,熟大黄10g,黄芩10g,白术15g,茯苓20g,泽泻20g,猪苓30g,薏苡仁30g,佛手15g,香附15g,山楂20g,车前子30g,甘草10g。7剂。每日1剂,早晚分服。

2019年9月27日二诊,患者药后身目黄染明显好转,复查总胆红素下降至28U/L。守方再进7剂,复查肝功能恢复正常。

◆ 按语

中医认为黄疸与湿邪关系最为密切。黄疸的病因主要是湿热内蕴、肝胆郁热、脾胃虚寒和癥瘕积聚。恶性肿瘤积聚日久,气血运行受阻,气滞血瘀,瘀血阻滞,胆汁不循常道,外溢肌肤而产生黄疸。病例中患者黄疸,主要考虑因肿瘤治疗中化疗药物损伤,以致脾胃运化功能失职,湿浊内生,郁而化热,熏蒸肝胆,胆汁不循常道,浸淫肌肤而发黄。患者进食量少,伴轻度腹胀,食后尤甚为化疗药物所致脾胃损伤的表现,身目俱黄,黄色鲜明,口干口苦,小便黄赤,大便硬结,舌红苔黄腻,脉濡数为湿热阳黄的征象,由于余毒未清,因而还合并癥瘕毒聚的病机,故治疗除了清热解毒、利湿退黄外,临证中须兼顾活血化瘀、通腑泄黄法,活血化瘀中药能促使肿瘤缩小,加快黄疸消退,还具有止痛功效。药选白术、茯苓、薏苡仁、山楂或健脾燥湿或健脾渗湿或健脾消食等,以恢复脾胃腐熟运化之能,选茵陈蒿、黄芩清热利湿、解毒退黄,酌加佛手、香附疏肝理气、活血通络,熟大黄活血化瘀、通腑泄黄,酌加泽泻、猪苓、车前草清热利湿,炙甘草调和诸药,共奏清热利湿、解毒退黄之功。

（陈　珏）

🔖 参考文献

[1] 李斌,姜小清.肝门部胆管癌根治术关键技术标准及评价[J].中国实用外科杂志,2024,44(01):55-60.

第五节　失　　眠

失眠以频繁而持续的入睡困难或睡眠维持困难导致睡眠满意度不足为特征,往往伴随着家庭、社会、职业或其他重要功能的损害。相当于中医的"不寐"病证。

一、概述

失眠在癌症病程的各个阶段都很常见,失眠持续时间超过3个月,称为慢性失眠,不足3个月称为短期失眠。失眠与癌症的关系可以理解为两个层次。首先失眠作为一个独立的症状在癌症发生和治疗前就已经存在,慢性失眠会给患者的抗癌治疗以及生活质量带来负面影响,因此积极治疗失眠对改善癌症结局有重要意义。其次失眠是癌症诊断和治疗的结局,一方面癌症确诊所带来的精神压力导致心理应激性失眠,另一方面,癌症本身的进展及其治疗引起的生物学因素导致睡眠节律发生变化,或由癌症伴随的躯体症状如疼痛等干扰癌症患者进入舒适的睡眠而导致失眠等。失眠是癌症患者最常见的症状之一,对癌症患者的生活质量及治疗转归有重大影响。

刘教授认为,在癌症病程的任何阶段都要重视和关注癌症患者的心理社会问题,积极的心理社会干预必须纳入癌症患者失眠的治疗中。中医药具有疗效好、不良反应小的优势,可长期服用。在临床辨证和处方用药时,既应当使用安神益智药物,但还要考虑对原发肿瘤的继续治疗,才能发挥中医药标本同治、稳定瘤体、减轻临床症状、改善生存质量[1]、延长生存时间的疗效优势。

二、病因病机

刘教授认为失眠的病因主要有三个方面:先天禀赋、生理失调、外邪内扰,而针对恶性肿瘤的失眠主要与癌瘤内扰所致生理失调、心理障碍及药食内伤有关。中医学十分重视阴阳平衡的重要性,癌病日久,耗气伤血,脏腑虚损,导致人体脏腑功能,周身气血失调,将会出现一系列的生理、心理失调现象,这些生理、心理失调现象很多都与失眠有关。

刘教授结合经典理论的阐述、临床经验的总结及当代医学认识的发展,把失眠的病因病机归纳如下:脏腑虚损,阴精不足,营血亏虚,是产生虚证失眠的直接原因,同时也是实证失眠致病之邪产生的基本条件。多梦一病的主要原因是脏腑虚损,可以产生五脏的虚损;梦魇之病,多因情志内伤,肝气不舒,积久则肝气虚损;梦惊的发生主要在于心阴亏损,心气不足以及胆气虚弱;梦呓的发生,常因正气虚弱,神魂不安,常与心肝脾功能失常有关。导致脏腑虚损的另一个原因是七情变化,是产生失眠的重要原因。《素问·举痛论》中说:"百病生于气也,怒则气上,喜则气缓,悲则气消,恐则气下……惊则气乱……思则气结。"情志变化过甚,必然影响脏腑的功能活动,脏腑功能活动的异常,常会扰动心神,波及脑神而发生失眠。往往在肿瘤发现以前,患者的身体不适就容易加重其忧愁思虑,忧思伤心,心神不宁,则夜寐不安,而在肿瘤确诊后,对病情的不了解,对肿瘤的恐惧以及对治疗效果的担心均会导致思虑过度,劳伤心脾,脾失健运,心神失养,则会出现失眠。

三、刘延庆辨治特点

1. 安神养心,疏肝解郁

心为五脏六腑之大主,人的神志活动虽分属于五脏但必以血液为物质基础,而心主血脉,故心能主神志。明代张景岳在《类经》中指出:"心为脏腑之主,而总统魂魄,故扰动了心则肺应,思动于心则脾应,怒动于心则肝应,恐动于心则肾应,此所以五志惟心所使也。"又说:"情志之伤,虽五脏各有所属,然求其所由则无不从心而发。"在病理状态下,就会导致心神功能的失调,进而出现精神思维活动障碍,出现失眠、多梦、梦魇、神志不宁。肝主情志,《素问·灵兰秘典论》谓:

"心者将军之官,谋虑出焉。"就是谋思虑。《素问·六节藏象论》云"肝者,罢极之本,魂之居。""谋虑"和"魂之居"都是指人的精神情志活动。此外肝主疏泄,调气机。从脏腑生理病理角度来看,肝主疏泄、调畅气机和藏血功能正常,则人体气血调和,精神舒畅,反之,则可因肝疏泄不及导致肝气郁结,出现郁郁寡欢、善太息等症状;或因肝疏太过导致肝气上逆,出现急躁易怒、失眠多梦等。

刘教授认为失眠在临床上的症状,因情志而诱发,肝脏首先受累,表现为肝气郁结、肝火上炎、肝血亏虚等病机,再波及于心,表现为心火上炎、心气亏虚、心阳虚衰等病机。而后才涉及其他相关脏腑,以致多脏腑功能失调,阴阳气血失调,故在治疗上应从心论治,善用补养心神、清心泻热、温补心阳等方法,也应从肝论治,善用疏肝解郁、清肝泻火、补养肝血等方法,此外心属火,肝属木,木生火,也应补益或条达肝气以促进心气的生成。

2. 注重沟通,善知心理

恶性肿瘤患者的心理因素与失眠密切相关。往往在肿瘤发现以前,患者即有躯体不适的异常表现,如食欲减退、恶心、呕吐、腹痛腹胀等,容易加重患者的心理负担。在此基础上,肿瘤的确诊大大增加抑郁的发生。此外,对病情不了解,对疾病有恐惧感或对术后效果的担心均可明显增加患者的心理负担。睡眠质量下降会对患者身心造成双重影响。一方面,睡眠质量下降会引起乏力精神不振,厌恶工作等。另一方面,患者对周围事物失去兴趣,甚至拒绝与他人接触,并对自己的身体状况担忧,身体的不适与心理上的压抑互相影响,最终致患者心理障碍形成,进一步加重失眠。因此刘教授认为在治疗上应多与患者沟通,了解肿瘤患者的心理状态,纠正患者对疾病、预后及治疗的误解,减少患者的压力与负担,提高生活质量。

四、刘延庆用药特点

刘教授治疗恶性肿瘤失眠常用药物有龙骨、牡蛎、百合、酸枣仁、栀子、夏枯草、龟甲、熟地黄等,分述如下:

龙骨,甘、涩,性平。有镇惊安神、平肝潜阳的功效。本品质重,入心、肝经,能镇静安神。可与菖蒲、远志同用,治疗心神不宁、心悸失眠、健忘多梦等症。

牡蛎,味咸,性微寒,有重镇安神、潜阳补阴、软坚散结的功效,治疗心神不安、惊悸怔忡、失眠多梦等症。牡蛎常与龙骨相须为用,如桂枝甘草龙骨牡蛎汤(《伤寒论》),亦可配伍朱砂、琥珀、酸枣仁等安神之品,治疗肝阳上亢、头晕目眩、烦躁不安的失眠,可以和龟板、芍药等配伍。

百合,味苦,性微寒,有养阴润肺、清心安神的功效。既能养心肺之阴,又能清心肺之热,还有一定安神的作用。可用于虚热上扰之失眠,心悸时可与麦冬、酸枣仁、丹参等清心安神药物同用。

酸枣仁,味酸,性平,有养心益肝、安神、敛汗的功能,治疗心肝阴血亏虚的心悸,常与菟丝子、女贞子、墨旱莲及丹参、夜交藤等配伍。

栀子,味苦,性寒,有泻火除烦、清利湿热、凉血解毒的功效。本品能清泻三焦火邪,泻心火而除烦,本品可与淡豆豉同用治疗火热扰心的失眠。

夏枯草,味辛、苦,微寒,有清热泻火、明目、散结消肿的功用,本品善泻肝火,治疗肝火头痛眩晕、失眠,可配桑叶、菊花、决明子等药物。

龟甲,味甘,性寒,有滋阴潜阳、益肾健骨、养血补心的功效。本品入心、肾经,又可以养血补心,安神定志,适用于阴血不足、心肾失养之惊悸、失眠、健忘,常与石菖蒲、远志、龙骨等品同用。

熟地黄,味甘,性微温,有补血养阴、填精益髓的作用。本品为养血补虚之要药,常与当归、白芍、远志、酸枣仁等药同用,治疗血虚萎黄,眩晕,心悸,失眠。本品又善滋补肾阴,填精益髓,为补肾阴之要药。古人谓之"大补五脏真阴""大补真水",常与山药合用。

五、验案举隅

王某,女,54 岁,2019 年 3 月 12 日初诊。

【主诉】子宫癌术后 1 月余,不寐半月余。

【病史】患者 1 月前因"不规则阴道出血半年"于扬州市苏北医院诊治,宫腔镜活检诊断为子宫内膜样腺癌,遂行气管全麻腹腔镜下行子宫切除术＋双附件切除术＋盆腔淋巴结清扫术＋盆腔粘连松解术。术后病理示子宫内膜样腺癌,肌层浸润<1/2,淋巴结未见转移。半月前出现失眠,困扰不已,遂延请刘教授诊治。

【现症】精神欠佳,体形消瘦,面色不华,平素睡眠欠佳,平卧后因腹中不适而欲起床,入睡困难,睡眠表浅,易于惊醒,醒后难以入睡,伴心悸头昏,肢倦疲乏,纳差,食不知味,怕风自汗,喉中自觉有异物感,时有咳唾浊沫,大便日行 3～5 次,便质稀溏,小便调,舌淡、苔薄白,脉细、右关弱。

【中医诊断】不寐,证属心脾两虚,痰湿中阻。

【治法】补益心脾,化痰祛湿,养心安神。

【处方】归脾汤加减。黄芪 15 g，党参 15 g，土炒白术 15 g，竹茹 10 g，枳实 10 g，半夏 9 g，陈皮 10 g，茯苓 15 g，郁金 10 g，酸枣仁 15 g，远志 5 g，炙甘草 5 g，生龙骨、牡蛎各 30 g。7 剂，水煎服，日 1 剂。并配合针刺百会、足三里、三阴交疗法，每日一次。

2019 年 4 月二诊，患者睡眠明显改善，大便质稀好转，但仍未成形，大便次数减少，腹中不适感缓解，汗出减少，获效守方，原方继续服用 7 剂。

【随诊】为巩固疗效，继续服药月余及坚持心理放松锻炼，后随访，患者失眠再未发生。

◆按语

　　不寐是由于阳盛阴虚，阴阳失交引起的以经常不能获得正常睡眠为特征的一种病证。五脏之阴精气血为神能守舍之基础，本例患者因年迈体虚，加之恶性肿瘤暗耗机体营养，手术大伤气血脏腑等因素，伤及心脾，心伤则阴血暗耗，心失所养，心神不安而不寐，真阴精血不足，阴阳不交，而神有不安其室耳。脾伤则食少、纳呆，生化之源不足，营血亏虚，不能上奉于心，致心神不安。表现为面色无华、神疲乏力、少气懒言、纳眠差、便溏、舌淡、苔薄白、脉细等一派心脾两虚之证。故治以补益心脾，化痰祛湿，养心安神。方选归脾汤加减，酌加竹茹、枳实、半夏、陈皮、远志理气化痰之品，并予生龙骨、牡蛎重镇安神。二诊时睡眠明显改善，大便好转，脾虚得以缓解，同时配合针灸等综合疗法，坚持内外综合治疗，故疗效满意。

（褚泽文）

📖 **参考文献**

［1］陈元. 中医穴位按摩与情志护理对中晚期癌症患者进食及睡眠障碍的干预效果［J］. 中华肿瘤防治杂志，2019，26(S1)：289 - 290.

第六节　骨　髓　抑　制

骨髓抑制是指患者骨髓造血功能受到抑制，从而引起的一系列临床症状，常见于恶性肿瘤放化疗后，属于中医"虚劳""血虚"范畴。

一、概述

骨髓抑制是恶性肿瘤治疗过程中极其常见的并发症。临床最常见的骨髓抑制主要表现为白细胞、血小板[1]、血红蛋白下降。化疗药物等细胞毒性药物及电离辐射在杀伤癌细胞的同时对人体正常细胞也会造成一定程度的杀伤，而骨髓造血细胞等快速分裂的细胞受其影响尤其明显。刘教授认为，骨髓抑制是大多数化疗药物的剂量限制性毒性反应。不仅显著降低患者的生活质量、影响治疗疗程的持续进而影响治疗效果，严重的骨髓抑制甚至有导致患者死亡的可能。预防、治疗骨髓抑制，对于减轻放化疗反应、改善生活质量、提高疗效、延长生存等均具有重要意义。

西医治疗骨髓抑制，升白细胞常常使用重组人粒细胞刺激因子皮下注射，短期内升白细胞效果较明显，但作用常常难以持久。长效升白针虽升白细胞效果较持久，但一方面价格昂贵，另一方面并不适用于许多周期密集性的方案。升血小板常使用白介素-11、重组人血小板生成因子等注射治疗，大部分患者效果均不理想。西医治疗贫血（血红蛋白水平低下）主要有补铁、输血、注射促红细胞生成素等，上述疗法不仅疗效欠佳，而且输血有发生不良反应的风险。促红细胞生成素在肿瘤患者中的使用也存在争议，一方面红细胞代谢相对较慢，促红素治疗难以在短期内见到明显的效果，另外也有一些研究显示促红素有促进肿瘤细胞增殖的风险。中医药治疗骨髓抑制具有其独特的优势，其不良反应轻微，一旦起效作用较稳定，并且用法灵活，可结合原发病及其他症状进行随症加减。中医药不单纯着眼于"血细胞"，更注重于补益整体气血水平及治疗原发病，标本同治。

二、病因病机

刘教授认为，血者水谷之精也，由中焦脾胃所化生，"中焦受气取汁，变化而赤，是谓血"，若脾胃虚弱则血之生化无源。另外，"肾主骨，生髓""肾藏精，血为精所化"，若肾虚则骨髓空虚，精血不能化生。故骨髓抑制与脾、肾关系密切。肿瘤癌毒本身损伤正气，导致脾肾等脏腑虚弱。化疗药物亦为毒邪，毒伤气血精液，损及脏腑功能，阴阳失和而病生：一方面化疗药可直接伤及肾脏与骨髓，使肾精亏损，精亏而血虚，骨髓损伤难生精血；另一方面化疗药多有消化道反应，可伤及脾胃，导致脾失健运，胃失和降，后天之本损伤，气血生化无源。此外，各系血细胞下降病机有所不同：白细胞具有免疫、抗感染类似卫气护外功能，且白细胞寿命较短，因而白细胞水平下降与阳气尤其与卫阳不足有关；红细胞主要生理功能是携带氧气，与肺主气功能密切，培土生金，补肺重在健脾，此外，红细胞寿命长，病久才可累及，类似于中医的病久及肾，因而红细胞减少与脾、肺、肾脏器虚弱相关；血小板的功能主要是凝血，肝藏血，脾统血，肝脾与凝血功能关系密切，故而血小板计数下降与肝脾功能失调有关。

三、刘延庆辨治特点

刘教授认为正虚是骨髓抑制的关键病机因素，其治疗也围绕扶正补虚为中心。《诸病源候论·虚劳病诸候》载："虚劳之人，精髓萎竭，血气虚弱""虚劳则脏腑不和，脾胃气弱故不能食也"。《理虚元鉴》载："治虚有三本，肺脾肾是也。"治疗化疗后虚劳，以脾肾虚损为本，肾为先天之本，脾胃为后天之本，注重采取健脾补肾的治法以补益先后天。此外肝肾"精血同源""乙癸同源"，骨髓抑制常常伴肝血受损，需养血补肝。并且使用补益药的同时若加适当疏理肝气的药物，可使气机条达，补而不滞，精微得以输布全身。

中医不仅重视骨髓抑制的治疗，更加重视预防。所谓"上工治未病""先安未受邪之地"。《化疗后白细胞减少症中医药防治与评估专家共识(2017 版)》中明确指出"应用具有预防化疗后白细胞(含中性粒细胞)减少症作用的中药(汤剂或中成药)或其他干预措施，应与化疗方案同步实施，既往有化疗后白细胞减少史或开始化疗前 1 周白细胞计数处于正常值的下限时，应在化疗前 3 天开始应用中医药预防白细胞减少症。"对于放化疗的患者，提前服用具有扶正作用的中药可有效减轻骨髓抑制的程度，增加机体耐受性。

四、刘延庆用药特点

刘教授在临床上观察到，白细胞下降常见气虚证、阳虚证，血红蛋白下降常见血虚证，血小板下降常见脾肾亏虚，需结合各自特点进行辨治。在辨证论治的基础上需注重滋补脾肾。脾胃为后天之本，气血生化之源，脾胃健运，则气血充足。肾为先天之本，"肾主骨，骨生髓""髓生血"，肾虚得补，则骨髓充沛，鼓舞气血生化。脾肾俱壮，先后天得以培补，则可促进"心生血""肝藏血"功能恢复。常宜气血双补，结合止血、行血等治法。常用气血双补方剂有当归补血汤、八珍汤等，常用的补气养血药物有阿胶、太子参、黄芪、当归、白芍、熟地、桑葚子等。常用中成药有参芪十一味颗粒、芪胶升白胶囊等。

另外,骨髓抑制的治疗也不仅仅局限于扶正,也要结合"祛邪"。治疗癌毒,只是祛邪的一方面。另一方面,中医理论则认为久病必有"瘀血",瘀血不去,新血难生,这与现代医学认为肿瘤患者的血液常处于高凝状态的认识一致。对于骨髓抑制的患者,在补气益血生髓的同时,加入活血化瘀类中药或使用一些养血和血的中药如丹参、赤芍、当归、鸡血藤等可以明显改善骨髓抑制。同时,因气行则血行,所以佐以理气法亦可提高活血效果。

五、验案举隅

王某,男,65 岁,2019 年 10 月 24 日初诊。

【主诉】胃癌术后 4 月余。

【病史】患者 2019 年 6 月因胃脘不适于当地医院就诊,完善相关检查后考虑胃恶性肿瘤,6 月 10 日行胃肿瘤切除术,术后化疗一周期,化疗后出现呕吐、乏力等毒副反应,血常规检查示三系减少,骨髓抑制明显,患者痛苦不堪,延请刘教授中医药诊治。

【现症】精神欠佳,面色无华,肢倦乏力,时有呕吐,纳谷呆滞,下肢疼痛,夜寐欠佳,二便尚调,舌淡苔薄白,脉细无力。

【中医诊断】虚劳,证属脾肾亏虚。

【治法】健脾补肾。

【处方】生黄芪 30 g,红豆杉 3 g,山萸肉 10 g,墨旱莲 15 g,熟地黄 15 g,鸡血藤 30 g,红景天 6 g,炙甘草 3 g,藤梨根 30 g,天龙 10 g,当归 10 g,生姜 3 片,半枝莲 30 g,枸杞子 10 g,女贞子 15 g。14 剂,水煎服,日 1 剂。

2019 年 11 月 14 日二诊,患者药后呕吐明显减轻,胃脘偶觉不适,仍有乏力,纳谷尚可,夜寐安,二便正常,舌淡苔薄白,脉细。前方加重生黄芪用量至 60 g 以加强益气之功,酌加高良姜 10 g 散寒止痛、温中止呕,三七 3 g(另服)活血止血。

【随诊】患者一直坚持中药调理至 2022 年 3 月,历次复查未见异常进展,精神明显改善,纳寐正常,二便调。

◆ **按语**

本例患者胃癌术后化疗后,因化疗药物毒副反应所致骨髓抑制明显,考虑为手术创伤及药毒伤及脾肾所致。血者水谷之精也,生化于脾,"中焦受气取汁,变化而赤,是谓血",若脾虚则血之生化无源。"肾主骨,生髓""肾藏精,血为精所化",若肾虚则髓不得满,血不能化,故骨髓抑制与脾、肾关系密切。患者就诊表现为精神欠佳,面色无华,肢倦乏力,时有呕吐,纳谷呆滞,脉细无力等均为脾肾不足的外在表现。治当健脾补肾,药选生黄芪、红景天健脾益气,生姜、炙甘草温中止呕,调补脾胃,山萸肉、熟地黄、当归、枸杞子、女贞子、墨旱莲养肝血、滋肾精,鸡血藤行血补血,患者胃癌综合治疗后癌毒残留,酌加藤梨根、天龙、半枝莲清热利湿、抗癌解毒兼顾其本。患者坚持中医药调治,骨髓抑制改善明显。

(何正飞)

参考文献

[1] 宋璟,程玲,王小璞,等.肿瘤治疗所致血小板减少症的中医药全程管理及诊疗策略[J].中医杂志,2023,64(21):2184-2187.

第七节　出　血

凡由多种原因引起火热熏灼或气虚不摄,致使血液不循常道,或上溢于口鼻诸窍,或下泄于前后二阴,或渗出于肌肤所形成的疾患,统称为出血,亦称为血证。

一、概述

出血是恶性肿瘤患者常见临床症状,引发肿瘤患者出血的原因有肿瘤本身引起的出血(如恶性肿瘤浸润性生长,侵犯血管,导致血管破裂出血;恶性肿瘤生长迅速,供血不足和营养不良,发生局部的破溃和坏死,导致出血)、恶性肿瘤治疗引起的出血(如放化疗之后,产生骨髓抑制,造血功能下降,血小板生成减少,凝血功能异常,容易造成出血;放射性炎症,导致局部皮肤、黏膜破溃出血)、恶性肿瘤基础病导致的出血(如肝癌患者常合并慢性乙型肝炎、肝硬化食管胃底静脉曲张,容易发生上消化道大出血)。根据出血部位的不同,本文讨论的主要包括咯血、呕血、便血、皮下出血等。

刘教授认为，出血作为恶性肿瘤患者常见并发症，不仅影响患者生活质量，还影响治疗的持续性从而影响治疗效果，严重者甚至可危及生命。治疗出血，对于改善患者生活质量、保证治疗的持续、延长患者生存期等均具有重要意义。西医方面，临床上[1]使用巴曲酶、垂体后叶素、生长抑素、止血三联等治疗出血，但相关研究显示单纯西药治疗对于肿瘤性出血，其效果常常差强人意。并且，长期使用止血西药，会增加发生深静脉血栓等并发症的风险。中医药治疗肿瘤相关性出血具有独特的优势，具有简便廉验的特点。中医治疗肿瘤出血，不仅着眼于治疗出血，还要抓住更深层的病机，扶正抗癌相结合，截断出血的病势、控制癌瘤发展，从而实现止血控瘤，改善生存质量，延长生存期的效果。

二、病因病机

刘教授认为，出血常由感受外邪、情志过度、饮食不节、劳倦过度、久病或热病等所导致。病机总括为气火逆乱、血不循经，常见火热熏灼、迫血妄行、气不摄血、血溢脉外两种情况。肿瘤相关性出血除具备上述病因病机外，常与体内癌瘤邪毒密切相关。患者常表现为正虚癌毒夹杂，需要扶正抗癌。而治疗出血，需要在扶正抗癌的大背景下进行，方能达到标本同治、长久止血的治疗效果。此外，不同部位出血病因病机各有特点，如中晚期肿瘤所致咯血主要由于肺经热盛，肝火上炎，阴虚火旺等灼伤肺络或气不摄血等原因所致。肺为娇脏，为五脏六腑之华盖，肺主气以肃降为用，喜润恶燥，喜清恶浊，若肺为病邪侵害，失于肃降，肺气上逆而咳，损伤肺络导致咳血；或气虚不能摄血，血无所主而妄行，血溢于肺而致痰中带血或咳纯血。吐血的病因病机复杂，可伤于情志抑郁，或暴怒伤肝，横逆犯胃，胃络损伤，或久病劳累，脾失调摄，气不统血，血溢于外，或热郁于经者，火动于胃，或中气虚寒则不能收摄，或阴盛格阳则火不归原而泛滥于上，皆是吐血之因。

三、刘延庆辨治特点

刘教授治疗血证善于抓住关键病机，通过治疗脏腑功能失调而实现止血的目的，并非单纯见血止血。刘教授认为，肿瘤相关各种血证，虽症状多端，其总病机无外乎"气火逆乱，血不循经"。其中又有虚实之分，实证多见肝火、胃热、血热、湿热等，虚证常见气虚、阴虚、阳虚等。肿瘤患者在早中期正气尚存时多见实证，中晚期正气亏虚，多见虚证。然而正虚邪实为因果，不可截然分开。一方面，邪实日久,损伤正气,可致脏腑亏虚。而正气不足则驱邪无力,最终邪实正虚相因为病。因实致虚,因虚致实,虚实夹杂,迁延难治。另一方面,人体脏腑五行生克,相互影响,一脏之虚可能为另一脏之实。比如肝藏血,体阴而用阳,肝之阴血不足导致虚火旺盛。木乘土,可致肝火犯胃之呕血。木侮金,可致肝火犯肺之咳血。对肺、胃而言属实,需清火降逆,对肝而言属虚,宜滋养肝肾精血,而不能苦寒伐肝,不仅损伤下焦精血,且可能损伤脾胃。肿瘤血证治疗难度相对较大,谨察病机、调和脏腑功能为治疗之关键,毋犯虚虚实实之戒。

四、刘延庆用药特点

刘教授认为,在中医学治疗血证的理论中,缪希雍的"治吐血三要法"提出的"宜行血不宜止血""宜补肝不宜伐肝""宜降气不宜降火"以及唐容川在《血证论》中提出的"治血四法:止血、消瘀、宁血、补虚"对肿瘤相关血证的治疗具有重要指导意义。刘教授治疗肿瘤相关血证的用药,有以下特点:消补结合、动静结合、调畅气机。另外,针对不同部位出血,有所加减,比如鼻血多用茅花,吐血多用侧柏叶、茜草、藕节,小便血多用蒲黄、小蓟,大便血多用槐花、地榆等。

刘教授治疗肿瘤相关性出血常用药对如下:

1. 黄芪、三七、红景天

黄芪、三七、红景天均味甘,配伍相须,常用于气虚兼血瘀、气虚伴出血等气血病。黄芪甘温健脾补肺,益气和中,脾为气血生化之源,脾健则气血旺盛,气为血之帅,卫气足则能固摄营血,令其行于脉中不妄离经;三七甘微苦温,活血以止血,瘀血除则血易止。《玉楸药解》载其功效:"和营止血,通脉行瘀,行瘀血而敛新血。凡产后、经期、跌打、痈肿,一切瘀血皆破;凡吐衄、崩漏、刀伤、箭射,一切新血皆止。"红景天兼有黄芪益气摄血及三七活血止血之功,三药合用,优势互补,相得益彰,共奏益气摄血、活血止血之功。

2. 牡丹皮、赤芍

牡丹皮与赤芍均性味苦微寒,归肝经。二药功效相似,皆有凉血清热、活血散瘀之功。牡丹皮偏泻心经之火,长于清热凉血,善治血中结热;赤芍偏清肝经之火,活血散瘀作用较佳,善治血中瘀滞。牡丹皮、赤芍均色赤,能入营分。二药伍用,相须配对,凉血活血之力倍增,使得血热得清而不妄行,血流畅顺而不留瘀,且具有凉血不妨祛瘀、活血不碍止血的特点,是临床常用的凉血散瘀对药。常用于血热、血瘀所致出血。

3. 三七、白及

三七与白及均归肝、胃经。二药功效相似,皆有止血消肿之功。三七味苦性温,能祛瘀止血,活血止痛,主治吐血、衄血、便血、各种瘀滞疼痛与跌打伤痛等病症;白及能收敛止血,消肿生肌,主治咯血、呕血、衄血、外伤出血、疮疡肿痛、溃疡久不收口、手足皲裂、尘肺、肺痈、肺痨等病症。三七以散为主,白及以收为要。二药伍用,一散一收,相互制约,消肿生肌,行瘀止血之力大为增强。血瘀是与肿瘤的发生和发展有着密切关系的,而三七、白及联用有增强行瘀止血的功效,运用于肿瘤临床,也具有一定的理论根据。

五、验案举隅

王某,男,63 岁,2020 年 5 月 14 日初诊。

【主诉】胃癌、直肠癌术后 10 月余,尿血 1 周。

【病史】患者 2019 年 7 月确诊为多重癌(原发性胃癌及原发性直肠癌),先后行胃肿瘤及直肠肿瘤手术切除术。术后未诉特殊不适,1 周前无明显诱因出现尿血,伴反复低热,苦不堪言,遂延请刘教授诊治。

【现症】精神不振,面色无华,形体消瘦,时有尿血,伴低热,骨蒸汗出,纳寐尚可,二便正常,舌红,少苔,苔薄白,脉细数无力。

【中医诊断】尿血,证属阴虚火旺。

【治法】滋阴清热,凉血止血。

【处方】生黄芪 40 g,枸杞子 10 g,地榆炭 20 g,熟地黄 15 g,山萸肉 10 g,女贞子 10 g,藤梨根 30 g,红景天 6 g,墨旱莲 10 g,半枝莲 30 g,仙鹤草 30 g,炙甘草 3 g,红豆杉 3 g,白茅根 30 g。14 剂,水煎服,日 1 剂,早晚分服。

2020 年 5 月 28 日二诊,患者诉尿血已止,精神好转,纳寐正常,舌脉情况同前,前方去地榆炭加野葡萄根 30 g、白扁豆 10 g。

2020 年 7 月 9 日三诊,患者诉仍有低热,夜间为甚,前方加地骨皮,续服 14 剂。

2020 年 7 月 23 日四诊,患者诉发热已止,纳寐可,二便调,舌苔色白稍腻,前方去地骨皮,加砂仁 3 g(后入)。

【随诊】患者继续服药至 2022 年 3 月,定期复查未见肿瘤复发及转移,诸症皆平,精神好转,体重增加 3～4 千克。

◆按语

尿血的主要病机是热伤脉络或脾肾不固,热伤脉络之中有实热和虚热之分,脾肾不固中又有脾虚及肾虚之别。本例患者先天禀赋不足,后天脾胃失养,脾肾亏虚,正气不足故而罹患胃癌、肠癌多重癌,加之经历两次恶性肿瘤手术切除,大举伐伤机体气血津精,因而有精神不振,面色无华,形体消瘦,少苔,脉细无力等气阴两虚的表现,尤以阴液精血不足为主。阴虚火旺,迫血妄行,兼有脾不统血,肾气不固,血不循经,故有尿血。夜间卫阳入里,阴虚无以潜阳,相火迫津外出,故有骨蒸潮热,汗出淋漓表现。针对患者阴虚火旺的病机,治当滋阴清热,凉血止血。药选熟地黄、山萸肉、枸杞子、墨旱莲、女贞子补益肝肾,养血滋阴,红景天、生黄芪益气健脾,白茅根、地榆炭凉血止血,地榆炭、仙鹤草收敛止血,藤梨根、红豆杉清热解毒、抗癌解毒兼顾其本,经治疗,患者尿血止。针对盗汗外出的兼症,加用地骨皮凉血除蒸,药证合拍,故疗效立竿见影。

(何正飞)

参考文献

[1] 高留洋,庄峰,艾万朝,等.低分子肝素钙与低分子肝素钠对老年胃肠道肿瘤患者术后凝血功能及并发症的影响[J].兵团医学,2023,21(04):6-8.

第八节　咳嗽、咳痰、气喘

咳嗽、咳痰主要指以发出咳声或伴有咳痰为主症的一种肺系病证。气喘,是各种呼吸困难的一个总称,临床表现以呼吸困难,甚至张口抬肩,鼻翼煽动,不能平卧为主要特征。咳嗽、咳痰、气喘三者往往并见于呼吸系统肿瘤,也见于其他肿瘤肺转移或合并肺部感染、放射性肺炎[1]等。

一、概述

咳嗽、咳痰、气喘是肺系疾病常见症状,"有声无痰为咳,有痰无声为嗽",临床中痰声往往并见,难以截然分开。咳嗽、咳痰常作为原发性及继发性肺癌患者的首发症状,严重者甚至贯穿患者的整个病程,极大影响患者的身心健康。气喘病证,往往出现于肺癌晚期合并呼吸衰竭,晚期患者多因脏腑亏虚,痰浊、水饮、气滞、血瘀搏结日久,进而演变成气喘。

刘教授认为咳嗽、咳痰、气喘虽然是三个独立症状,病因病机却十分相近,多数由于呼吸系统癌瘤压迫、牵引、刺激呼吸道,或脏腑功能失调包括脾虚生痰、痰浊犯肺,肝郁化火、火邪犯肺等。西医治疗往往以止咳、化痰改善症状为主,疗效不佳且难以持久。中医药强调个体化诊疗,标本兼顾,在应用止咳化痰中草药的同时,重视抗癌解毒、调理体质,往往疗效持久,不易反复发作。

二、病因病机

刘教授认为咳嗽、咳痰、气喘的病位在肺,与肝、脾、肾密切相关,病因不外乎外感和内伤两方面,对于肿瘤患者而言,内伤病因占主导。外感多由六淫外邪侵袭肺系导致,患者癌毒内蕴,加之起居失常,寒温失宜,肺卫不固,风、寒、暑、湿、燥、火六淫外犯,肺脏宣发肃降失常,发为咳嗽、咳痰、气喘,《河间六书·咳嗽论》所载"寒、暑、燥、湿、风、火六气,皆令人咳"。内伤主要因脏腑功能失调、气血阴阳亏虚,包括脾胃虚弱、聚湿成痰,或胆虚气怯、肝火犯肺,或癌毒蕴肺、痰瘀互结,或肺阴亏虚、邪毒蕴肺,或肾虚不纳、气逆而上,最终导致肺主气、肾纳气功能失常,肺、肾之气上逆,发为咳嗽、咳痰、气喘。

三、刘延庆辨治特点

刘教授认为肺癌患者的咳嗽、咳痰、气喘是动态变化的过程,辨治过程应更加审慎,如果治疗过程不审证求因,只单纯对症处理,即见咳止咳,见痰化痰,见喘敛肺,则易耽误病情,轻则迁延难愈,重则变证频出。

1. 审病因,因势利导

刘教授认为咳嗽、咳痰是人体祛邪外出的一种防御性反应,需根据不同的病因辨证处理。治疗咳嗽、咳痰、气喘,不是单纯应用止咳化痰平喘药物,更需审证求因,因势利导,如外感六淫者,过用敛肺镇咳之品易导致肺气郁遏,难以祛邪外出,缠绵日久反而伤正。因此注重给邪以出路,因势利导,待邪气外出、肺气宣畅时咳嗽自止。内伤咳嗽、咳痰、气喘患者,病程周期较长,时轻时重,止咳化痰,敛肺平喘,更要辨证论治。肺癌患者痰、瘀、毒相互搏结,瘀于胸中,影响肺脏功能,以致肺气不舒，宣畅受阻，因而上逆而发者，治疗时应用攻毒、散结、祛瘀之法，气血津液运行通畅，肺气宣降协调，邪去喘咳自安。

2. 重脏腑，补虚培元

刘教授认为咳嗽、咳痰、气喘患者通常均有不同程度的脏腑虚损，调补脏腑尤其重视肺、脾、肾三脏。肺主一身之气，肺虚则一身之气先虚，气为血之帅，气虚无力助推血行，以致气血瘀滞，气虚无力蒸腾气化，容易酿痰成饮，痰饮与瘀血互结，更易阻滞气机，气郁日久则上逆发为咳喘；脾为生化之源，敷布水谷之精以养肺、肾各脏，脾虚无以运化和上输水谷之精以养肺，土不生金则肺虚，此外，脾虚则津停液滞，聚为痰饮上犯于肺；肾为肺之子，金水相生，功能相济，肺主呼气，肾主纳气，若肾虚失于摄纳，气不潜藏，上逆而喘。综上所述，肿瘤患者出现咳嗽、咯痰、气喘，往往有肺脾肾虚，元气不足的病因病机，故而临床需采用调补脏腑，兼顾肺脾肾三脏，佐以祛痰化瘀之品，待脏腑功能恢复，痰饮瘀血祛除，则气道畅通，气顺痰消喘平。

四、刘延庆用药特点

刘教授在辨证的基础上，根据症状的不同，选用针对性药物，用药时往往寒温并用，防止过于寒凉或温燥伤及气阴：阴虚患者多使用太子参、五味子、黄精、山萸肉、麦冬益气养阴，取培土生金、金水相生之意，兼顾肺脾肾三脏；痰热郁肺型的患者，常选用桑白皮、杏仁、黄芩、浙贝、竹沥、半夏、前胡、肺形草、紫草、茜草、炙枇杷叶、炙紫菀、炙冬花等，痰黏难咳者酌加鲜芦根、金荞麦、佛耳草、鱼腥草等以化痰。刘教授针对咳嗽咳痰的肺癌患者往往根据"痰毒"的顽固性、流窜性、伤正性的特点，辨病应用化痰散毒的中药，如川贝母、桃仁、全瓜蒌、鱼腥草、猫爪草、葶苈子、白芥子、生南星、干蟾皮等；针对气喘患者则以葶苈大枣泻肺汤为基础方泻肺平喘，临证加减常选用清半夏、芡实、茯苓、陈皮、黄芪、干姜等。

刘教授治疗肿瘤相关性咳嗽、咳痰、气喘常用药对如下：

1. 黄芩、浙贝母

黄芩、浙贝母均味苦，性寒，归肺经，均有清肺热、化痰湿之效，黄芩清热燥湿，兼可泻火解毒，止血安胎，浙贝母清热化痰，且能散结消痈。二药配伍，相须互助，清热燥湿、化痰散结之功效得以增强，常用于治疗肿瘤伴见肺热之咳嗽等病证。

2. 浙贝母、白芥子

浙贝母、白芥子均归肺经。浙贝母味苦性寒,偏于清热化痰,开郁散结,白芥子则味辛性温,偏于温肺化痰,利气散结。两药合用,药性寒热并用,既能清解热毒,又可温化痼痰,药味辛苦同治,辛开苦降,理气散结、化痰散结之力得以增强。《本草经疏》载:"白芥子味极辛,气温。能搜剔内外痰结及胸膈寒痰,冷涎壅塞者殊效。"

3. 苦杏仁、白前

苦杏仁、白前均味苦,归肺经,皆有肃降肺气之功。杏仁苦降,止咳平喘,兼有润肠通便之力,肺与大肠相表里,腑气畅则肺气肃降有度。白前入肺走表,偏于化痰以清肃肺气,肺为贮痰之器,痰浊化则肺气自降,且白前走卫分,宣散风热之邪,卫气和则肺气得以肃清。苦杏仁、白前两药配伍,相须为用,优势互补,止咳化痰平喘之功得以增强。《长沙药解》:"杏仁疏利开通,破壅降逆,善于开痹而止喘……调理气分之郁,无以易此。"

4. 瓜蒌、半夏

瓜蒌、半夏均归肺、胃经,瓜蒌清热化痰,宽胸散结,润肠通便;半夏燥湿化痰,降逆止呕,消痞散结。两药合用增加清热化痰、宽胸散结之功效,用于治疗痰热互结所致之胸脘痞闷、按之则痛;或痰热壅肺之气逆、咳痰黄稠、苔黄腻、脉滑数等。瓜蒌、半夏合用见于《伤寒论》小陷胸汤,"小结胸病,正在心下,按之则痛,脉浮滑者"。《医学衷中参西录》有言:"瓜蒌,能开胸间及胃口热痰,故仲景治结胸有小陷胸汤,栝楼与连、夏并用。"

5. 党参、蛤蚧

党参、蛤蚧均性平,归肺经,有补益肺气、益精养血之功。《本草纲目拾遗》谓党参"治肺虚,益肺气"。《科学的民间药草》言党参为"补血剂。适用于慢性贫血,萎黄病,白血病,腺病,佝偻病"。《本草纲目》谓蛤蚧"补肺气,益精血,定喘止嗽,疗肺痈消渴,助阳道"。党参健脾和中,培土生金,健脾以补肺;蛤蚧入肺、肾,补肺益肾,金水相生,益肾以补肺。党参甘平养血,蛤蚧咸平益精,二药相须,精血同源,互生互长。共奏健脾补肺、补益精血之功,常用于恶性肿瘤放化疗后伴见肺虚久咳或肺肾两虚喘促气短者。

五、验案举隅

张某,男,54 岁。2020 年 10 月 1 日初诊。

【主诉】右侧肺癌术后 1 年余。

【病史】患者于 2019 年外院行右侧肺癌切除术,术后完成三周期化疗,2020 年 7 月复查 CT 示右侧肺部肿块 10 mm,继续行三周期化疗。化疗后定期复查,1 月前出现咳嗽、咳痰、气喘等不适,遂求助中医药治疗以改善症状。

【现症】患者咳嗽,动辄气喘,时有咳痰,色白,量中,呕恶欲吐,神疲乏力,纳差,面色无华,舌淡紫边有瘀斑,脉濡细。

【中医诊断】咳嗽,证属脾肾亏虚,癌毒内侵。

【治法】补脾益肾,理气化痰,泄浊祛毒。

【处方】生黄芪 50 g,熟地黄 15 g,麦冬 15 g,半枝莲 30 g,冬凌草 30 g,石上柏 30 g,蛇六谷 30 g,红豆杉 3 g,蜂房 10 g,枸杞子 10 g,山萸肉 10 g,补骨脂 15 g,女贞子 10 g,墨旱莲 15 g,红景天 6 g,苏梗 10 g,生姜 3 片,炙鸡内金 30 g,枇杷叶 10 g,紫菀 10 g,炙甘草 3 g。14 剂,水煎服,每日 1 剂,早晚温服。

2020 年 10 月 15 日二诊:诉服药后咳嗽渐止,乏力好转,偶有怕冷,面色稍红润,舌淡紫瘀斑稍减,脉濡细。治法同前,加鹿角片 10 g、巴戟天 10 g 温肾助阳。

【随诊】患者坚持服用中药至今,症状明显好转,复查肿块明显缩小,生活以及精神状态良好。

◆ 按语

　　本案患者就诊时除咳喘外,兼有乏力纳差,面色无华,脉濡细等,考虑脾肺肾三脏虚损,病程中手术及化疗进一步耗伤正气,加之术后癌毒残留,正气无力驱邪外出,因而癌毒、痰瘀阻滞气道,肺、肾气机上逆发为咳喘。治疗上以补脾益肾,理气化痰,泄浊祛毒为主要治法,兼以止咳化痰平喘对症处理。方中黄芪健脾补肺,熟地黄、枸杞子、山萸肉、女贞子、墨旱莲、麦冬滋阴养血、补益肝肾,补骨脂温补肾阳,红景天益气通脉平喘,半枝莲、冬凌草、石上柏、蛇六谷、红豆杉、蜂房等清热解毒、散结消癥,枇杷叶、紫菀、苏梗理气化痰、降逆止咳,生姜温肺化痰止咳。药证合拍,效如桴鼓。

（金　凤）

参考文献

［1］薛鸣，帖永新，张如楠，等.肺癌放疗后放射性肺炎合并肺部感染病原菌及 PCT 和 IL-16 与 TGF - β 水平［J］.中华医院感染学杂志，2024，34(03)：332 - 336.

第九节 恶 性 积 液

恶性积液是恶性肿瘤复发或疾病进展的重要指征，一般多位于胸腔、腹腔和心包腔等部位，是晚期癌症患者常见的并发症，往往提示预后不良。根据恶性积液的临床表现可归为中医的"痰饮""水饮""悬饮""支饮""鼓胀""水肿"等范畴。

一、概述

恶性积液主要包括恶性胸腔积液、恶性腹水以及恶性心包积液。恶性胸腔积液主要由肺癌、乳腺癌、胸膜间皮瘤、恶性淋巴瘤等恶性肿瘤引起，大量恶性胸腔积液[1]可压迫肺组织，减少肺容积，进而影响患者呼吸，并且常因引流不畅并发肺不张及肺部感染等。恶性腹水常继发于妇科恶性肿瘤（如子宫颈癌、子宫内膜癌、卵巢癌等）、消化道肿瘤、淋巴瘤等，大量腹水压迫可引起腹胀、食欲减退、小便减少甚至呼吸困难等，严重影响患者的生活质量，甚至危及生命。恶性心包积液多见于实体瘤或血液系统恶性肿瘤累及心包，是肿瘤晚期常见急性病症，若不及时处理极易导致患者死亡。恶性积液的主要治疗方法为腔内置管引流、腔内灌注化疗药物、应用利尿剂以及治疗原发肿瘤等治疗，虽短期内能一定程度改善患者症状，但疾病易于反复，且治疗带来的毒副反应如继发感染、骨髓抑制、胃肠道反应等增加了患者疾病痛苦。

中医古籍中并无"恶性积液"病名记载，根据临床表现可归属为"痰饮""水饮""悬饮""支饮""癖饮""鼓胀""水肿"等病证范畴。《灵枢·水胀》中记载："腹胀，身皆大，大与肤胀等也。色苍黄，腹筋起，此其候也。"《素问·腹中论》曰："有病心腹满，旦则不能暮食，此为何病？岐伯对曰：名为鼓胀。"巢元方在其《诸病源候论·二十一·水蛊候》言："此由水毒气结聚于内，令腹渐大，动摇有声，常欲饮水，皮肤粗黑，如似肿状，名曰水蛊也。"刘教授认为，中医药对于恶性积液的治疗具有明显的优势,尤其在改善恶性积液患者症状,提高生存质量,减缓疾病进展,延长患者生存期等方面具有一定的优势。

二、病因病机

1. 恶水在三焦,不离脾肺肾

刘教授认为体内水液输布排泄,主要依赖三焦的气化作用。三焦为内脏外腑,主持全身气化,气化则水行,因而三焦承担水谷津液的运输敷布职责。病理状况下,三焦气化失职,水液不运,则停积为饮。《圣济总录·痰饮统论》曰:"三焦者,水谷之道路,气之所终始也……若三焦气塞,脉道壅闭,则水饮停积,不得宣行,聚成痰饮。"三焦气化行水的职能,分属肺、脾、肾三脏:肺居上焦,上焦如雾,主通调水道;脾在中焦,中焦如沤,运化、转输水谷精微;肾处下焦,下焦如渎,蒸腾气化水液。《素问·经脉别论》言:"饮入于胃,游溢精气,上输于脾,脾气散精,上归于肺,通调水道,下输膀胱,水精四布,五经并行。"因而,水液代谢与肺、脾、肾关系密切,如肺之通调失职,脾之转输无权,肾之蒸化无力,则水液输布代谢受阻,停积为饮,与癌毒、瘀血、痰浊等胶结,化为恶水,流于胁下为悬饮(恶性胸腔积液),停于腹中为臌胀(恶性腹水),聚于心包为支饮(恶性心包积液)。

2. 病机在阳虚,阴水停为患

水液停聚的主要病机在阳虚阴盛:三焦阳虚,则水液失于气化敷布;脾阳虚,则水液失于运化上输;肺气虚,则水液失于通调肃降;肾阳虚,则水液失于蒸腾气化。肿瘤的病理成因很大程度上也属阳虚阴盛,因虚致实,《素问·阴阳应象大论》谓"阳化气,阴成形"。因而刘教授指出恶性积液的阴阳病机在阳虚阴盛,虽有饮邪久郁化热,表现为湿热内蕴或饮热、痰热相杂者,终究为少数。

三、刘延庆辨治特点

1. 固本培元,重视脾肾

刘教授认为恶性积液的发生主要是由内、外因共同作用而致病,但其发病之根在于脾肾虚损至极,偏于阳虚,肾阳无以蒸腾水液,脾阳失于运化津液,致使体内水液聚集,引发恶性积液。积液为阴寒湿浊毒邪,久存不去又可重伤脾肾阳气,因本虚而致病,又因标实而进一步致虚,形成恶性循环。《素问·阴阳应象大论》曰:"治病必求于本",故而刘教授临证时多用健脾益气、温补肾阳等品以扶助人体正气,使机体达到阴阳平衡、气血调和的状态。

2. 利湿化浊，祛毒抗癌

刘教授认为浊毒与湿邪类似，其性黏滞，病程缠绵，浊毒易于碍胃滞脾，阻滞脾胃气机升降，依据恶性积液浊毒阴邪害清的致病特点，当以利湿化浊、祛毒抗癌为治疗总则。临床应用当先辨虚实标本主次，恶性肿瘤患者邪毒滞于体内，致患者肝、脾、肾受损，气、血、水运化失司，故有阳虚、气滞、血瘀之征，水泛形成，应该根据气、血、水的偏盛，分别采用行气、活血、祛湿利水或暂用攻逐之法。刘教授指出攻逐法临床应用之时，应详细辨证，应用之时应慎之又慎。因浊毒阴邪，得温则行，遇阳则化，故对于晚期恶性积液的患者，多使用温阳之品以达到温阳利水、祛毒化浊的作用，从而减轻患者的恶性积液，缓解患者的不良反应。利湿化浊，祛毒抗癌可使毒除浊化，从而使患者气血畅行，恢复脾胃正常气机调节，化浊解毒之法须随证灵活辨用，从其本原截断浊毒生成，或给邪以出路，以达利湿化浊之功效。

四、刘延庆用药特点

刘教授治疗恶性积液常用方剂有五苓散、小柴胡汤、猪苓汤、真武汤、四逆汤、小青龙汤等，常用中药有黄芪、桂枝、水红花子、茯苓、冬瓜子、猪苓、泽泻、半枝莲、白茅根、薏苡仁、车前草、葶苈子、大腹皮、槟榔、白花蛇舌草、葫芦壳等，合并阴伤者酌选甘寒淡渗之品，如沙参、麦冬、楮实子、干地黄、芦根、茅根、猪苓、茯苓、泽泻、车前草等，以期滋阴而不助湿，且常在滋阴药中少佐温化之品，如桂枝或制附片，以达到通阳化气，预防滋腻太过的效果。

刘教授治疗恶性积液常用药对如下：

1. 黄芪、桂枝

黄芪甘温益气，实卫固表，乃补药之长，且能行水利尿。桂枝辛散温通，透达营卫，温通经脉，助阳化气，外可行于肌表以发散风寒，内可走于四肢以温经脉，既可温扶脾阳以助运水，又可温肾阳、逐寒邪以助膀胱气化，而行水湿痰饮之邪，为治疗痰饮病、蓄水证的常用药。《本草再新》谓桂枝："温中行血，健脾燥胃，消肿利湿。治手足发冷作麻、筋抽疼痛，并外感寒凉等症。"黄芪、桂枝二药相伍，黄芪补气，鼓舞卫气以畅血行，桂枝辛温通阳，相辅相成，寓通于补，益气固表，疏通经脉，标本兼顾，祛邪而不伤正。两药相伍温阳化气、利水消肿，常用于恶性积液属阴水者。

2. 冬瓜仁、茯苓

冬瓜仁、茯苓均味甘,性平,同归脾经,皆有利水之功。冬瓜仁化痰利水,兼有清肺化痰、消痈排脓之力。《本草述钩元》谓其"主腹内结聚,破溃脓血,凡肠胃内壅,最为要药"。茯苓渗湿利水,并有健脾宁心之力,《医学启源》言其"除湿,利腰脐间血,和中益气为主。治溺黄或赤而不利"。冬瓜仁、茯苓二药配伍,相须互助,利水渗湿之效增强,且有健脾宁心、化痰消痈之效。

3. 黄芪、干姜

近代名医张锡纯认为,黄芪善开寒饮,且常配伍干姜,治疗寒饮结胸之喘嗽证。生黄芪补胸中大气,大气壮旺,心肺阳足,自能运化水饮。干姜辛散化饮,补心肺之阳,阳足则阴霾自开。其所创之理饮汤,即重用干姜开寒饮,气分不足者,加重生黄芪温补元气。心肺阳虚,不能运化津液,痰饮内生者,又配少许厚朴,"厚朴多用破气,少用则通阳",借其温通之性,使阳通气降。干姜可重用至30 g,旨在通阳散饮。对于胸中痰饮郁结者,有时亦单用干姜10～30 g,煎服数剂,继之加黄芪,每收佳效。张锡纯认为此配伍正合"大气一转,其气乃散"之旨。这是张氏对于"善治痰者不治痰而治气"的发挥。补气通阳,散寒开饮,丰富了治饮之法。

4. 陈壶卢瓢（葫芦壳）、大腹皮

陈壶卢瓢与大腹皮二药功效相似,皆有利水消肿之功。陈壶卢瓢偏利水消肿,又可消胀杀虫,治痔漏下血,崩中,带下赤白;大腹皮行气兼能利水消肿,气为津液运行的动力,气滞则津液易滞,大腹皮行气兼能利水,更利于气机复常。癌性腹水是晚期恶性肿瘤患者常见的临床表现,多见于原发性肝癌、胰腺癌、卵巢癌、子宫内膜癌、结直肠癌等。腹水的形成是腹腔内液体的产生和吸收失去动态平衡的结果。陈壶卢瓢与大腹皮可运用于治疗癌性腹水,二药伍用,相须配对,优势互补,利水消肿之力增强,兼能行气导滞,有助脾胃运化水谷,临床用于脾胃气滞证。

五、验案举隅

高某,女,76 岁,2020 年 7 月 30 日初诊。

【主诉】脘腹胀满不适 2 月余。

【病史】患者 2 月前因脘腹胀满不适于外院体检查,CA125:3 724 U/ml,下腹部 CT 提示左侧盆腔囊实性包块(8 cm×10 cm);腹部超声提示腹腔内见不纯液性暗区,最深约 78 mm,内见密集小光点。腹水病理示:镜下找见癌细胞,倾向腺癌。患者未行手术,外院行化疗,方案组成:紫杉醇脂质体 200 mg d1＋卡铂 400 mg d2 q3w。患者因化疗不良反应难以耐受,拒绝再次化疗治疗,遂求助中医治疗。

【现症】腹大胀满,喘促难卧,腹部按之如囊裹水,身体消瘦,气短乏力,纳呆伴胃胀嗳气,二便尚调,舌苔白腻边齿痕,脉缓而无力。

【中医诊断】臌胀,证属正虚湿盛,毒邪内侵。

【治法】益气扶正,祛毒泄浊。

【处方】生黄芪30g,熟地黄15g,枸杞子10g,山萸肉10g,墨旱莲10g,女贞子15g,补骨脂15g,苏梗10g,枳壳10g,七叶一枝花15g,半枝莲30g,茯苓30g,猪苓30g,葫芦壳100g,土茯苓30g,鹿血晶2g,炙甘草3g。14剂,水煎服,每日1剂,早晚温服。

2020年8月13日二诊:诉服药后小腹胀满、气短喘促较前稍减,乏力明显改善,胃胀嗳气止,食纳可,小便调,但大便干燥难解。刘教授上方加火麻仁30g、瓜蒌15g,生黄芪加量至40g。14剂,煎服同前。

【随诊】患者坚持服用中药至今,病情稳定,复查腹水量较前明显减少,复查肿瘤指标明显下降,腹腔包块无明显增大,生活以及精神状态良好。

◆ 按语

　　本案患者外院确诊卵巢恶性肿瘤且伴大量腹水形成,四诊合参,患者正气亏损于内,湿浊停聚于下焦,故腹大胀满,按之如囊裹水;癌毒内盛,耗伤人体气血,故见身体日渐消瘦,气短乏力;湿浊阻滞,影响三焦气机,故而可见胃胀嗳气、喘促。治以扶正固本,祛毒泄浊,方中黄芪益气扶正以治本,兼以利水消肿以治其标,熟地黄、枸杞子、山萸肉、墨旱莲、女贞子滋阴养血、补益肝肾,补骨脂温补脾肾、纳气平喘,鹿血晶滋阴补阳,阴阳双补,七叶一枝花、土茯苓、半枝莲祛毒抗癌,茯苓、猪苓、葫芦壳利水消胀,除湿泄浊,苏梗、枳壳行气以推动水湿运行,炙甘草调和诸药。患者大便干结,考虑气虚无力推动,且阴血不足无以濡润所致,乃"因虚致实",故加大黄芪用量,另酌加火麻仁、瓜蒌,共奏益气养阴、润肠通便之功,口干则以石斛养阴生津,失眠则加酸枣仁、远志养血安神等。诸药合用使正气充、浊毒散、脏腑调、阴阳和,诸症自平。

（金　凤）

🔖 **参考文献**

[1] 陈文波,徐茂义,宋斌斌.肿瘤标志物水平对脱落细胞性质不明确的良恶性胸腔积液的辅助诊断价值[J].现代肿瘤医学,2023,31(23):4367-4371.

第十节　便　　秘

便秘是指粪便在肠内滞留过久,秘结不通,排便周期延长,或周期不长,但粪质干结,排出艰难的病证。

一、概述

肿瘤相关便秘多见于肠道肿瘤或肿瘤化疗及阿片类药物治疗中,是恶性肿瘤的常见并发症,研究表明约70%的晚期肿瘤患者主诉有便秘。长期的便秘容易出现食欲减退、腹胀腹痛、恶心呕吐、烦躁焦虑等相关症状,严重影响患者的生活质量及治疗的顺利开展。西医治疗便秘的药物如酚酞、乳果糖等,其作用机制多是刺激分泌和减少吸收,增加肠腔内渗透压和流体静力压,长期使用会引起胃肠道及全身的不适,甚至引起严重的并发症。

刘教授认为,肿瘤相关便秘严重影响患者的正常生活及身体的康复。中医治疗肿瘤相关便秘,包括内服中药、针灸、穴位贴敷等,具有简、便、廉、验且不良反应小的特点,在防治肿瘤相关性便秘中有一定的优势。

二、病因病机

肿瘤相关性便秘的病因除了肿瘤压迫肠腔或药物抑制肠道蠕动[1]外,也包括外感寒热之邪,内伤饮食不节(辛辣肥甘厚味)、情志失调(气机郁滞,通降失常,传导失职)或病后虚弱等一般病因。病机邪实责之癌毒、热结、气滞、寒凝、湿阻,体虚责之气血阴阳(若脾肾阳虚,无以蒸化津液,温润肠道,若精血亏虚,肠道失润,排便干涩困难)亏虚,以致大便传导功能失常。刘教授强调"燥热内结"与"脾胃虚弱"为肿瘤相关性便秘的主要病因病机。前者为燥热内结于肠胃,津伤液耗,肠失濡润,大肠传导失常,发生排便困难。后者因素体虚弱,久病攻伐过度,气血两亏,气虚则大肠传送无力,血虚则津枯肠道失润,导致大便干结,便下困难。

三、刘延庆辨治特点

肿瘤相关性便秘首辨虚实,实证有热秘、气秘之分;虚秘有气虚、血虚、阳虚之别。热秘以大便干结,面赤身热,口臭唇疮,尿赤,舌苔黄燥为特点;气秘以欲便而不得、胸胁痞满、嗳气腹胀、脉弦为特点;气虚便秘以神疲气怯、面色㿠白、临厕努挣乏力、大便并不干硬为特点;血虚便秘以便干如栗、面色无华、头眩心悸为特点;阳虚便秘以大便艰涩、腹中冷痛、面色㿠白、喜热恶凉、四肢清冷为特点。刘教授治疗肿瘤相关性便秘重视润肠通便,忌过度通下。他认为肿瘤患者经过手术及放化疗后,多有精血不足存在,需以益气养血润肠为主,配合少量通下之品。肿瘤患者尤其中晚期患者大多正气已虚,需扶助正气,不可过度通下,勿犯虚虚实实之戒。

四、刘延庆用药特点

肿瘤患者经过手术及放化疗后,多有精血不足存在,刘教授通下中常配以益气养血润燥之品,如当归、制首乌、火麻仁、郁李仁等。刘教授治疗肿瘤相关性便秘常用药对如下:

1. 黄芪、火麻仁

黄芪甘温,善入脾胃,为补中益气要药。脾气虚弱,倦怠乏力,排便无力者,可与党参、白术等补气健脾药配伍,增强补脾肺之力。火麻仁甘平,质润多脂,能润肠通便,且又兼有滋养补虚作用。适用于老人、产妇及体弱津血不足的肠燥便秘证。单用有效,如《肘后备急方》用本品研碎,以米杂之煮粥服。黄芪、火麻仁配伍,二药为黄芪汤的重要组成,生黄芪补脾肺之气,火麻仁润肠通便,适用于气虚血亏之便秘者。

2. 火麻仁、郁李仁

火麻仁与郁李仁均性平,同归于脾、大肠经。二药功效相似,皆有润燥滑肠、通便之功。二药均同为润肠通便药。火麻仁偏入脾与大肠血分,生津润燥,增液缓脾而滑肠通便;而郁李仁偏入脾与大肠气分,通幽散结,行大肠气而导滞润肠通便。二药伍用,相须配对,可以起到润燥泻下的作用。郁李仁质润苦降,其泻下作用较火麻仁强,但下后使人津液亏损,燥结更甚;火麻仁润肠通便,急下而不伤津。两药相合,既可增加泻下作用,又能制其伤津耗液,一刚一柔,相互为用,用于津枯肠燥、大便秘结、习惯性便秘等证。

五、验案举隅

尹某,女,52岁,2020年9月10日初诊。

【主诉】结肠癌术后2年,膀胱癌术后1年,大便干结半年。

【病史】患者2年前行结肠癌手术治疗,术后行辅助化疗,1年前行膀胱癌手术治疗,半年前开始出现排便艰涩不畅,一般三五日排便一次,为缓解症状,延请刘教授中医药诊治。

【现症】精神较差,面色无华,肢倦乏力,四肢欠温,喜热怕冷,口干口苦,纳谷尚可,无腹痛,大便干结难解,3～5日一解,小便清长,舌淡苔白,脉沉迟。

【中医诊断】便秘,证属阳虚便秘。

【治法】温阳补肾,润肠通便。

【处方】生黄芪40g,熟地15g,制南星15g,浙贝母15g,半枝莲30g,红豆杉3g,枸杞子10g,女贞子15g,墨旱莲15g,菟丝子15g,肉苁蓉15g,火麻仁30g,郁李仁20g,三七粉3g,红景天15g,当归10g,炙甘草3g,14剂。每日1剂,早晚分服。

2020年9月24日二诊,患者药后乏力好转,大便畅通,日行一次,获效守方,调理2月,诸羔悉平。随访至今,工作生活恢复正常,临床治愈。

◆按语

　　患者罹患肿瘤相关性便秘,由于疾病本身及其抗肿瘤治疗导致脾肾阳虚,无以蒸化津液,温润肠道,且有精血亏虚,肠道失润,以致大便传导功能失常,患者排便干涩困难,伴有精神较差,面色无华,肢倦乏力,四肢欠温,喜热怕冷,小便清长等肾阳不足的表现,病位在大肠,与肺、脾、肝、肾功能失调亦相关,治疗以温阳补肾、益气养血、润肠通便为主,忌过度通下,勿犯虚虚实实之戒。方选济川煎加减,药选生黄芪、红景天大补脾肺之气,火麻仁、郁李仁、当归、肉苁蓉等温阳补肾、润肠通便,当归、熟地黄、枸杞子、山萸肉、女贞子、墨旱莲、菟丝子滋补肝肾,填精养血。

(陆清昀)

⊟ **参考文献**

[1] 王永彬,宋顺丰,胡金,等.肠道神经递质因子与老年慢传输型便秘中医辨证分型的相关性[J].中国老年学杂志,2023,43(22):5449-5451.

第十一节　腹　泻

肿瘤相关腹泻是肿瘤本身或肿瘤治疗引起的排便次数增多,粪质稀溏或完谷不化,甚至泻出如水样为主症的病证。

一、概述

肿瘤相关腹泻[1]多见于结肠肿瘤或肿瘤手术、放疗、化疗及免疫治疗中,表现为排便次数增多,粪质稀溏。长期腹泻严重影响营养物质的吸收,导致营养不良,影响患者免疫功能及生活质量,而且也可能导致抗肿瘤治疗措施无法顺利进行,从而影响整体治疗的效果。

刘教授认为,肿瘤相关腹泻严重影响患者的正常生活及身体的康复。因此有效预防和减轻腹泻的发生有重要的临床意义,中医药在防治肿瘤相关性腹泻方面有着良好的疗效。

二、病因病机

腹泻的常见病因不外乎感受寒湿暑热之邪(以湿邪为多见),饮食所伤,情志失调、肝木犯脾,病后体虚,素体脾胃虚弱等。刘教授认为,肿瘤相关腹泻多由于肿瘤本身或肿瘤治疗导致脾虚不运而生湿,肠道功能失司而发生泄泻。病因有虚实之分,实证多为湿热伤中,虚证主要是脾胃虚弱,故治宜清热燥湿、健脾益气、化湿止泻等。如放射治疗是恶性肿瘤的重要治疗手段,相当于中医的"湿热"外邪,腹盆腔肿瘤经放射治疗后,可引起放射性黏膜反应,导致肠道黏膜充血、水肿,进而溃烂、出血,主要表现为腹泻、里急后重、大便疼痛、黏液便、血便等,临床病机为湿热伤中。肿瘤经手术、放化疗后,脾胃受损,脾虚不运而生湿,肠道功能失司而发生排便次数增多,粪质稀溏或完谷不化,甚至泻出如水样,临床病机为脾胃虚弱。

三、刘延庆辨治特点

刘教授辨治肿瘤相关性腹泻强调运脾化湿及慎用补涩,腹泻的基本病机变化为脾虚与湿盛。湿为阴邪,易困脾阳,至运化失常发生腹泻。故《医宗必读》有"无湿不成泻"之说。治疗大法为运脾化湿,再根据寒湿和湿热的不同,分别采用温化寒湿与清化湿热。此外,刘教授认为腹泻的病理因素主要是湿邪,虽病程日久,湿邪未尽,慎用补涩,以免"炉烟虽息,灰中有火也"。

四、刘延庆用药特点

刘教授治疗肿瘤相关性腹泻,喜用健脾祛湿,温中运脾,升阳止泻及温补脾肾类方药。健脾祛湿代表方为参苓白术散,如夹杂食滞时可酌加焦三仙、鸡内金以助消化;湿邪盛时,可运脾化湿,可用苍术、厚朴等;并可加车前草、泽泻、茯苓等药物,取其"治湿不利小便,非其治也";当夹有情志因素而腹泻加重时,可加痛泻要方,常用健脾祛湿药物:党参、太子参、炒白术、怀山药、白扁豆、莲子肉、泽泻、薏苡仁等。温中运脾方以理中丸为代表,阳虚明显者,可加附子、肉桂,如夹有肠道湿热时,可加葛根、黄芩、黄连等药物,如脾虚泄泻日久伤阴,表现为气阴两虚,可见口干思饮,舌光少津,脉细数,可加麦冬、白芍、石斛、甘草等药物。升阳止泻方以补中益气汤为代表,兼有腹胀腹痛者可加木香,亦可加入防风、羌活、藁本、川芎、独活、薄荷、荆芥等升阳药物,使其脾气振奋,气机通畅,恢复转枢,小剂量给予,取其"风能胜湿""轻可去实"之意,常可取到较好的疗效。常用药物如:黄芪、太子参、白术、柴胡、升麻、陈皮、葛根、当归等。温补脾肾方常选四神丸加味,偏于肾阳虚可加附子、肉桂,如有泻下滑脱不禁,可加用真人养脏汤。常用药物:补骨脂、吴茱萸、肉豆蔻、五味子、龙骨、牡蛎等。

刘教授治疗肿瘤相关性腹泻常用药对如下:

1. 石榴皮、诃子肉

石榴皮与诃子肉:石榴皮、诃子肉均味酸、涩,归大肠经,皆有涩肠止泻之功,石榴皮涩肠止泻,兼有止血杀虫的作用,诃子肉涩肠止泻,并有敛肺止咳、降火利咽之功,二药并用,涩肠止泻之力增强,同时具有敛肺降火之效。常用于肿瘤患者见久泻久痢、便血脱肛、肺虚喘咳者。

2. 薏苡仁、砂仁

薏苡仁、砂仁均归脾胃经，皆有健脾和胃之功。薏苡仁健脾和胃，兼有利水消肿，渗湿除痹，清热排脓之功。《本草纲目》谓其"健脾益胃，补肺清热，祛风胜湿。炊饭食，治冷气；煎饮，利小便热淋。"砂仁健脾和胃，并有化湿行气，温中止泻，安胎之力，《药性论》言其"主冷气腹痛，止休息气痢，劳损，消化水谷，温暖脾胃"。二药配伍，共奏健脾和胃、化湿利水、温中止泻之功。

五、验案举隅

毛某，女，44 岁，2020 年 8 月 10 日初诊。

【主诉】左肺恶性肿瘤术后 1 年余，甲状腺恶性肿瘤术后 1 月，腹泻 2 周。

【病史】患者 2019 年 4 月左肺结节行手术治疗，术后病理示：腺癌。2020 年 7 月 11 日行甲状腺癌手术治疗。2 周前患者出现腹泻，西医予蒙脱石散止泻等对症处理后，疗效不佳，遂延请刘教授中医药诊治。

【现症】乏力，面色少华，纳谷尚可，大便溏泄，日行 3～4 次，夜寐可。舌淡红，苔薄白，脉细。

【中医诊断】泄泻，证属脾虚湿盛。

【治法】健脾益气，化湿止泻。

【处方】生黄芪 30 g，熟地 15 g，制南星 15 g，浙贝母 15 g，莪术 10 g，半枝莲 30 g，人参 10 g，柴胡 10 g，郁金 10 g，制香附 10 g，补骨脂 15 g，山萸肉 10 g，薏苡仁 30 g，川芎 10 g，红景天 15 g，石榴皮 15 g，炒白术 15 g，炙甘草 3 g。7 剂。每日 1 剂，早晚分服。

2020 年 8 月 17 日二诊，患者药后泄泻已止，大便日行 1 次。后连续调理 1 月余，诸症皆平。随访至今，工作生活恢复正常，临床治愈。

◆按语

《素问·阴阳应象大论》有"湿盛则濡泄"之说。腹泻的基本病机变化为脾虚与湿盛。湿为阴邪，易困脾阳，至运化失常发生腹泻。久泻由脾及肾，肾虚火不暖脾，水谷不化。患者病后体虚，脾气不足，难以运化水湿，湿邪中阻，清浊不分，故有泄泻，治以健脾益气，化湿止泻。方中以黄芪、人参、炒白术、薏苡仁、红景天益气健脾，燥湿化湿，补骨脂、山萸肉、石榴皮补肾助阳，涩肠止泻,患者病后余毒未清,酌加制南星、浙贝母、莪术、半枝莲等燥湿化痰,散结消肿,清热化湿,兼顾标本,经辨证调理,患者症情稳定,大便正常。

(陆清昀)

参考文献

[1] 俞仪萱,李嘉,张旭,等.中医药治疗抗肿瘤分子靶向药物相关腹泻的 Meta 分析[J].浙江中医药大学学报,2022,46(07):805-815.

第十二节　口腔炎、口腔溃疡

口腔炎、口腔溃疡是肿瘤放化疗中最常见的一种口腔毒副反应,临床表现为口腔不适、红斑、痛性红斑、水肿、糜烂和溃疡。中医学归入"口糜"范畴。

一、概述

头颈部肿瘤的放射治疗和某些化疗药物常常引起口腔黏膜炎、口腔溃疡,引起局部黏膜水肿、糜烂、溃疡、疼痛,严重影响患者进食[1],阻碍营养物质的吸收。刘教授认为,口腔黏膜炎不但影响患者的生活质量,免疫功能的恢复,而且影响患者对治疗计划的依从性,严重时可导致治疗计划中断。西医治疗口腔炎主要是使用维生素,疗效欠佳。中医治疗口腔炎、口腔溃疡,包括中药内服、中药外用、贴敷等,具有简、便、廉、验且不良反应小的特点,在防治肿瘤相关性口腔炎、口腔溃疡中有一定的优势。

二、病因病机

刘教授认为,放射治疗和化疗是热毒之邪,机体被热邪灼伤,造成体内热毒之邪过盛,邪气伤阴耗气,损伤机体津液,诱发口腔炎、口腔溃疡。病因有虚实之分,实证多为热毒炽盛,虚证主要是阴虚火旺。治宜益气养阴、清热解毒、行气活血等。刘教授结合经典理论的阐述、临床经验的总结及当代医学认识的发展,把口腔炎、口腔溃疡的病因病机归纳如下:①热毒炽盛:恶性肿瘤放化疗后,热毒伤阴,表现为口腔黏膜红肿、溃疡、疼痛,张口困难,影响患者进食,伴口渴,尿黄,面赤心烦,便秘,舌质红,苔黄厚腻,脉数或滑数。②阴虚火旺:恶性肿瘤晚期,肝肾阴虚,相火上炎,火毒蕴结于口腔。表现为疮色暗紫不鲜,时流血水,痛如火灼,腰膝酸软,五心烦热,颧红,舌质红绛,少苔或无苔,脉细数。③气滞血瘀:恶性肿瘤晚期或经过多程治疗后,气机郁滞,血行不畅,凝滞经脉。表现为疮色紫暗,口腔黏膜有瘀斑,舌质暗红或有瘀点、瘀斑,脉细涩。

三、刘延庆辨治特点

刘教授认为恶性肿瘤合并口腔炎、口腔溃疡多为放化疗后,肝肾亏损,阴虚火旺,炼液成痰,虚火痰毒循经于口腔而发。此外,肿瘤病患多为中老年人,"年过四十,而阴气自半也",《证治准绳》曰:"肾虚唇茧,时出血水,内热口干,吐痰体虚⋯⋯胃火血燥,唇裂为茧或牙龈溃烂作痛⋯⋯思虑伤脾,血耗唇皱。"肾虚精亏,阴虚相火妄动,故治以滋阴降火为主,辅以清热解毒、行气活血。

四、刘延庆用药特点

口腔炎、口腔溃疡多因热毒之邪灼伤阴液,病程日久,相火上炎,治疗以滋阴降火为主,滋阴降火常用黄芩、牛蒡子、生地、知母、黄柏等药物。常用药对如下:

1. 黄芩、牛蒡子

黄芩、牛蒡子均性味苦寒,同归肺、胃经。牛蒡子宣肺祛痰利咽、解毒消肿,黄芩善泻火解毒、清热消肿,二者配伍可增强对里热壅盛的治疗作用。牛蒡子宣肺祛痰,且能升能降、疏散风邪,擅长治疗上风痰,黄芩善泻火而清上焦热,治疗痰热咳嗽,两者配伍治疗风热痰咳的范围加大且力度增强。牛蒡子为植物果实,具有通便作用,黄芩燥湿逐水,两者相配,通利二便。临证常两者配伍治疗多种恶性肿瘤兼口腔炎、口腔疼痛等,尤善用于热毒壅结之证。

2. 生地黄、知母

生地、知母为常用药对,二药均味甘,性寒,归肾经,皆有养阴清热之功。生地黄养阴清热,兼能凉血生津。知母滋阴降火,并能润燥除蒸。生地黄、知母二药并用,养阴清热之力增强,且能凉血除蒸、生津止渴。

3. 牛蒡子、白芷

牛蒡子、白芷均味辛,归肺胃经,皆有祛风解表消肿之功,牛蒡子疏散风热、宣肺祛痰、利咽透疹、解毒消肿,白芷解表散寒,祛风止痛,通鼻窍,燥湿止带,消肿排脓。二药相伍,祛风解表散结消肿之力增强,兼有燥湿祛痰、解毒排脓之功。

五、验案举隅

吕某,女,67 岁,2022 年 9 月 7 日初诊。

【主诉】胃癌化疗 1 周。

【病史】患者因胃恶性肿瘤手术后多发腹腔转移,T3N2M1 Ⅳ期,治疗方案为白蛋白紫杉醇加替吉奥加卡瑞利珠单抗,化疗一周期后查血常规示:白细胞 0.92×10^9/L,中性粒细胞 0.37×10^9/L。

【现症】口腔溃疡多发,面色正常,胃脘不适,纳谷欠佳,夜寐不安,消瘦乏力,二便尚调,舌淡苔薄白,脉细弱。

【中医诊断】口腔溃疡,证属阴虚火旺,肝肾不足。

【治法】滋阴降火,补肾养肝,清热解毒。

【处方】生地 10 g,百药煎 3 g,藤梨根 30 g,熟地 15 g,知母 10 g,苏梗 10 g,女贞子 15 g,炙甘草 3 g,生黄芪 20 g,补骨脂 15 g,墨旱莲 15 g,红景天 6 g,黄连 6 g,鸡血藤 30 g,枸杞子 10 g,紫河车 1 g(另煎),牛蒡子 10 g,半枝莲 30 g,山萸肉 10 g。14 剂。每日 1 剂,早晚分服。另西瓜霜喷患处,每日 3～5 次。

【二诊】患者服药及喷西瓜霜后,口腔溃疡逐渐好转,白细胞数亦增多,纳谷睡眠改善。

◆ 按语

　　口腔溃疡当分辨虚实,实证多为热毒炽盛,虚证主要是阴虚火旺。若口腔黏膜红肿、溃疡、疼痛,张口困难,影响患者进食,伴口渴,尿黄,面赤心烦,便秘,舌质红,苔黄厚腻,脉数或滑数者,多因热毒炽盛所致;疮色暗紫不鲜,时流血水,痛如火灼,腰膝酸软,五心烦热,颧红,舌质红绛,少苔或无苔,脉细数者,多因阴虚火旺所致;疮色紫暗,口腔黏膜有瘀斑,舌质暗红或有瘀点、瘀斑,脉细涩者,多因气滞血瘀所致。

　　验案中患者口腔溃疡多发,伴夜寐不安,消瘦乏力症状,考虑阴虚火旺,肝肾不足,君以藤梨根清热解毒,辅以生地、知母滋阴清热,佐以红景天、鸡血藤、枸杞子、紫河车益气养血、滋补肝肾。并予半枝莲以散结消癥,兼顾标本。

(陆清昀)

参考文献

[1] 曹才能,陈晓钟,袁双虎.头颈部肿瘤放射治疗相关急性黏膜炎的预防与治疗指南(2023年更新版)[J].中华肿瘤防治杂志,2023,30(07):381-385.

第十三节　肢体肿胀

肢体肿胀是因肿瘤治疗或肿瘤压迫导致局部气血运行不畅,引起肿胀的病证,属于中医学"水肿"范畴。

一、概述

肢体肿胀多见于恶性肿瘤手术后导致局部血液或淋巴液回流障碍或肿瘤晚期压迫血管或淋巴管引起回流障碍;也见于恶性肿瘤终末期,消耗严重,伴低蛋白血症,引起下垂部位的水肿,严重影响患者的生活质量及治疗的依从性[1]。西医治疗以补充白蛋白及利尿为主,效果欠佳。中医治疗肿瘤相关肢体肿胀,包括中药内服、中药外敷、中药熏洗、艾灸等,具有简、便、廉、验且不良反应小的特点,在防治肿瘤相关性肢体肿胀中有一定的优势。

二、病因病机

刘教授认为,肿瘤手术损伤或局部压迫,导致气血运行不畅,经络壅塞,引起肢体肿胀。如能使局部伤处气血畅通,则肿胀自可消除。肢体肿胀病因有虚实之分,实证多为气滞血瘀,虚证主要为气血两虚、脾肾阳虚。治宜益气养血、活血化瘀、温阳利水等。刘教授把肢体肿胀的病因病机归纳如下:

1. 气滞血瘀

气、血是构成人体和维持人体生命活动的重要物质基础。"气为血之帅,血为气之母",气是推动血液运行的动力,血在脉管中运行不息,流布于全身,环周不休,一旦血液停滞不行,壅积体内,失却生理功能者,均属瘀血。瘀血阻滞经络,气血运行不畅,形成肢体肿胀。

2. 气血两虚

《不居集》曰:"人之一身,气血不能相离,气中有血,血中有气,气血相依,循环不息。"如气虚推动无力,导致血行迟缓,甚至形成瘀血。气血运行不畅,形成肢体肿胀。

3. 脾肾阳虚

肿瘤晚期,多程治疗后,损伤脾肾,脾失健运,肾失开阖,水液运行不畅,阳气受损,血失温运而水液滞留,形成肢体肿胀。

三、刘延庆辨治特点

1. 气血双补,以补气为主

"气生血、气行血、气摄血",气对血的生成及运行起重要作用。刘教授认为有形之血不能自生,生于无形之气也。故临证之时重用补气药。

2. 化瘀以消水

《血证论》曰:"瘀血化水,亦发水肿,是血病而兼水也。"刘教授认为肿瘤患者普遍存在血液高凝状态,这与肿瘤的发生、发展及转移密切相关。使用活血化瘀法可以改善肿瘤患者血液的高凝状态,改善微循环,预防肿瘤的复发转移。临证在利水消肿的同时应用活血化瘀法,往往能够提高消水肿的疗效。

四、刘延庆用药特点

刘教授常根据肢体肿胀的上、下肢部位的不同,应用引经药以期载药直达病所,发挥事半功倍的作用。水肿在上肢者多用姜黄、桑枝;水肿在下肢者常选车前子、怀牛膝等。临证常用药对如下:

1. 黄芪、当归

黄芪与当归,二药即为当归补血汤的组成,重用黄芪大补脾肺之气,以裕生血之源;更用当归益血和营,以使阳生阴长,气旺血生。是谓"血脱者,益其气""有形之血不能自生,生于无形之气也"。同时黄芪有利水消肿之功,用于气虚水湿失运的浮肿,小便不利等。

2. 猪苓、茯苓

猪苓与茯苓均味甘淡,性平,皆归经于肝。二药功效相似,皆有利水渗湿之功。猪苓兼入膀胱经,渗利使水湿之邪从小便而出,除淋浊,湿毒带下以及妊娠子淋等,还可治湿重于热之黄疸,其利尿作用比茯苓强,但无补益心脾之作用。茯苓兼入心肺与脾胃经,既能补益心脾而宁心,又能交通心肾而安神,常与参归枣仁同用,擅治心脾两虚、气血不足之心悸怔忡,健忘失眠。对于湿毒或湿热之带下淋浊等证,尤为适宜。二药伍用,相须配对,利水渗湿之力倍增,甘能补脾,淡能渗泄,药性平和,利水渗湿,可同治水湿停滞的各种水肿证,实为除湿利水消肿之要药。湿邪与肿瘤的发生和发展有着密切关系,作为以渗湿为目的的猪苓、茯苓对药运用于肿瘤临床,也是具有一定的理论根据的。

五、验案举隅

苏某,女,72 岁,2018 年 6 月 27 日初诊。

【主诉】左乳癌术后伴左上肢肿胀 15 年。

【病史】2003 年行左乳癌手术治疗,术后出现左上肢肿胀明显,间断性加重,困扰不已,遂延请刘教授中医药诊治。

【现症】左上肢肿胀,肿处皮肤绷紧光亮,伴皮肤红疹瘙痒,纳谷尚可,夜寐可,二便自调,舌淡红,苔薄白,脉细濡。

【中医诊断】水肿,证属肝郁气滞,湿热瘀阻。

【治法】疏肝理气,清热利湿,化瘀消肿。

【处方】生黄芪 30 g,熟地黄 15 g,八月札 20 g,柴胡 10 g,茯苓 30 g,猪苓 30 g,桂枝 10 g,冬瓜仁 60 g,泽泻 10 g,红豆杉 3 g,枸杞子 10 g,山萸肉 10 g,当归 10 g,川芎 10 g,丹参 10 g,白鲜皮 30 g,地肤子 30 g,炙甘草 3 g。14 剂,每日 1 剂,早晚分服。

2018 年 7 月 11 日二诊,药后左上肢肿胀稍好转,偶有疼痛,神疲乏力,皮肤瘙痒,纳谷可,夜寐可,二便自调,舌淡红,苔薄白,脉细濡。上方易生黄芪为 50 g,加红景天 15 g、白花蛇舌草 30 g、制南星 15 g,14 剂,日 1 剂,早晚分服。

2018 年 7 月 25 日三诊,药后左上肢肿胀明显减轻,疼痛好转,乏力好转。上方效不更方,后调理约 2 月,诸羌悉平。

◆ 按语

　　水肿当辨阴水与阳水。阳水多因风邪外袭,水湿浸渍,致肺不宣降,脾不健运而成。发病较急,每成于数日之间,肿多由上而下,继及全身肿处皮肤绷紧光亮,按之凹陷即起,兼见烦热、口渴,小便赤涩,大便秘结等表、热、实证。一般病程较短。阴水多因脾肾亏虚,气化不利所致。病多逐渐发生,日积月累,或由阳水转化而来,肿多由下而上,继及全身,肿处皮肤松弛,按之凹陷不易恢复,甚则按之如泥,兼见不烦渴,小便少但不赤涩,大便稀溏,神疲气怯等里、虚、寒证,病程较长。该患者乳腺癌根治术后,因同侧腋窝淋巴结清扫引起淋巴回流不畅,经络不通所致肢体肿胀,肿处皮肤绷紧光亮,伴皮肤红疹瘙痒,当属阳水,病后体虚,兼有脾肾不足,《血证论》言:"瘀血化水,亦发水肿,是血病而兼水也。"患者总体病机为肝郁气滞、湿热瘀阻经络,兼有脾肾不足,治当疏肝理气、清热利湿、化瘀消肿,兼以补益脾肾,药选生黄芪健脾益气、利水消肿,熟地黄、枸杞子、山萸肉、当归滋补肝肾,柴胡、八月札疏肝理气,当归、川芎、丹参活血化瘀通络,茯苓、猪苓、泽泻、冬瓜仁清热利湿,白鲜皮、地肤子清热祛湿、疏风止痒。药证合拍,患者症情稳定,肿胀减轻。

（陆清昀）

参考文献

[1] 王鑫,高佳. 综合淋巴消肿疗法在乳腺癌术后上肢淋巴水肿患者中的应用[J]. 中国现代医生,2021,59(21):73-76.

第十四节　癌性汗证

癌性汗证主要是指在肿瘤疾病过程中,患者由于机体阴阳失调,营卫不和,腠理不固引起汗液外泄失常的病证。根据临床表现的不同,可分为自汗、盗汗、脱汗、战汗、黄汗五种。

一、概述

癌性汗证,即肿瘤相关性多汗,多见于中晚期恶性肿瘤患者,与肿瘤本身及其相关治疗关系密切。临床研究发现多数恶性肿瘤患者在进行手术、放化疗等抗肿瘤治疗后会出现自汗、盗汗等肿瘤相关性多汗表现。刘教授认为,癌毒本身加之抗肿瘤治疗手段等均损耗了人体元气,致使机体气阴两伤或阴阳两虚,易于出现自汗、盗汗等多汗症状。早期预防,及时诊断和治疗,对于保证患者生活质量,提高抗癌能力均有重要意义。中医药从"整体观念""辨证论治"角度出发,通过辨体质、辨病种、辨证型相结合,遣方用药,同病异治,在治疗肿瘤相关性汗证方面疗效显著[1]。

二、病因病机

《素问·阴阳别论》谓:"阳加于阴谓之汗",即汗是阳气蒸化津液从毛窍达于体表而成。病理性汗出病因有外感、内伤之别,前者是因六淫或疫疠等外邪入侵机体,临床发病常伴有畏寒、畏风、发热等症状。内伤发汗多为营卫不和、气血两虚、阴虚火旺导致。临床发病常伴有气短、乏力、神疲、脉细数的症状,多属虚证。刘教授认为肿瘤相关性多汗的病机特点在于癌毒的猛烈性、顽固性及损正性,加之手术、放化疗等治疗手段的加持,使得机体阴阳亏虚,腠理失司,易出现汗出异常。一般而言,化疗后的多汗证虚者多见,自汗多属气虚不固,盗汗多为阴虚内热。自汗久可伤阴,盗汗久则伤阳。最终可出现气阴两虚或阴阳两虚之证。结合经典理论的阐述,临床经验的总结及当代医学认识的发展,刘教授将癌性汗证的病因病机归纳如下:

1. 营卫不和

晚期肿瘤患者阴阳俱损,若当外界阳气旺盛,或邪热侵体,与卫阳相合,卫阳相对亢盛,迫于营阴则汗出;若内在营阴不足,当夜间卫气行于脉内,卫阳相对亢盛,迫于营阴,则盗汗。

2. 气血两虚

肿瘤本身持续增殖大量消耗机体营养物质,加之手术、放化疗、靶向治疗及内分泌治疗等进一步耗气伤血,使正气者更虚,易于出现气血两虚的病机;并且由于气虚无力推动血行,血行不畅,脉络瘀阻,加之残留癌毒蛰伏体内,蓄留不去,故而也常呈现兼夹瘀血、癌毒的病机。

3. 阴虚火旺

阴气亏虚,无力制约阳气,人体会出现阳气偏盛的虚热状态,所谓"阴虚则生内热"。晚期肿瘤患者阴气大伤制约阳气不及,故大量出汗。中医认为此乃阴虚阳盛,虚火内炽,蒸津外泄所致,治宜滋阴清热,固表敛汗。

三、刘延庆辨治特点

1. 辨虚实

自汗多属气虚不固,然实证亦可有之;盗汗多为阴虚内热,然气虚、阳虚、湿热亦可有之；脱汗多为阳气亏虚，阴不内守，阴极阳竭；黄汗多为感受外邪，湿热内蕴；战汗多发生于虚人外感，则属本虚标实之证。

2. 辨寒热

阳气盛则热，阳气衰则寒。汗证属热者，为热邪迫津外泄或阴虚火旺，心液被扰所致。但表里阳气虚衰，津液不固亦可外泄为汗，则属寒证。

四、刘延庆用药特点

刘教授治疗肿瘤相关性汗证常用药物有煅牡蛎、桂枝、甘草、当归、炒白术、炮附子、茯苓、知母、黄柏、牛膝等。表现为营卫不和者，需调和营卫，肥腠固表，临床上常将生黄芪与炒白术、防风相配，增其实卫固表敛汗、扶正益气之功。《古今名医方论》言："以防风之善驱风，得黄芪以固表，则外有所卫，得白术以固里，则内有所据，风邪去而不复来。"黄芪与白术在《神农本草经》中皆属上品。气虚甚者，常以人参、黄芪配伍，两药均味甘，归脾、肺经，人参尤其红参大补元气，黄芪固护卫气，兼能生津，二药相合，一里一表，相互为用，益气之力更宏，共奏补气固表之功。阴虚甚者，常以麦冬、五味子、党参配伍，三者伍用具有益气养阴、敛汗生脉的功效。麦冬养阴清热，润肺生津，党参益气养阴，性质平和，不燥不腻，五味子敛肺止汗，生津止渴，能预防元气耗散。三药合用，一润一敛，益气养阴，生津止渴，敛阴止汗，使气复津生，汗止阴存，气充脉复。

刘教授治疗癌性汗证常用药对如下：

1. 黄芪、山萸肉

黄芪、山萸肉均性温，均为补益类药物，黄芪入脾、肺经，补气健脾，生津养血，行滞通痹，主治脾气亏虚，气血不足所致痹痛、肢体麻木、食少便溏、自汗、神倦脉虚等。山萸肉入下焦肝肾，补肝肾，涩精气，固虚脱。《药性论》谓其："治脑骨痛，止月水不定，补肾气；兴阳道，添精髓，疗耳鸣，除面上疮，主能发汗，止老人尿不节。"黄芪、山萸肉配伍应用，相得益彰，气阴同补，固表收涩之力增强，常用于自汗、盗汗辨为气阴两伤者。

2. 黄芪、龙骨、牡蛎

黄芪是用来治疗元气下陷的主药，其既善补气，又善升气。其为补肺脾之药，又可补肝气，张锡纯于醒脾升陷汤中用其升补肝气，又黄芪性升而能补，有膨胀之力，与气郁满闷证不宜，然于大气下陷满闷证则可升提大气，使呼吸利而满闷愈。龙骨、牡蛎为收涩之品，大气下陷，虑其耗散，有龙骨、牡蛎以收敛，转能辅升陷汤之所不逮。且龙骨善化瘀血(《神农本草经》主癥),牡蛎善消坚结(观其治瘰疬病可知)。二药并用,能使血之未离经者,永安其宅,血之已离经者,尽化其滞。黄芪、牡蛎、龙骨三药配伍,补涩并用,相得益彰,常用于自汗、盗汗、气阴两伤等病证。

3. 党参、麦冬、五味子

三者伍用具有益气养阴、敛汗生脉的功效。麦冬养阴清热,润肺生津,《珍珠囊》曰:"治肺中伏火,生脉保神。"其能预防元气耗散。党参性质平和,不燥不腻,长期服用,不至助火碍气,故对于气阴两虚的轻证和慢性疾病患者长期服用可以替代人参。五味子敛肺止汗,生津止渴,能预防元气耗散。三药合用,一润一敛,益气养阴,生津止渴,敛阴止汗,使气复津生,汗止阴存,气充脉复。

4. 浮小麦、碧桃干

浮小麦、碧桃干均为敛汗要药,浮小麦味甘补益中气,偏入心经养心安神,汗为心之液,尤其适用于心血不足、肾阴亏虚所致骨蒸盗汗。碧桃干味酸收敛,固表止汗,且能行气止血定痛。二药相合,配伍合理,益气敛汗之功增强,且能健脾补气、滋肾生津,常用于治疗肺肾虚弱、气血不和所致的气虚咳嗽、脾虚体弱、心悸自汗、精神疲乏、肢体麻木和中风后遗症等病症。

五、验案举隅

许某,女,44 岁,2024 年 2 月 17 日初诊。

【主诉】双侧卵巢癌术后 2 月余,多汗 2 周。

【病史】患者因卵巢恶性肿瘤(双侧卵巢切除术后,低组别浆液性乳头状瘤,紫杉醇+卡铂辅助化疗)切除术后 2 月,2 周来自汗较多,动辄为甚,面色正常,纳食量少,夜寐欠安,疲乏无力,舌淡苔白腻,脉细。

【中医诊断】肠覃,证属气血不足,汗出不藏。

【治法】益气养血敛汗为主,佐以健脾祛湿。

【处方】党参 15g,炒白术 10g,七叶一枝花 15g,酸枣仁 20g,生黄芪 20g,陈皮 10g,半枝莲 30g,浮小麦 30g,砂仁 6g(后下),炙甘草 3g,熟地黄 10g,土茯苓 30g。7 剂,每日 1 剂,早晚分服。

【二诊】2024 年 2 月 25 日,患者药后出汗量明显减少,纳差改善,夜寐转安。守方继服 7 剂,诸症皆安。

按语

　　该患者卵巢癌手术切除，又化疗一程，正气受损，气血不足。盖自汗一证，虚多实少，气血两亏，肌表不密，表虚不固而汗自外出。方中以党参、生黄芪、白术益气固表健脾。用熟地黄益阴养血，又以浮小麦敛汗固表，陈皮、砂仁健脾祛湿。另针对患者肿瘤运用解毒抗癌之品，故效果良好。

（倪腾洋）

参考文献

[1] 韩欣璞,许博文,李杰.从心肺郁火辨治恶性肿瘤相关性汗证[J].中医杂志,2023,64(02):198-201.

第十五节　癌性畏寒

　　癌性畏寒多因恶性肿瘤大量消耗营养物质导致机体自身能量代谢不足所致,此外,肿瘤组织释放炎性因子刺激体温调节中枢所致畏寒则为中枢性的,畏寒程度重,多为寒战高热并见。

一、概述

　　刘教授认为,癌性畏寒多见于恶性肿瘤中晚期或急速发展期,多因肿瘤长期大肆掠夺机体营养物质,损伤阳气所致。畏寒不同于恶寒。患者自觉怕冷,多加衣被或近火取暖仍不能缓解者为"恶寒",患者自觉怕冷,多加衣被或近火取暖能够缓解者为"畏寒"。其区别在于"多加衣被或近火取暖"能否减轻怕冷症状。肿瘤患者畏寒的同时常伴有神疲、乏力、气短、四肢不温、口淡不渴、舌淡苔白、脉沉细等表现。癌性畏寒以虚证居多,正气已虚,且无力对抗寒冷,其怕冷程度较重,预后较差。

二、病因病机

　　刘教授认为畏寒怕冷有外感与内伤之别,畏寒多是身体受到外在寒邪侵袭,或自身阳虚阴盛或机体功能失调所造成。外感寒邪多属实证,人体在病理状态下,外在寒邪易于侵袭体表,所以畏寒怕冷的病症明显。治疗以温阳散寒、温补脾肾为主。内伤畏寒怕冷多因素体阳虚,由于阳气具有温煦机体的作用[1],故阳气不足,人体畏寒怕冷。晚期肿瘤患者正气已虚,导致其脾不运化,三焦输布障碍,气血生化之源匮乏,进而又导致其"阳虚寒凝"。《素问·厥论》曰:"气因于中,阳气衰,不能渗营其经络,阳气日损,阴气独在,故手足为之寒也。"《素问·痹论》言:"其寒者,阳气少,阴气多,与病相益,故寒也。"《素问·调经论》云:"阳虚则外寒,阴虚则内热",进一步说明阳虚时容易寒邪入侵人体,而寒邪入体易伤阳气,引起内寒,治疗以温阳散寒,益气温阳为主。此外,脾虚畏寒的病机不可忽视,肿瘤久病患者,阴阳俱损,阴虚发热,但封闭阳气于脾土,阳气不能发挥其温煦作用,导致患者手足厥冷,畏寒怕冷。

三、刘延庆辨治特点

癌性畏寒多因阳气不足所致,若阳气虚损,则温煦之力必然减弱。阳虚根据病位的不同可进一步细分为卫阳不足、中焦阳虚及下焦阳虚,因阳气不得卫外,阳虚寒凝,临床表现为形寒肢冷、易惊悸、自汗等;中焦阳虚者,常有脘腹绵痛、喜温喜按、多涎唾、大便稀溏、口不渴、舌质淡苔白润等;下焦阳虚者,常见表现为腰痛脚软、下半身冷、小腹拘急、小便不利等。

四、刘延庆用药特点

刘教授治疗癌性畏寒常用药物有党参、黄芪、附子、干姜、桂枝、细辛、肉苁蓉、鹿角片等。常用药对如下:

1. 黄芪、桂枝

黄芪甘温益气,实卫固表,乃补药之长。桂枝辛散温通,透达营卫,温通经脉,助阳化气,外可行于肌表以发散风寒,内可走于四肢以温经脉。《本草再新》谓桂枝:"温中行血,健脾燥胃,消肿利湿。治手足发冷作麻,筋抽疼痛,并外感寒凉等症。"黄芪、桂枝二药相伍,黄芪补气,鼓舞卫气以畅血行,桂枝辛温通阳,相辅相成,寓通于补,益气固表,疏通经脉,标本兼顾,祛邪而不伤正。

2. 仙茅、仙灵脾

仙茅及仙灵脾(淫羊藿)是常用的温补肾阳药对,也是中医经典方"二仙汤"中的两味主药。仙茅乃温肾补阳之专药,《海药本草》载其功效:"主风,补暖腰脚,清安五脏,强筋骨,消食。""宣而复补,主丈夫七伤,明耳目,益筋力,填骨髓,益阳。"仙灵脾亦能益精气补肾阳,《神农本草经》载其功效:"主阴痿绝伤,茎中痛。利小便,益气力,强志"。仙茅及仙灵脾二药配伍,相须为用,相得益彰,其补肾壮阳,强筋健骨,祛风除湿功力益强。

五、验案举隅

张某,男,63 岁,2019 年 3 月 21 日初诊。

【主诉】十二指肠肿瘤术后半年余。

【病史】患者因十二指肠肿瘤于 2018 年 9 月 29 日接受手术,术后病理示:十二指肠腺癌,二级,后口服替吉奥,化疗四程。

【现症】面色苍白,畏寒明显,时感乏力,自汗,纳谷欠佳,夜寐尚可,脉沉细,舌淡苔薄白。

【中医诊断】癌性畏寒,证属阳气虚衰,脾肾两亏。

【治法】益气温阳,健脾养肾。

【处方】黄芪 50 g,藤梨根 30 g,枸杞子 10 g,枳壳 10 g,熟地 15 g,半枝莲 30 g,山萸肉 30 g,苏梗 10 g,制附片 10 g(先煎),红豆杉 3 g,炙甘草 3 g,巴戟天 10 g,黄精 10 g,肉苁蓉 10 g,鸡血藤 30 g。14 剂。每日 1 剂,早晚分服。

【二诊】2019 年 4 月 4 日,药后畏寒明显好转,自汗消,纳谷改善,诸症减轻。

【随诊】患者一直坚持门诊服用中医药调治以善后,调理至 2023 年 9 月,未见异常进展。

◆ 按语

癌性畏寒当辨外感与内伤,外感寒邪多属实证,人体在病理状态下,外在寒邪易于侵袭体表,所以畏寒怕冷的病症明显。内伤畏寒怕冷多因素体阳虚,由于阳气具有温煦机体的作用,故阳气不足,人体畏寒怕冷。其次当辨其病位:若形寒肢冷、易惊悸、自汗者,多因卫阳不足,温煦功能障碍所致;脘腹绵痛、喜温喜按、多涎唾、大便稀溏、口不渴、舌质淡苔白润者,多因中焦阳虚所致;腰痛脚软、下半身冷、小腹拘急、小便不利者,多因下焦阳虚所致。验案中患者面色苍白,畏寒明显,伴纳差、乏力等脾虚症状,考虑阳气虚衰,脾肾两亏。君以生黄芪益气健脾,辅以红景天、鸡血藤、枸杞子益气养血、滋补肝肾,取保和丸之功,佐以巴戟天、肉苁蓉温阳补肾,砂仁温中化湿行气,酌加黄精益气养阴,并予藤梨根、红豆杉、半枝莲消癥抗癌,兼顾标本。

(倪腾洋)

参考文献

[1] 张林落,苏奔,谢允超,等.扶阳消阴辨治癌病探要[J/OL].北京中医药大学学报,2024,1-8.

第十六节 食 欲 减 退

食欲减退又称食欲不振,是临床最常见症状之一,由多种功能性障碍或器质性疾病引起的不想进食或进食量显著减少,严重者称为厌食。其中肿瘤患者食欲减退是指患者由肿瘤本身或抗肿瘤治疗引起的不想进食或进食量显著减少。

一、概述

食欲减退是胃癌患者常见临床症状,可由多种功能性障碍或器质性病变而引起:各种感染性疾病、消化系统疾病(肝硬化、胃肠道炎症或梗阻、胆道及胰腺病变等)、代谢及内分泌疾病、吸烟过度、服用某些药物或接触毒物出现中毒反应等,往往可找到比较确切的病因。临床上较多见的是各种器质性疾病所致的食欲减退,持续时间一般较长,往往具有该种疾病的特殊症状和体征。

肿瘤导致的食欲减退又称癌性厌食,是指肿瘤患者进食欲望下降或丧失,导致食物摄取减少,伴或不伴有体重丢失,发病率为 $14\% \sim 55\%$。刘教授认为食欲减退是很多癌症患者的严重并发症,除了消化道肿瘤(如胃癌)会发生食欲减退外,许多化疗患者因化疗药物作用于胃肠道和呕吐中枢,也可导致食欲减退、恶心、呕吐、腹泻、腹痛等胃肠道反应[1]。食欲减退导致的营养摄入不足进一步引起全血细胞降低,使抗癌治疗难以进行下去。目前现代医学改善肿瘤患者的食欲减退主要采用醋酸甲地孕酮、醋酸甲羟孕酮等药物,然而这些孕激素类药物不良反应常见,且疗效并不理想。传统中医通过口服汤药、针灸、穴位贴敷等综合治疗手段改善恶性肿瘤患者食欲减退,因疗效确切,经济实用,无明显毒副反应等优势,临床上得以广泛推广。

二、病因病机

刘教授认为,食欲减退与情志、饮食等都有密切关系。历代医籍记载最早见于《内经》,如《素问·脉解篇》曰:"所谓恶闻食臭者,胃无气,故恶闻食臭也",说明胃气败则恶闻食物的气味。汉代张仲景提出食欲减退与宿食有关,如《金匮要略·腹满寒疝宿食病脉证治》篇谓:"下利不欲食者,宿食也"。元代朱丹溪提出情志所伤,如《丹溪心法》云:"抑郁伤脾,不思饮食"。明代张景岳谓:"怒气伤肝……致妨饮食。"并将本病分虚实两端:"病后胃口不开,饮食不进者,有二证,盖以浊气未净,或余火未清……以脾胃受伤,病邪虽去而中气未复"。到了清代对本病的认识更为全面,如《张氏医通》云:"胃主受纳,脾司运化,故不食皆为中焦受病……实则痞满气胀;胃虚则饮食不甘,胃热则饥不能食,胃寒则胀满不食……脾虚则食后反饱"。这些理论和经验至今仍有效地指导着临床实践。

三、刘延庆辨治特点

食欲减退是肿瘤患者常见并发症,现代医学对此常采用醋酸甲地孕酮等激素类药物及补钾、维生素 B_{12} 等方法,不良反应较多且效果不太理想。刘教授临床在坚持辨证论治的基础上采用中药内服、刺血疗法、芒针围刺、艾灸等中医综合疗法治疗食欲减退。中医的综合治疗即"杂合而治"理念,是根据疾病及其不同阶段的临床特点,在中医"辨证论治"及"整体观念"的指导下,合理应用中医领域的各种治疗手段,取长补短,优势互补,以最大限度改善患者脏腑阴阳失衡状态。

四、刘延庆用药特点

治疗肿瘤患者食欲不振,刘教授遵循"有胃气则生,无胃气则死",用药注重化湿和中,益气健脾,养胃阴和胃气。常用方药组成:熟地黄 30 g,山萸肉 20 g,茯苓 12 g,牡丹皮 10 g,山药 15 g,泽泻 10 g,生黄芪 30 g,陈皮 10 g,党参 10 g,半夏 10 g,肉桂 10 g,干姜 10 g,竹茹 15 g,旋覆花 10 g,生赭石 20 g,黄连 2 g,吴茱萸 10 g,生姜 5 片,大枣 5 个。水煎服,每日 1 剂,分 2 次服。该方在经方金匮肾气丸、半夏泻心汤、旋覆代赭汤、橘皮竹茹汤、六君子汤的基础上适当加减而成,脾肾双补,和胃降逆,适用于脾失健运,肝肾亏虚,痰湿阻胃,胃气上逆型食欲不振。

症见不思饮食,乏力,恶心欲呕,无痰或少痰,消瘦,舌质淡暗苔薄白,脉沉弦细。肿瘤患者脏腑虚损,气血亏虚,反复手术,放化疗,元气大损,久病及肾,故晚期肿瘤患者之纳差,非单纯健运脾胃之方所能胜任,故取大剂量金匮肾气丸、六君子汤合方,大补脾肾,然肿瘤患者常虚中夹实,常兼有痰湿挟胃气上逆,故旋覆代赭汤和胃降逆止呕,黄连、竹茹清胃火,防健脾补肾而生邪火,加吴茱萸补肝阳助升发之气。刘教授治疗食欲不振常用药对如下:

1. 山楂、六神曲、白术

山楂、六神曲、白术均味甘、性温,归脾、胃经,皆有健脾和胃的功效。焦山楂消食健胃、行气散瘀;六神曲健脾和胃、消食调中;白术健脾益气、燥湿利尿、止汗、安胎。三者配伍,健脾和胃之功增强,兼有消食和胃,燥湿散瘀等功效,常用于恶性肿瘤脾胃虚弱,食积不化,胃胀患者。

2. 鸡内金、炒谷芽、炒麦芽

鸡内金、炒谷芽、炒麦芽均味甘,归脾、胃经,皆有健胃消食之功。鸡内金健胃消食,兼有涩精止遗、通淋化石之功。炒谷芽、炒麦芽健胃消食,并有回乳消胀之力。三药配伍常用于肿瘤患者并有宿食不化、胃脘胀满等病证。

3. 升麻、鸡内金

升麻、鸡内金均味甘,归脾胃经,皆有健脾和胃之功。升麻味辛质轻,偏于走表向上,升举脾阳以健脾理中,且有发表透疹,清热解毒之效。《本草纲目》谓其"消斑疹,行瘀血,治阳陷眩运,胸胁虚痛,久泄下痢后重,遗浊,带下,崩中,血淋,下血,阴痿足寒。"鸡内金化食消积以健脾助运,且兼有涩精止遗之功。二药配伍,作用互补,共奏理气消食,健脾和胃及清热解毒之功。

五、验案举隅

唐某,男,64 岁,2022 年 10 月 6 日初诊。

【主诉】胆管癌术后 1 年余。

【病史】患者于 2021 年 7 月 19 日在上海中山医院手术切除胆管癌,病理诊断为腺癌Ⅱ级,有淋巴结转移,术后行免疫加靶向治疗。

【现症】食欲减退,纳谷呆滞,夜寐一般,鼻孔发干,疲倦无力,腹痛时作,大便溏,脉细濡,舌质淡紫,苔厚稍腻。

【中医诊断】食欲减退,证属脾胃虚弱,余毒未清。

【治法】健脾开胃为主,佐以祛邪。

【处方】生黄芪60g,鸡内金30g,枸杞子10g,黄精10g,熟地15g,焦山楂10g,山萸肉10g,八月札20g,六神曲10g,红景天6g,红豆杉3g,砂仁6g(后下),陈皮10g,柴胡10g,莱菔子15g,延胡索10g,炙甘草3g。14剂。每日1剂,早晚分服。

【二诊】2022年10月20日,药后食欲好转,纳谷增多,腹痛减轻,二便尚调,坚持服用中药加华蟾素胶囊,目前状况良好。

【随诊】患者一直坚持门诊服用中医药调治以善后,随访至今,病情稳定,工作生活恢复正常。

◆ **按语**

　　肿瘤或化疗相关性食欲减退当辨虚实。新病食欲减退,一般是邪气影响脾胃功能,正气抗邪的保护性反应。久病食欲减退,兼面色萎黄,食后腹胀,疲倦者,多因脾胃虚弱,腐熟运化无力所致。其次当辨其病理属性。若食少纳呆,脘闷腹胀,头身困重,苔腻脉濡者,多因湿邪困脾,运化功能障碍所致;嗳腐食臭者,多因食滞胃脘,腐熟不及所致。验案中患者食欲减退,伴纳差、便溏等脾虚症状,考虑脾胃虚弱,余毒未清,兼有化疗药物损伤。君以生黄芪益气健脾,鸡内金健胃消食,辅以焦山楂、六神曲、莱菔子、陈皮消食和胃,取保和丸之功,佐以柴胡、八月札疏肝理气,砂仁温中化湿行气,红景天、枸杞子补益肝肾。患者便溏,酌加山萸肉涩肠止泻,并予红豆杉消癥抗癌,标本兼顾。

（王海波）

参考文献

[1] 熊丽娟,高幼斐.浅析中医护理干预对乳腺癌患者化疗后胃肠道反应的作用[J].中华肿瘤防治杂志,2020,27(S1):208+210.

第十七节 吞 咽 困 难

　　吞咽困难是指食物从口腔至胃、贲门运送过程中受阻而产生咽部、胸骨后或食管部位的梗阻停滞感觉,可归属于中医的"噎膈"病证范畴。

一、概述

吞咽困难是食管癌患者常见临床症状,吞咽困难的病因众多,大致归纳为口咽部疾病(口咽炎、口咽损伤、咽白喉、咽结核、咽肿瘤、咽后壁脓肿等)、食管疾病(食管炎、食管良性肿瘤、食管癌、食管异物、食管肌功能失调、甲状腺极度肿大等)、神经肌肉疾病(延髓麻痹、重症肌无力、有机磷杀虫药中毒、多发性肌炎、皮肌炎、环咽失弛缓症等)、全身性疾病(狂犬病、破伤风、肉毒中毒、缺铁性吞咽困难等),其中食管癌是重要病因。

刘教授认为,吞咽困难常伴声嘶、呛咳、咯血、呃逆以及胸骨后疼痛等,严重影响患者的生活质量[1]。吞咽困难多由于痰气互结,积聚成毒,阻于食管,影响食管通畅所致。通过中药早期干预,对症施治,通过化痰、消瘀、生津、益气及机体整体调节等中医治法可减轻患者临床症状,从生理和心理上更好地改善患者的生活质量,延长患者生存期。

二、病因病机

刘教授认为,本病从症状上看属于中医"噎膈"范畴,多由于情志失调、脾胃失和引起气机升降失常,进而导致痰浊、气郁、血瘀互结积聚成毒。气郁则血行不畅,久而成瘀,阻于食管导致咽下困难,故而痰瘀互结,痰气互结,宿于阴络,阻碍食管是其主要病机。《内经》言:"三阳结谓之膈。膈塞闭绝,上下不通,暴忧之病也。"张景岳认为噎膈一证,必以忧愁思虑积郁而成。《诸病源候论》说:"忧患则气结,气结则津液不宣流使噎。"平素饮酒过多或食辛香燥热之品,亦可致积热伤阴,津伤血燥,日久瘀热停留,热生瘤毒,阻于食管成噎膈。《医学统旨》说:"酒肉炙煿粘涩难化之物,滞于中宫,损伤肠胃,渐成痞满吞酸,甚至为噎膈反胃。"

三、刘延庆辨治特点

吞咽困难从症状上看属于中医"噎膈"范畴,治疗噎膈,刘教授强调辨证与辨病相结合,治疗须辨明虚实,认为其病本虚在阴虚,标实为气滞、血瘀、痰凝,多为虚实夹杂之证。治疗上需攻补兼施,扶正益气养阴,并根据邪实的多少运用理气、化痰、和血、通膈之法。此外,针对贲门拘急不开之痉挛,酌加祛风和络之法。

四、刘延庆用药特点

临证选方上,刘教授多用启膈散化裁治之。该方出自清代程钟龄《医学心悟》,其组成为沙参、川贝母、茯苓、郁金、丹参、砂仁壳、荷叶蒂及杵头糠。主治抑郁日久、气结津枯而致咽下梗塞,食入即吐或朝食暮吐,胃脘胀痛,舌绛少津,大便干结者。程钟龄曰:"噎膈,燥症也,宜……凡噎膈症,不出胃脘干槁四字。槁在上脘者,水饮可行,食物难入。槁在下脘者,食虽可入,久而复出。"刘教授认为,本方用沙参清胃润燥而不腻;川贝母解郁化痰而不燥;茯苓健脾和中,以杜绝生痰之源;郁金开郁散结,清气化痰;丹参养血活血,有宣通运行之功;砂仁壳功同砂仁而更为平和,善行气调中,和胃醒脾;杵头糠化浊和胃降逆;荷叶蒂宣通胃气健脾清热,化湿和胃。全方气血同调,润燥相宜,具有润燥解郁,化痰降逆之功。

五、验案举隅

肖某,女,55 岁,2023 年 5 月 10 日初诊。

【主诉】食管癌放射治疗后吞咽困难 3 年余。

【病史】患者 2 月前因吞咽困难入院,胃镜诊断为食管中段鳞状细胞癌,距门齿 25～30cm。已进行放射治疗 20 次。现症:面色少华,吞咽困难,口干咽燥,纳差,睡眠减少,疲乏无力,二便正常,脉细濡,舌红苔薄黄腻。

【中医诊断】噎膈,证属痰瘀阻滞,阴液亏虚。

【治法】化瘀解毒祛痰,滋阴生津润燥为主。

【处方】南沙参 15g,白花蛇舌草 30g,黄精 10g,生黄芪 30g,北沙参 15g,天龙 10g,玉竹 10g,党参 10g,芦根 30g,制南星 15g,红景天 10g,陈皮 10g,石斛 10g,浙贝母 15g,炙甘草 3g,藤梨根 30g,石见穿 30g。14 剂,每日 1 剂,早晚分服。

【二诊】2023 年 5 月 24 日,患者吞咽困难已明显好转,进食半流质食物已无困难,口干咽燥已基本消失,纳寐改善,精神好转,仍觉时而乏力,面色少华。前方加当归 10g、玄参 10g,14 剂。后续中药调治,病情稳定。

◆按语

食管癌之吞咽困难,属于中医"噎膈"范畴,由于痰凝瘀毒,阻于食管,影响食物畅行。本案患者因食管癌引起吞咽不畅,又因放射治疗灼伤食管黏膜,加重吞咽困难。处方以藤梨根、天龙、白花蛇舌草、石见穿等解毒抗癌,以制南星、浙贝母、陈皮等化痰散结,又以南北沙参、芦根、黄精、玉竹、玄参、麦冬等滋阴润燥,生津养血。方中还用生黄芪、党参、红景天等益气扶正。诸药共奏解毒抗癌滋阴润燥之功。

(王海波)

参考文献

[1] 杨海燕,王笑,于红.鼻咽癌放疗后吞咽困难护理中系统性康复干预价值[J].中华肿瘤防治杂志,2019,26(S1):174+176.

第十八节 手足综合征

化疗后手足综合征(hand-foot syndrome,HFS)是指掌指感觉丧失性红斑综合征,同义术语还包括手足综合反应(HFSR)、肢端红斑、化疗中毒性红斑和Burgdorf反应,是在肿瘤治疗过程中运用化疗药引起的较为常见的四肢病理反应,呈剂量依赖性。在中医学属于"痹证"范畴。

一、概述

奥沙利铂、卡培他滨、紫杉醇类、脂质体阿霉素等为基础的化疗方案容易引起手足综合征的发生[1],目前其发病机制尚未被完全阐明,其症状的轻重与药物剂量、浓度峰值、总累积剂量相关,严重影响了患者的生活质量,临床有一部分患者会因为严重的HFS不能耐受而停止化疗或被迫减量,从而影响了疗效。

化疗引起的手足综合征,在中医学属于"痹证"范畴。《中医内科学》提到痹证的基本病机是风、寒、湿、热等邪气闭阻经络,气血运行失常,诱发肢体、筋骨、关节、肌肉、皮肤疼痛、麻木、屈伸不利、肿大等症状。

二、病因病机

恶性肿瘤患者病性总属本虚标实，正虚以脾胃、气血亏虚为主，化疗药属于药毒之大毒范畴，使用后加重气血亏虚，气为血之帅，血为气之母，气虚则难以推动血行，则经络瘀阻；气虚进一步发展变成阳虚，阳虚血亏，寒从中生，经络失于温养，寒凝经脉；脾为气血生化之源，脾虚则气血生化乏源，经络失于濡养；脾失运化，水液代谢失常，酿生痰、湿、饮等，日久化热，则湿热瘀阻；热邪容易耗伤津液，久则气阴两伤，或复感外邪，外邪入里化热，内热更盛，伤及营阴，而致营伤络瘀。

刘教授认为本病病因病机大致分为 5 种，分别为气血亏虚、经络瘀阻，阳虚血亏、寒凝经脉，脾胃虚弱、湿热瘀阻，瘀热内结、气阴两虚和血热受风、营伤血瘀。

1. 气血亏虚，经络瘀阻

药毒之气损害机体，机体功能减弱，气虚则推动无力，血行不畅，缓慢涩滞，终致瘀血阻络。中医学认为，麻为气虚，木为血虚，既麻且木则为气血两虚。《素问·评热病论》云："邪之所凑，其气必虚。"肿瘤患者体质多为正虚邪实或是虚实夹杂并见，即气血多为亏虚。抗癌药物多是毒邪，易损伤脾胃，脾主运化，胃主受纳腐熟水谷，脾胃虚弱则水谷精微无以化生，气血生化乏源，则致气血亏虚，无以充养脉道，故脉道空虚。气血不足，则肌肤失养，故见手足麻木、感觉迟钝；气为血之帅，血为气之母，气虚则血停，血停则瘀阻，不通则痛，故见手足的疼痛。根据其临床表现，辨证当为气血亏虚，营卫失和，血行涩滞，而致经络瘀阻。

2. 阳虚血亏，寒凝阻络

抗癌药物是大毒之品，常伤及人体的阳气。抗肿瘤治疗过程中出现的不良反应，除手足皮肤毒性反应外，常伴有畏寒、食欲下降、乏力、恶心呕吐、大便溏泻，舌质淡紫或暗淡，舌体胖大边有齿痕，舌苔白腻，脉象弦细或沉细等，结合手足皮肤的主要临床表现，辨证当属阳虚血亏证。患者正气不足，加之风寒之邪乘虚而入，痹阻经脉，遇寒则营血凝滞。肾阳虚损，机体失于温煦，无力推动气血，瘀血内停，瘀毒互结，气虚卫外不固，营阴外泄故见肿胀、红斑、水泡甚至血泡。

3. 脾胃虚弱，湿热瘀阻

使用抗肿瘤药物后，致使脾胃受损，气血生化乏源，血不荣养，内毒与外毒合而为病。此病位在脾，脾主四肢肌肉，故病发于手足；脾失升清疏布，水湿停滞肌肤，故有水泡渗出。久病入络，故有肌肤麻木、感觉迟钝，同时瘀毒内结，内郁而化热，热毒炽盛，灼伤血络，致迫血妄行，则见有患处的疼痛、肿胀、红斑；湿热互结,蕴于肌肤,故发血泡甚至溃烂。

4. 瘀热内结,气阴两虚

临床中观察到使用化疗药物除了出现手足皮肤反应,还会出现口腔炎,通常表现为口唇、舌尖及舌边、上腭、齿龈等多处发生溃疡,周围红肿疼痛,溃疡面有糜烂,此一系列的表现均为火热上炎之象。而 HFS/HFSR 的临床症状如麻木、感觉迟钝、麻刺感,多为抗肿瘤药物导致脾胃损伤,气血生化乏源,阴血不足,加之火热毒邪灼烧津液,导致脉道空虚,气阴两虚,无以润养肌肤。肿胀、红斑、脱屑和水泡等均为火热迫津外泄所致,而火热消酌阴液使人体阴液耗伤,气阴两虚。同时久病必瘀,加之阳热亢胜,实火为患,损伤人体的正气,使全身功能下降。

5. 血热受风,营伤血瘀

血热受风是其主要病因。风邪入里化热,热伤营阴,肌肤失养而致阳气不能达于四末,阴血内虚终不能充盈血脉,故有手足麻木、感觉迟钝及刺痛感。阳气无力推动血液运行,则血瘀阻滞,不通则痛。

三、刘延庆辨治特点

恶性肿瘤的发生、发展是一个漫长的过程,病理变化由气分深入血分,久病入络,因此恶性肿瘤患者大多存在邪毒伏藏脉络的病理基础。化疗、靶向药物等属于药毒范畴,药毒具有寒热温燥等不同属性,极易损伤人体精气血,引起机体脏腑功能紊乱。刘教授认为毒瘀阻于脉络是本病的基本病机,化瘀通络解毒是基本治法。使用化疗药、靶向药,损伤人体正气,气为血帅,气虚则难以推动血行,则会形成气虚毒瘀阻络,出现乏力,面色少华,手足麻木,感觉迟钝,舌淡紫,苔薄白,脉细涩等证候特点;气虚进一步发展成为阳虚,出现阳虚络阻证的证候表现;脾失运化,酿生痰、湿、饮等,日久化热,则湿热瘀阻,热邪伤津灼液,伤及营阴,则营伤血瘀。化疗药导致的手足综合征大多以气虚、虚寒、毒瘀阻络证为主;靶向药物引起的以热毒、湿热瘀阻证多见。临床上当谨守基本病机,根据不同病理因素的兼夹、主次、权重处方用药,以不变应万变。

四、刘延庆用药特点

1. 黄芪、地龙补气通络

针对气虚毒瘀阻络证,补气易壅塞气机,使毒瘀更甚,重用行气通络又会愈加耗气伤血,难免导致虚虚实实的后果。黄芪与地龙配伍,黄芪为补药之长,能泻阴火,益气养血,推动血行,地龙咸寒清热,通利经络,搜风祛毒,药理研究显示地龙对周围神经损伤有修复作用。

2. 桂枝、乌梢蛇通阳祛风

桂枝味甘、辛,性温,入足厥阴肝、足太阳膀胱经,能"通经络而开痹涩,甚去湿寒",脾主四肢,桂枝甘温振奋脾阳,温通四肢血脉;乌梢蛇咸平,穿筋透络,逐痹祛风,兼走肌表而祛风,对于各种类型的手足综合征都可以酌情配伍。

五、验案举隅

高某,女,54岁,2021年6月1日初诊。

【主诉】卵巢癌术后下肢麻木。

【病史】患者2020年12月27日行卵巢癌手术切除术,术后病理示:左卵巢高级别浆液性腺癌。术后化疗5周期(白蛋白紫杉醇联合顺铂),化疗后出现下肢麻木不适,进行性加重,求助于中医以减轻不适。

【现症】面色无华,下肢麻木不仁,小腹时觉不适,纳谷欠佳,入夜寐差,二便自调,舌淡苔薄白,脉细。

【中医诊断】痹证,证属阳虚阴亏,寒瘀阻络。

【治法】温阳滋阴,活血通络。

【处方】生黄芪50g,红豆杉5g,合欢皮20g,桂枝10g,熟地黄15g,半枝莲30g,老鹳草15g,枸杞子10g,土茯苓30g,酸枣仁30g,山萸肉10g,炙鸡内金30g,七叶一枝花15g,远志10g,紫草10g,乌药10g。14剂,每日1剂,早晚分服。

2021年6月30日二诊,患者药后下肢麻木明显好转,夜寐稍安,仍觉心烦,面色欠荣,舌淡暗苔薄白,脉细,获效守方,前方加制香附10g、女贞子15g、墨旱莲15g。

【随诊】患者一直坚持中医药调治至今,纳寐正常,下肢麻木感基本消除,生活自理,工作恢复正常。

◆按语

患者化疗后出现下肢麻木主要是由白蛋白紫杉醇对神经末梢的毒性引起的,这种不良反应相对较轻,一般是可以忍受的。患者症状明显,难以忍受,系由于禀赋不足,体质羸弱,加之手术、化疗攻伐,更伤人身阳气阴液,故有面色无华、纳谷欠佳、寐差、舌淡、脉细等阳虚阴亏的病机表现。患者正气不足,风寒乘虚而入,痹阻经脉,瘀毒互结,出现下肢麻痹不通、舌紫暗等临床表现。鉴于患者阳虚阴亏,寒瘀阻络的病机特点,治当温阳滋阴,活血通络。重用生黄芪益气健脾、补气升阳,桂枝温通经脉、助阳化气,乌药行气止痛、温肾散寒,善治寒凝气滞之诸痹证,老鹳草味辛苦性平,善通经络,活络舒筋,兼能祛风湿、清热毒,熟地黄、枸杞子、酸枣仁、山萸肉诸药或甘温或酸甘或甘平,合而补血养阴、和营柔肝,合欢皮活血消肿,兼能解郁安神,紫草活血通络、凉血解毒,二药辅以活血除痹,红豆杉、半枝莲、七叶一枝花、土茯苓解毒除湿,通利经络以抗癌除痹,治病求本。

(王珊珊)

参考文献

[1] 徐瑞荣,王琰.化疗药物致手足综合征防治研究进展[J].中华肿瘤防治杂志,2008,15(23):1837-1839.

第十九节　膀胱麻痹、排尿困难

化疗药物引起的膀胱麻痹、排尿困难,属于化疗药神经毒性反应之一,多见于环磷酰胺、异环磷酰胺、甲氨蝶呤、喜树碱、长春碱类。属于中医"癃闭"范畴。

一、概述

化疗药物作为治疗恶性肿瘤的主要手段之一,在杀伤癌细胞的同时,所引起的不同程度的神经毒性是目前化疗最常见、最有可能造成永久性损害的药物剂量限制性不良反应,其发生率仅次于化疗所致的血液学毒性[1]。化疗药物作用机制尚不十分清楚,但有研究认为,根据神经症状表现和尸检结果可以发现,化疗药物进入蛛网膜下腔后直接作用于脊髓神经根,可导致神经根结构损伤[2]。神经毒性大多为可逆性损伤,最常见的症状为跟腱反射受抑制、运动无力(尤其下肢)、感觉异常、感觉缺失以及自主神经功能受损,比如膀胱麻痹、排尿困难等。刘教授认为,化疗药物引起的膀胱麻痹、排尿困难会给患者带来极大的不适感,引起紧张、焦虑的不良情绪,更加不利于排尿功能的恢复,不仅降低了患者生活质量,更使得患者对化疗的依从性下降。因此,早期预防、及时处理具有重要意义。

二、病因病机

刘教授认为化疗药物损伤脾胃,致使脾运失常,湿阻气滞,湿热不解,下注膀胱,或脾虚清气不能上升,则浊气难以下降,小便因而不通。故《灵枢·口问》曰:"中气不足,溲便为之变。"或由于化疗后气阴亏虚,下阴不洁,湿热侵袭,膀胱湿热阻滞,气化不利,小便不通,或尿量极少,而为癃闭。或因肾元亏虚,年老体弱或肾阳不足,命门火衰,气不化水,是以"无阳则阴无以化",而致尿不得出;或因下焦炽热,日久不愈,耗损津液,以致肾阴亏虚,水腑枯竭,而成癃闭。肝郁气滞七情所伤,引起肝气郁结,疏泄不及,从而影响三焦水液的运行和气化功能,致使水道通调受阻,形成癃闭。且肝经经脉绕阴器,抵少腹,这也是肝经有病,可导致癃闭的原因。所以《灵枢·经脉》提出:"肝足厥阴之脉……是主肝所生病者……遗溺、闭癃。"

上焦之气不化,当责之于肺,肺失其职,则不能通调水道,下输膀胱;中焦之气不化,当责之于脾,脾气虚弱,则不能升清降浊;下焦之气不化,当责之于肾,肾阳亏虚,气不化水,肾阴不足,水腑枯竭,均可导致癃闭。

三、刘延庆辨治特点

1. 温肾助阳,化气泄浊

化疗药物之毒最易损伤脾肾,累及人体阳气,肾阳亏虚,膀胱气化失司,出现排尿困难;肾阳虚,水湿失于蒸腾气化,停滞于下焦,膀胱气机不利,出现膀胱麻痹等。治以温补肾阳,助阳化气,利湿泄浊,处方以济生肾气丸、真武汤加减。

2. 健运脾土,升清别浊

化疗药最常见的不良反应即消化道不良反应,可见化疗药容易损伤脾胃,"中气之变,溲便为之变",脾运失健,湿浊内生,脾气不足,斡旋失司,清浊不分,也会出现排尿困难、膀胱麻痹,治以健运脾土,升清降浊,化气行尿利尿。药用黄芪、白术、山药、泽泻、茯苓、牛膝等,脾虚兼夹湿热偏重,则加用猪苓汤、八正散;兼夹寒湿,则加用五苓散;脾肾虚寒,则选用附子理中汤、吴茱萸汤加减。

3. 疏肝理气，化瘀利窍

三焦者"决渎之官"，调控机体的水液代谢，三焦气机疏通，依靠肝气正常疏泄，肝失疏泄，则水停湿聚，气滞血瘀，治以疏肝理气化湿，祛瘀通窍利尿。药用王不留行子、石韦、冬葵子、木通、乌药、柴胡、香附等，瘀血偏重，则加用少腹逐瘀汤、桃核承气汤等；气滞偏重，则加用柴胡疏肝散、天台乌药散等，在辨证的基础上加用麝香、石菖蒲、沉香等芳香通窍之品。

四、刘延庆用药特点

刘教授治疗膀胱麻痹、排尿困难常用药对如下：

1. 桂枝、茯苓

桂枝味辛甘，性温，能通达阳气而解表，有温通经脉、祛风散寒、宣痹止痛的功效，膀胱麻痹属于足太阳膀胱腑病，桂枝解表散寒，走足太阳膀胱经，能治疗太阳寒水之疾。桂枝亦能入太阴，《伤寒论》中用桂枝汤治疗太阴表证。桂枝、茯苓两者同用可以达到开太阳、温中阳、化水饮、利水湿的作用。

2. 黄芪、升麻、泽泻

此三药合用有补中益气汤、济川煎之意，治疗因脾虚气陷，清浊不分，湿浊下注，膀胱气化不利导致的排尿困难。黄芪、升麻补脾气，助升清，泽泻因势利导，排湿浊。

五、验案举隅

袁某，男，86 岁，2020 年 10 月 28 日初诊。

【主诉】前列腺占位 5 年余。

【病史】患者因前列腺占位 5 年余，前列腺特异抗原一直高于正常，2020 年 10 月 18 日查前列腺特异性抗原＞100.00 ng/mL。B 超示前列腺占位，右侧盆腔低回声，带伴淋巴结肿大。

【现症】排尿困难，淋沥而出，尿中带血，下肢肿胀，乏力气短，汗多，纳寐尚可，舌淡紫，苔薄白，脉细弦。

【中医诊断】癃闭，证属阳气虚衰，气滞血瘀。

【治法】温阳化气，祛瘀利窍。

【处方】生黄芪 60 g，仙鹤草 30 g，白参 10 g（另煎），熟地 15 g，茜草 20 g，猪苓 30 g，六月雪 20 g，桂枝 10 g，枸杞子 10 g，土茯苓 30 g，泽泻 10 g，山萸肉 10 g，

红豆杉 5 g,茯苓 10 g,炙甘草 3 g,半枝莲 30 g,红景天 6 g。14 剂。每日 1 剂,早晚分服。

【二诊】2020 年 11 月 23 日,药后小便畅,尿血亦止,下肢肿胀渐渐消退。

【随诊】患者中药持续调治至 2023 年 10 月,病情稳定,营养状况良好。

◆按语

　　癌性相关排尿困难多属内伤,化疗药物损伤脾胃,脾运失常,湿阻气滞,湿热不解,下注膀胱;或脾虚清气不能上升,则浊气难以下降,小便因而不通;或由于化疗后气阴亏虚,下阴不洁,湿热侵袭,膀胱湿热阻滞,气化不利,小便不通。其次当辨其病位:上焦之气不化,当责之于肺,肺失其职,则不能通调水道,下输膀胱;中焦之气不化,当责之于脾,脾气虚弱,则不能升清降浊;下焦之气不化,当责之于肾,肾阳亏虚,气不化水,肾阴不足,水腑枯竭,均可导致癃闭。肝郁气滞,使三焦气化不利,也会发生膀胱麻痹、排尿困难。

　　验案中患者排尿困难,淋沥而出,尿中带血,伴乏力汗多,脉细弦,舌淡紫等症状,考虑阳气虚衰,气滞血瘀。君以生黄芪益气健脾,辅以泽泻、猪苓、茯苓通利小便,取五苓散之功,佐以仙鹤草收敛止血,茜草活血化瘀,红景天、枸杞子补益肝肾,患者汗多,酌加白参补气生津,并予土茯苓、红豆杉、半枝莲消癥抗癌,兼顾标本。

（王珊珊）

参考文献

[1] Grisold W, Cavalerri G, Windebank A J. Peripheralneuropathies from chemotherapeutics and targered agents: diagnosis, treatment, and prevention [J]. Neuro Oncol, 2012, 14(s14): 45 - 54.

[2] Sastry J, Kellie SJ. Severe neurotoxicity, ototoxicity and nephrotoxicity following high-dose cisplatin and amifostine [J]. Pediatr Hematol Oncol, 2005, 22:441 - 445.

第二十节　靶向药物导致的手足皲裂、皮疹及脓疱

分子靶向药物主要包括 EGFR 酪氨酸激酶抑制剂、VEGFR 单克隆抗体、

EGFR 单克隆抗体等[1]，与常见细胞毒类药物引起的全身严重毒性反应相比，大多数分子靶向药物都具有较好的耐受性，但也不能忽视其引起的心血管和皮肤等方面的毒性反应。

一、概述

从引起皮肤毒性的肿瘤分子靶向药物种类来看，主要有 3 类：①以厄洛替尼为代表的 EGFR－TKI 靶向药物：发生率为 50％～90％[2~4]，出现时间集中在用药后的 1～2 周，表现为散在性或融合性痤疮样的滤泡疹，皮疹多密集，体积大，主要分布于躯干、面部、颈部和头皮。皮疹出现的常见顺序为：头面部→前胸后背→颈项部→腹部→腹股沟→会阴、肛周及四肢。②以索拉菲尼、瑞戈非尼为代表的 VEGF－TKI：引起手足皮肤反应（hand-food skin reactions，HFSR），发生率高达 33.8％[5]，出现时间在给药后 2～4 周，表现为承重部位受累，如手指尖、脚后跟、脚趾跖间皮肤区域麻木感、触痛、红斑，继而几周后出现皮肤发疱，过度角化，发干、皲裂、脱屑等，影响运动功能和承重功能。③阻断 EGFR 的嵌合体 IgG1 的单克隆抗体西妥昔单抗（cetuximab），其皮肤毒性发生率高达 80％[6]，表现为痤疮样皮疹、甲沟炎、干燥病、剥脱性皮炎、瘙痒、皮肤皲裂以及毛发改变，可能造成泪液功能障碍综合征、眼睑炎、眼睑皮肤皮疹/充血、睫毛的改变（睫毛粗长及倒睫）。

刘教授认为靶向药物所致皮疹，内由于机体脏腑功能失调、气血阴阳失和，湿、热、毒等病理因素积聚，外由于药毒侵袭，内外相合为病，郁于皮肤黏膜腠理。

二、病因病机

1. 血热毒盛

药毒入体，郁久化热，热邪深入营血，血热妄行，外溢于肌表，故《温热论》明言："斑属血者恒多，疹属气者不少。斑疹皆是邪气外露之象。"[7]《温病条辨》进一步阐明病机："疹系红点高起，麻、痦、痧皆一类，系血络中病。"靶向药物的药毒性属火热毒邪，其疗法可同于《伤寒论》中的"火迫"，易导致一些火逆证候的产生，药物作用于癌毒同时也损伤其肺卫，加重肺气郁滞，影响气的宣发以及热邪的发散，因而血热妄行，导致热毒由内向外至皮肤腠理。

2. 湿热壅盛

脾胃气血不足及功能的减弱，脾失健运，胃失降浊，则痰浊内生。正如《诸病源候论·疮诸病·头面身体诸疮候》所述:"肺主气,候于皮毛;脾主肌肉。气虚则肤腠开,为风湿所乘;内热则脾气温,脾气温则肌肉生热也。湿热相搏,故头面身体皆生疮。"[8]湿阻中焦,复感药物热毒,湿热相合,难以化解;且药物攻伐力度强悍,加重脾胃的损伤,母病及子,肺气更虚,宣降失司,湿遏卫阳,郁而化热,湿热蕴滞肌肤皮毛,发为药疹。

3. 阴虚热毒

癌症患者久病体虚,长期抗癌药物的使用销铄营阴,使人体处于阴津亏虚的状态,阴不敛阳,阴虚之火浮越于上,虚火灼肺耗津,燥火内郁;加之靶向药物的热毒属性,攻伐日久,热盛伤阴,加重火毒,燔灼营血,内燥化火,发于肌表而致皮疹。

4. 气阴两伤

长期服药所发皮疹多为疾病后期,热毒耗伤气阴,不能荣润肌肤,常见肌肤干燥脱屑。

三、刘延庆辨治特点

1. 辨病理因素

靶向药与化疗药一样,属于药毒范畴,药毒具有不同的病理属性,寒热燥湿各不相同,由于患者本身体质的差异,表现出的症状不尽相同,以厄洛替尼为代表的 EGFR - TKI 靶向药物,最多见的不良反应是皮疹,疹色偏红,或搔抓出现血水,或见脓头,瘙痒;其次是腹泻,可见其病理性质属湿毒、热毒。"诸痛痒疮,皆属于心",火毒之邪容易灼伤营血,热毒偏盛,治疗以清热化湿、祛风解毒为主,更要佐以凉血清心之品。方用龙胆泻肝汤、甘露消毒丹、犀角地黄汤加减,药用栀子、黄连、紫草、丹参、赤芍、牡丹皮、金银花、龙胆草、紫花地丁、连翘、竹叶、白鲜皮、地肤子。湿毒偏盛以健脾燥湿解毒为主,用祛风胜湿汤、痛泻要方加减,药用黄柏、苍术、苦参、银花、白鲜皮、茯苓皮、防风、荆芥、陈皮、薏苡仁。

2. 辨病理性质

若素体阴血不足或毒热炽盛,耗伤阴津,导致阴血更亏,阴虚兼夹热毒不化,可见皮肤及口腔黏膜潮红、瘙痒、疼痛,口干舌燥,肌肤干燥等阴虚热毒征象。药疹后期,气阴两伤,可见倦怠乏力,低热,潮热,口干,皮疹红肿渐退,出现皮肤脱屑、干燥等气阴亏虚等症状,治疗以养阴清毒、益气生津润燥为主,以沙参麦冬汤、青蒿鳖甲汤加减为基础,益气养阴,清热润燥。方中沙参、麦冬、玉竹滋养肺胃之阴,桑叶轻宣凉润;青蒿、鳖甲清虚热,滋肝肾阴;亦可加太子参、黄精、石斛、玄参、白芍、紫草、地骨皮等益气养阴,凉血解毒。若长期服用靶向药,容易导致脾失健运,因此治疗过程中重视中焦脾胃功能的调理。脾气虚者可用四君子汤;脾虚湿盛腹泻者可用参苓白术散;脾胃阳虚者可用理中汤、吴茱萸汤等。

四、刘延庆用药特点

对于靶向药物引起的皮疹,刘教授除了给患者开中药汤剂口服外,也擅于使用中药熏洗、泡洗方等,偏于热毒,选用紫草、金银花、连翘、夏枯草等外洗,偏于湿毒,选用土茯苓、苦参、白鲜皮、防风等外洗,燥热伤阴,则选用紫草、生地、白及、桑叶、百合、知母等外洗。

此外,刘教授治疗皮肤疾病,重视使用引经药。《素问·皮部论》曰:"皮者,脉之部也,邪客于皮则腠理开,开则邪入客于络脉,络脉满则注于经脉,经脉满则入舍于腑脏也。"引经药能引药力直达病所,增强治疗作用。病有病所,药有药位,辨证加入引经药可以提高疗效。据刘教授临床诊疗经验,常用的引经药有:手太阴肺经选桔梗、白芷;手足阳明经选葛根、石膏;足太阴脾经选苍术、升麻;手少阴心经选黄连、淡竹叶;手太阳小肠经选藁本、黄柏;足太阳膀胱经选桂枝、麻黄、羌活;足少阴肾经,附子、细辛;足少阳胆经选柴胡、黄芩;足厥阴肝经选吴茱萸、川芎、青皮、蔓荆子。

五、验案举隅

徐某,男,68岁。2022年6月8日初诊。

【主诉】胃癌术后4年余,靶向治疗后8月余。

【病史】患者2017年因胃癌行切除术,病理示:中-低分化腺癌。2022年4月复查CT等影像学检查发现肾上腺、肺门及腹主动脉旁淋巴结肿大,考虑病情进展,遂行靶向及免疫治疗(仑伐替尼加信迪利单抗,具体用药不详),治疗后出现全身皮疹,色红,手足为甚,局部皮肤皲裂、脱屑,遂延请刘教授诊治。

【现症】精神欠佳,面色无华,皮疹色红,瘙痒难耐,纳寐尚可,二便调,舌淡,苔薄白,脉细弦。

【中医诊断】皮疹,证属阴虚热毒。

【治法】疏风养血,清热解毒。

【处方】生黄芪40g,藤梨根30g,山萸肉10g,白鲜皮30g,白蒺藜10g,熟地黄15g,半枝莲30g,红景天6g,蝉蜕10g,炙甘草6g,法半夏10g,红豆杉3g,鸡血藤30g,当归10g,制南星15g,枸杞子10g,鹿血晶2g(另煎),桑白皮10g。14剂,水煎服,每日1剂,早晚分次温服。配合复方华蟾素胶囊2片,口服,3次/日,嘱其饮食清淡,戒烟酒。药后皮肤瘙痒减轻,手足皮疹及皲裂好转,守方治疗5月余,定期复查,至2022年12月15日病情稳定,皮肤瘙痒、皲裂基本治愈。

◆按语

患者为老年男性,肾气渐衰,阴阳不足,脏腑功能减退,加之胃癌术后,正气伐伤,肿瘤复发后靶向药物仑伐替尼及免疫抑制剂信迪利单抗的使用,营阴更为灼伤,人体处于阴津亏虚状态,虚火浮越,灼肺耗津,燥火内郁,加之靶向药物本身的热毒属性,攻伐日久,热盛伤阴,加重火毒燔灼营血,内燥化火,发于肌表而致皮疹。因而该皮疹病机为本虚标实,病位在体表,属肺气所主,阴虚热毒是基本病机,阴血不足,髓海空虚,舌体不荣,脉道不充,故有精神欠佳,面色无华,舌淡,脉细。血分有热,热壅血瘀,故有皮疹,色红,热盛生风,故有皮肤瘙痒,脉弦。因而本病的治疗扶正与攻毒兼顾,治以养血润燥,清解热毒,息风止痒。药用生黄芪、山萸肉、熟地黄、红景天、鸡血藤、当归、枸杞子、鹿血晶益气养血、滋补肝肾,其中当归、鸡血藤、红景天兼有养血活血、化瘀通络之功,白鲜皮、桑白皮清热燥湿、祛风解毒,白蒺藜、蝉蜕疏肝祛风,藤梨根、半枝莲、红豆杉、制南星清热解毒、抗癌消癥,诸药配合,契合病机,因而成效立竿见影。

(王珊珊)

参考文献

[1] 尹青,于洪波.肺癌异常基因表达与靶向药物治疗效果及现状分析[J].现代医学与健康研究电子杂志,2018,2(17):194-195.

[2] SHEPHERD F A, RODRIGUES PEREIRA J, CIULEANU T, et al. Erlotinib in previously treated non-small-cell lung cancer [J]. NEngl J Med, 2005,353(2):123-132.

[3] SCHNEIDER C P, HEIGENER D, SCHOTT-VON-RÖMER K, et al. Epidermal growth factor receptor-related Tumor markers and clinical outcomes with erlotinib in

non- small cell lung cancer: An analysis of patients from German centers in the TRUST study [J]. J Thorac Oncol, 2008,3(12):1446 - 1453.

[4] YOSHIOKA H, HOTTA K, KIURA K, et al. A phase II trial of erlotinib monotherapy in pretreated patients with advanced non small cell lung cancer who do not possess active EGFR mutations: Okayama Lung Cancer Study Group trial 0705 [J]. J Thorac Oncol, 2010,5(1):99 - 104.

[5] 尹青,于洪波.肺癌异常基因表达与靶向药物治疗效果及现状分析[J].现代医学与健康研究电子杂志,2018,2(17):194 - 195.

[6] 温英起.多激酶抑制剂索拉菲尼引起的手足皮肤反应[J].药物不良反应杂志,2009,11(3):188 - 190.

[7] SU X, LACOUTURE M E, JIA Y X, et al. Risk of high-grade skin rash in cancer patients treated with cetuximab:An antibody against epidermal growth factor receptor: Systemic review and Meta-analysis [J]. Oncology, 2009,77(2):124 - 133.

[8] 叶天士.温热论[M].北京:人民卫生出版社,2007:21.

第二十一节　放射性食管炎

食管的鳞状上皮对放射性物质比较敏感,因此,在放疗过程中有可能发生放射性食管损伤,尤其当放疗与化疗同时进行时,这种食管损伤会更加严重。这种因放射线所引起的食管损伤,称之为放射性食管炎。

一、概述

放疗是食管癌患者替代手术治疗的主要手段,可以达到较好的局部控制率,短期内缓解吞咽困难,提高患者的生存质量。但在放射治疗过程中,几乎所有患者都会出现不同程度的以急性食管炎为主要表现的放射性损伤,食管黏膜受到射线辐射后,黏膜细胞死亡,局部充血水肿,并随着照射剂量增加逐渐加重,出现食管黏膜炎症甚至溃疡,从而导致进食疼痛、吞咽困难等症状[1],给患者带来了精神和肉体上的痛苦,症状严重的患者难以耐受,甚至终止放疗,进而导致治疗失败。

二、病因病机

放射线属"热毒之邪",无须循经而直接入侵营血之分,损伤络脉,局部形成瘀血,瘀血与射线热毒相互搏结,形成瘀热互结之证。《素问·阴阳应象大论》言"热胜则肿",热毒内郁,血脉壅滞,局部充血肿胀,火邪燔灼逆入肉里,则肌肉腐败,可见瘀肿肉腐症。放射线火毒之邪易耗伤阴液,炼液为痰,损伤肺脾,酿生痰湿,由痰是否从热化进一步分为痰湿与痰热两种类型。针对放射性食管炎,刘教授认为"热毒炽盛,耗阴伤津"是其主要病机。在此基本病机的基础上,可能出现血瘀、血热、气虚、痰湿气滞、胃失和降等病机变化。

三、刘延庆辨治特点

刘教授认为在放射性食管炎发生发展的整个过程中,从热毒炽盛病机开始,逐渐出现伤阴、津亏、气虚等病机,后期出现瘀血、痰湿、气逆等病机。故临床处方用药时,在放疗初期,主要以清热解毒药物为主,辅以养阴生津药物。在放射中期,患者逐渐出现咽干口渴、进食胸骨后摩擦感、舌红苔干等津亏阴虚症状,治疗应以养阴生津为主,辅以清热解毒药,根据是否存在乏力、气短、自汗、食欲不振等症状决定是否加用补气药物。后期患者出现进食疼痛,甚至疼痛持续不解、痰中带血、舌质暗或有瘀点,溃疡难以愈合等,应加入活血、凉血、消肿生肌等药物。对于同时有痰湿证候者,如纳差、痰涎、苔腻等,可加入白术、茯苓、半夏等健脾化痰药物。

四、刘延庆用药特点

治疗放射性食管炎,刘教授清热解毒药物中最常用金银花、连翘、白花蛇舌草、山豆根。养阴生津药物最常用麦冬、生地、玄参、沙参。补气药物最常用黄芪、太子参、党参。凉血药物最常用生地、玄参、牡丹皮、赤芍。活血化瘀药物最常用丹参、当归、红花、莪术。消肿生肌药物最常用白及、紫草。理气化痰药物最常用茯苓、半夏、白术、贝母。和胃降逆药物常用半夏。刘教授治疗放射性食管炎常用药对如下:

1. 丹参、当归

丹参、当归是活血化瘀对药的代表配伍之一。丹参和当归配伍使用在较多方剂中出现,如天王补心丹、活血息风汤等。丹参苦微寒,活血养血,祛瘀生新;当归性柔而润,补血调经,活血止痛,祛瘀消肿,润燥滑肠。丹参以活血为主,当归以养血为要,二药伍用,活血化瘀,祛瘀生新之力增强。丹参、当归配伍活血与养血兼顾,相使为用,丹参得当归,活血之中又有养血之功;当归得丹参,活血祛瘀之力增强。二药合用,具有祛瘀通痹而不伤血,养血补虚而不碍瘀之妙,故常用于血虚血瘀之多种病症的治疗。

2. 蛇莓、冬凌草

蛇莓、冬凌草均性味苦寒,同归肝经,皆有清热解毒、活血消肿之功。冬凌草偏入胃经,专事清热解毒、活血止痛,为民间常用抗肿瘤草药。蛇莓偏入肺、大肠经,兼有凉血止血、散瘀消肿之功,《生草药性备要》谓其"治跌打,消肿止痛,去瘀生新,浸酒壮筋骨"。蛇莓、冬凌草二药配伍相须,相得益彰,清热解毒、活血消肿之功增强,且能凉血止血、散瘀消肿。

五、验案举隅

李某,女,72 岁,2023 年 8 月 30 日初诊。

【**主诉**】食管鳞癌化疗 2 月余。

【**病史**】患者于 2023 年 6 月 6 日经 CT 检查示食管上段管壁增厚。胃镜检查示:距门齿 18～23cm 处见不规则赘生物表覆,触之易出血。病理诊断示:鳞状细胞癌。患者分别于 2023 年 6 月 9 日起进行免疫治疗加化疗,2023 年 8 月 11 日起放疗,因化疗反应大,遂停用。

【**现症**】患者进食梗塞不顺,胸骨后疼痛,胃脘隐痛,口干、乏力,纳谷尚可,夜寐一般,二便尚调,脉弦滑,舌淡苔薄白腻。

【**中医诊断**】放射性食管炎,证属痰热互结,阴亏毒滞

【**治法**】养阴清热,活血祛毒。

【**处方**】黄芪 40 g,银花 10 g,茯苓 10 g,石见穿 30 g,熟地 15 g,半枝莲 3 g,白术 15 g,路路通 10 g,麦冬 15 g,蛇莓 30 g,枸杞子 10 g,延胡索 10 g,天冬 15 g,当归 10 g,山萸肉 10 g,炙甘草 3 g,生地 10 g,白及 10 g,红景天 6 g。14 剂。每日 1 剂,早晚分服。

【**二诊**】2023 年 9 月 14 日,患者药后胸骨后疼痛减,进食较前舒畅,胃脘隐痛亦消,乏力口干改善,纳寐正常,二便尚调。

【**随诊**】嘱继续服药,巩固疗效。

◆ **按语**

放射性食管炎当分期辨治,在放疗初期,主要以清热解毒药物为主,辅以养阴生津药物。在放射中期,患者逐渐出现咽干口渴、进食胸骨后摩擦感、舌红苔干等津亏阴虚症状,治疗应以养阴生津为主,辅以清热解毒药,根

据是否存在乏力、气短、自汗、食欲不振等症状决定是否加用补气药物。后期患者出现进食疼痛,甚至疼痛持续不解、痰中带血、舌质暗或有瘀点,溃疡难以愈合等,应加入活血、凉血、消肿生肌等药物。

验案中患者进食梗塞不顺,胸骨后疼痛,胃脘隐痛,伴口干阴亏脉弦滑痰热症状,考虑痰热互结,阴亏毒滞,君以生黄芪补气健脾,辅以银花、蛇莓清热解毒,佐以石见穿、当归、延胡索活血,天冬、麦冬养阴,并予半枝莲以散结消癥,兼顾标本。

(王珊珊)

参考文献

[1] 杨从容,王军,袁双虎. 放射性食管炎的预防与治疗临床实践指南[J]. 中华肿瘤防治杂志,2023,30(06):324-332.

第二十二节 放射性肺炎

放射性肺炎是由于肺癌、乳腺癌、食管癌、恶性淋巴瘤或胸部其他恶性肿瘤经放射治疗后,在放射野内的正常肺组织受到损伤而引起的炎症反应。轻者无症状,炎症可自行消散;重者肺脏发生广泛纤维化,导致呼吸功能损害,甚至呼吸衰竭。

一、概述

放射性肺损伤(radiation induced lung injury,RILI)是胸部恶性肿瘤放射治疗的主要并发症。RILI 是指接受放射治疗患者的肺组织受到放射剂量超过其生物效应的阈值而引起的肺部非感染性炎症[1],主要包括早期的放射性肺炎(radiation pneumonitis,RP)和晚期的放射性肺纤维化(radiation pulmonary fibrosis,RF),其症状主要为咳嗽、气短、发热等,易并发感染,严重影响患者的生存质量和呼吸功能,因此限制了放射治疗的剂量。

根据 RILI 的症状体征,中医辨病应属"喘症""咳嗽",严重者属"肺痿"范畴。刘教授从"气阴两虚,余毒未尽"来认识放射性肺炎,认为其病理基础是气阴两虚,肺为娇脏,受放射线之大毒、大热耗气伤阴是病机关键。

二、病因病机

1. 热毒犯肺证

刘教授认为放射线应属于"热毒""火热毒邪",热毒之邪最易灼伤肺阴,肺络失于濡养,热毒炽盛,但正气尚未严重亏损,机体耐受攻伐,故治疗以清热解毒为要。常用基本方包括麻杏石甘汤、五味消毒饮、连翘温胆汤等。

2. 气阴两虚证

肺脏清虚,喜润恶燥,反复受射线照射,易灼伤肺阴,阴液亏耗,不足以内濡肺脏,从而"燥"邪由内而生。治当以养阴润燥为法。麦门冬汤出自《金匮要略》,主治肺胃阴虚之证。刘珺[2]等在使用根治性放疗治疗食管癌、肺癌等胸部肿瘤同时以麦门冬汤进行干预,研究证实麦门冬汤可有效降低肺炎发生率,并通过ELISA方法动态监测患者血浆 TGF‑β 的表达,推测其机制可能与 TGF‑β 通路有关。清燥救肺汤是治疗温燥伤肺的经典方,全方重用桑叶、麦冬等甘凉滋润之品,以清金保肺为法。有临床研究证实肺癌患者出现放射性肺损伤后,应用清燥救肺汤联合泼尼松及钙立得可得到有效治疗,其总有效率高达 84.4%,且可明显改善咳嗽、胸痛等中医证候及肺功能,有效提高患者生存质量。

3. 气滞血瘀证

放射线侵袭肺脏,火毒之邪,煎灼肺液,耗伤肺津,津血同源,津液大量耗损时,脉内液体大量渗出,可致血液相对变稠,则见"津亏血瘀";又因为气能行津,津能载气,导致"津停气阻""气随液脱",进而影响到气不能行血。

三、刘延庆辨治特点

刘教授临床上治疗放射性肺炎常常分期辨治,早期照射野出现急性渗出性炎症反应,处于邪正交争阶段,以热毒初犯、肺热壅盛为主;缓慢发展期,炎症逐渐消散,四证合参,中医辨证以气虚血瘀为主;后期,病久不愈,肺病及肾,肾失纳气,则应肺肾同治,培补肺肾,益气养阴。

四、刘延庆用药特点

治疗放射性肺炎,刘教授常用药对如下:

1. 石膏、黄芩

放疗初期热毒初犯,肺热壅盛。"火郁发之""其高者,因而越之",热毒壅滞上焦,用辛寒之品散之、越之、清之,更有助于热毒消散清解。石膏"辛微寒,主中风寒热,心下逆气惊喘,口干,苦焦,不能息",用于热毒壅肺,配合黄芩。黄芩"苦平,主诸热黄疸,肠澼……下血闭,恶疮,火疡",黄芩除了清气分热,还入血分,凉血化瘀。两药合用清中有散,气血同治。

2. 金荞麦、鱼腥草

金荞麦、鱼腥草均味辛性寒凉,同归肺经,作用相似,皆有清热解毒、消痈排脓之功。金荞麦还有祛风化湿之功,可用于风湿关节痛。鱼腥草兼有利尿通淋之效,常用于热痢、热淋病证。《常用中草药手册》谓其"消炎解毒,利尿消肿。治上呼吸道感染,肺脓疡,尿路炎症及其他部位化脓性炎症,毒蛇咬伤"。金荞麦、鱼腥草二者相伍,清热解毒、消痈排脓的功效更强。

3. 黄芩、桑白皮

黄芩、桑白皮均性寒,同入肺经,均能清泻肺火。桑白皮甘寒性降,专入肺经,泻肺平喘,配伍黄芩入上焦清热泻火。两药都能泻肺火,但桑白皮止咳优于黄芩,黄芩清肺火优于桑白皮,相配可治肺痈、肺热咳嗽。桑白皮甘寒,泻肺平喘、利小便而导热下行;黄芩苦寒,清泻肺热。二者伍用,有清热泻火、平喘止咳之功效,用于治疗放射性肺炎症见发热、咳嗽、气喘、痰黄者。

4. 桃仁、贝母、瓜蒌

放射性肺炎后期,余热未清,气滞血瘀,痰瘀互结,桃仁活血化瘀,贝母清肺化痰,瓜蒌理气、开胸膈之闭结,现代药理学研究也证明这三种药能促进炎症消散,延缓放射性肺炎向严重间质性肺病发展的进程。

5. 百合、麦冬

百合、麦冬二药均性味甘而微寒,归心、肺经,皆有养阴润肺、清心安神之功。百合专入心、肺,养阴安神,生津止咳,《上海常用中草药》谓百合"治肺热咳嗽,干咳久咳,热病后虚热,烦躁不安"。麦冬兼能入胃经,生津止渴,用于内热消渴、津伤口渴,《药性论》言其"治热毒,止烦渴,主大水面目肢节浮肿,下水。治肺痿吐脓,主泄精"。百合、麦冬二药合用,能增强养阴润肺、清心安神、生津止渴的功效。

五、验案举隅

田某,男,76 岁,2022 年 9 月 19 日初诊。

【主诉】肺鳞癌 10 个月。

【病史】患者因确诊肺鳞癌后 10 个月,进行放化疗,距离末次放化疗时间为

1 个月。

【现症】时有咳嗽,干咳为主,咳痰量少,自觉胸背部疼痛不适,胸闷咳喘,动辄加重,口干,纳谷尚可,夜寐欠安,二便尚调,脉细弦,舌淡苔薄白。

【中医诊断】放射性肺炎,证属火灼肺阴,肺体失濡。

【治法】滋阴润燥,养肺清痰。

【处方】生黄芪 40 g,南沙参 15 g,枸杞子 10 g,生地 10 g,麦冬 15 g,山萸肉 10 g,蜂房 10 g,熟地 10 g,百合 10 g,红景天 10 g,炙甘草 3 g,黄芩 10 g,桃仁 10 g,蛇六谷 30 g,桑皮 10 g,瓜蒌 10 g,石上柏 30 g。14 剂。每日 1 剂,早晚分服。

【二诊】2022 年 10 月 3 日,患者服药后,口干好转,咳嗽减轻,胸背疼痛改善,纳寐均可,二便正常。

【随诊】患者继服中药 9 周,诸症好转。

◆按语

放射性肺炎当分期辨治,早期照射野出现急性渗出性炎症反应,处于邪正交争阶段,以热毒初犯,肺热壅盛为主;缓慢发展期,炎症逐渐消散,四证合参,中医辨证以气虚血瘀为主;后期,病久不愈,肺病及肾,肾失纳气,则应肺肾同治,培补肺肾,益气养阴。

验案中患者时有咳嗽,干咳为主,咳痰量少,伴口干,考虑火灼肺阴,肺体失濡,君以生黄芪健脾补肺,辅以沙参、麦冬润肺止咳,取沙参麦冬汤之功,佐以桑皮、瓜蒌清热化痰,桃仁止咳平喘,百合养阴润肺。并予石上柏、蛇六谷、蜂房等以清热解毒、散结消癥,兼顾标本。

(王 珊 珊)

参考文献

[1] OGELIUS IR, BENTZEN SM. A literature-based meta-analysis of clinical risk factors for development of radiation in-duced pneumonitis [J]. Acta Oncol, 2012, 51 (8): 975 - 983.

[2] 刘珺,吴晨雯,熊绍军.经方麦门冬汤预防放射性肺损伤及其对血浆 TGF - β1 的影响 [J].实用癌症杂志,2016,31(12):1947 - 1950.

第二十三节 放射性肠炎

放射性肠炎是盆腔、腹腔、腹膜后恶性肿瘤经放射治疗引起的肠道并发症，可分别累及小肠、结肠和直肠，故又称为放射性直肠、结肠、小肠炎。根据临床症状可归属于"泄泻""痢疾""便血""腹痛"以及"肠澼"等范畴。

一、概述

放射性肠炎（radiationenteritis，RE）亦称为放射性肠病或者放射性肠损伤，常见于腹、盆腔和腹膜后肿瘤的放疗后，临床上小肠、结肠、直肠等是其主要的损伤部位，放疗后早期的临床症状以腹痛、腹胀、便血、便次增多等为主，后期可出现肠道梗阻，甚者可出现肠道的穿孔[1]。根据肠道遭受辐射剂量的大小、时间的长短、发病的缓急，一般将放射病分为急性和慢性两种。由于 RE 是运用现代医学手段所导致的疾病，故本病中医学中无相关明确记载，2017 年中华中医药学会组织会议，将 RE 的中医病名命名为"肠澼"[2]。中医学认为暴注下迫皆属于热，放射性肠炎为毒热之邪直中入里，故泄泻急速。泄泻之本，无不由于脾胃，溏泻日久则伤肾。放射性肠炎，病位在大肠，离不开脾肾两脏。

二、病因病机

放疗产生的电离辐射接近于中医学外感六淫的火热毒邪。火热毒邪侵入肠腑，损伤脂膜肠络络脉，迫血妄行，出现黏液脓血便，正如《灵枢·百病始生》中所载："阴络伤则血内溢，血内溢则后血"，《素问·至真要大论》曰："诸呕吐酸，暴注下迫，皆属于热"以及《景岳全书·泄泻》记载："泄泻之本，无不由于脾胃"。火热毒邪直中中焦脾胃，致使脾胃失职，内生湿热，湿热下注肠腑，肠道传导失职而致泄泻。《金匮要略》记载"热之所过，血为之凝滞"，火热毒邪损伤肠腑脉络，侵入血脉，热与血结，血液黏稠而致瘀，故腹痛固定，其性多刺痛。刘教授认为放射性肠炎病机总属本虚标实，虚实夹杂。大肠的生理功能主要体现在"传化糟粕"和"主津"两个方面。火热邪毒蕴结于肠道，损伤肠道功能，表现为津液吸收的障碍以及传导糟粕的失常。若热邪深入血分，脂膜血络受损，气血瘀滞腐败，则可见出血症状。及至后期，邪毒久恋，"壮火食气"，导致元气虚弱，脾胃受损，清阳不升,摄纳失司,则病情缠绵,迁延难愈。此外日久脾虚及肾,损伤肾阳,亦可出现脾肾两虚的症状。

三、刘延庆辨治特点

1. 谨守病机,病证结合

放射性肠炎病程冗长,迁延难愈。在辨病方面,需辨明是何癌病放疗所致,由于病种、分期、治疗的目的不同,放疗的范围、剂量、时间也不相同,病情轻重各异,治疗有所偏重。比如根治性放疗,放射剂量大,火热邪毒炽热,肠络脂膜损伤严重,出血、疼痛等症状更重,早期以实证为主。辨证方面,一是辨在气在血。患者腹胀,腹痛不显,大便里急后重,次数较多,便后不能缓解,便血少者,病多在气;腹痛,大便出血量多,鲜红或暗红夹杂血块者,病多在血。二是辨寒热虚实。早期病性以热证为多,清热同时不忘顾护脾阳,若患者素体脾虚或前期使用多疗程化疗或苦寒之品,也会出现寒热错杂证或寒湿证候;疾病后期,热象不著,治疗以温清并用,顾护阴液,消散余毒为主。正气不足属虚者,则补益为主佐以祛邪,邪气偏胜属实者,则攻邪为主稍辅扶正。

2. 分清缓急,分期而治

刘教授辨治放射性肠炎抓住急慢性期标本缓急的不同,灵活施治,疗效显著。急性期由于放疗热毒的侵袭,湿热毒蕴症状突出,法当清热解毒,顾护阴液与脾阳,为后续扶正固本扫除障碍。慢性期因邪毒久羁,耗伤人体阴液,损伤脾胃功能,甚至伤及肾阳,当从益气养阴,健脾化湿、温肾健脾治之。急性期以黄连解毒汤、四妙勇安汤、三黄泻心汤等化湿清热等方药为基础方,在气佐以木香、陈皮、青皮、枳实,在血酌加当归、生地、芍药、莪术、丹参、延胡索、大血藤。在大剂寒凉药中少佐砂仁、紫苏、干姜、吴茱萸等温中行气药,比如戊己丸,避免损伤脾阳。后期以参苓白术汤、加味四物汤、真人养脏汤等补益方药为基础化裁,脾阳不足配合理中汤、四神丸等。

四、刘延庆用药特点

刘教授认为治疗放射性肠炎除了中药内服以外,联合中西药灌肠也是一种行之有效的治疗手段。灌肠方以生黄芪、山药、补骨脂、薏苡仁、黄芩、黄柏、苦参、紫草、白及为主要组成,水煎,过滤浓缩至药液量约 100 mL,配合锡类散、地塞米松,制成灌肠液,每日 1～2 次灌肠。若大便夹带鲜血较多,加用地榆、槐花、蒲黄炭、棕榈炭等止血药;若大便急迫、肛门灼热等,加用秦皮、黄连、连翘等清热解毒之品;若大便溏薄,夹带大量黏液,兼有疲倦,畏寒,加用葛根、砂仁、草果、赤石脂等。刘教授治疗放射性肠炎常用药对如下:

1. 地榆炭、槐花

地榆炭、槐花均味苦寒,归肝、大肠经,皆有凉血止血之功,是肠道出血的常用药对。地榆炭凉血止血,且味酸,收涩止血,解毒敛疮,《本草正》谓其"清火明目。治带浊痔漏,产后阴气散失。亦敛盗汗,疗热痞"。槐花凉血止血,并可清肝泻火,《本草求真》言其"治大、小便血,舌衄"。地榆炭、槐花二药配伍,凉血止血之力增强,且能解毒敛疮、清肝泻火。

2. 肉豆蔻、补骨脂

补骨脂苦辛温燥,归肾、脾经,既能补肾壮阳,又能温脾止泻,且具收敛固涩之性,为脾肾阳虚,下元不固要药,肾虚腰膝冷痛,阳痿不举,遗精遗尿、尿频及脾肾阳虚泻泄、肾虚喘咳等均可用。肉豆蔻辛温芳香而涩,辛可行气,温暖脾胃,涩可固脱,故有温中行气,涩肠止泻之功。常用于脾胃虚寒气滞之脘腹胀痛及肠滑不固之久泻久痢等。补骨脂以补肾助阳而止泻,肉豆蔻以温脾涩肠而止泻,二药配伍,一涩一温,具有脾肾双补、涩肠止泻之效。

五、验案举隅

张某,女,50 岁,2020 年 3 月 26 日初诊。

【主诉】大便次数增多 1 年余。

【病史】2018 年 12 月在外院诊断为宫颈癌,遂行同步放化疗,放疗 27 次,内照射 5 次,同步化疗 7 周期。1 年前出现大便次数增多,时有鲜血便,遂延请刘教授中医药诊治。

【现症】小腹时痛,暴注下迫,解鲜红色血便,日行 3～5 次,伴肛门下坠,里急后重感。舌红苔薄腻,脉滑数。

【中医诊断】肠澼,证属脾虚湿胜。

【治法】祛湿止泻,凉血止血。

【处方】生黄芪 30 g,地榆炭 15 g,白豆蔻 12 g,生薏苡仁 30 g,石榴皮 15 g,仙鹤草 30 g,炙甘草 3 g,白及 10 g,诃子肉 15 g,马齿苋 20 g,槐米 10 g,白扁豆 30 g,泽泻 10 g。14 剂,每日 1 剂,早晚分服。

2020 年 04 月 20 日二诊,患者药后大便日行一次,大便出血明显减少,肛门坠胀感减轻,纳食正常,夜寐稍差,脉细弦,舌淡苔薄白。上方加白茅根 30 g、酸枣仁 30 g、远志 10 g。便血、肛门坠胀等明显减轻,获效守方。

【随诊】患者一直坚持门诊服用中医药调治以善后,随访至今,工作生活恢复正常。

◆ 按语

　　中医学认为暴注下迫皆属于热,放射性肠炎为毒热之邪直中入里,故泄泻急速。泄泻之本,无不由于脾胃,溏泻日久则伤肾,放射性肠炎,病位在大肠,离不开脾肾两脏,患者小腹时痛,暴注下迫,解鲜红色血便,日行 3～5次,伴肛门下坠,里急后重感,舌红苔薄腻,脉滑数。病机特点为脾虚湿盛,且有化热之象,故治疗以清凉、甘缓、酸收、固涩为原则。药选生黄芪、白扁豆、生薏苡仁、白豆蔻健脾益气、化湿止泻,地榆炭、槐米凉血止血,解毒敛疮,仙鹤草、白及收敛止血,石榴皮、诃子肉味酸以涩肠止泻,酌加马齿苋清热解毒、凉血止血,泽泻清热利湿。全方祛湿止泻,凉血止血,药证合拍,故有良效。

（王珊珊）

⊟ **参考文献**

［1］ 王毓国,窦永起,赵森. 人参皂苷 Rg1 对辐射致肠 IEC - 6 细胞损伤保护作用的体外实验［J］. 解放军医学院学报,2020,41(3):284 - 288,293.

［2］ 王晞星,刘丽坤,李宜放,等. 放射性直肠炎(肠澼)中医诊疗专家共识(2017 版)［J］. 中医杂志,2018,59(8):717 - 720.